U0959961

全国老年服务与管理类专业规划教材

NATIONAL PLANNED TEXTBOOK FOR ELDERLY SERVICE AND MANAGEMENT

Institutional Care for the Elderly

机构老年照护

主　编　黄婷婷
Chief Editor　Huang Tingting

参　编　陈玉婷　胡耀友
Co-editor　Chen Yuting　Hu Yaoyou
易　丹　杨艳萍
Yi Dan　Yang Yanping

天津大学出版社
TIANJIN UNIVERSITY PRESS

内 容 提 要

人口老龄化已经成为世界性问题，现今养老机构老年人护理专业人才的需求激增，本书在一线养老机构护理专家的指导下，以能力培养为根本出发点，从强化培养养老机构护理人员操作技能，掌握实用技术的角度出发，采用模块化的编写方式，从养老机构老年照护岗位认知和素养要求、老年人日常生活照护、意外事件的处理、老年人常见疾病的症状及应急处理和安宁疗护五个项目展开技能培训，较好地体现了当前最新的照护实用知识与实施技术，对于提高从业人员的基本素质、掌握养老护理员的核心知识与技能有直接的帮助和指导作用。

本书既可以作为高等职业院校、中等职业学校老年服务与管理类专业以及老年社会工作、民政服务与管理等专业人才培养使用的教材；也可以作为各类养老服务机构、社区养老服务中心、企事业单位离退休工作办公室、干部休养所、老年大学等老年教育培训机构的培训或教学用书，为一线老年服务人员提供技术流程参考；还可以作为从事养老敬老相关工作的老年服务从业人员的职业技能培训用书。

图书在版编目（CIP）数据

机构老年照护：汉文、英文／黄婷婷主编；陈玉婷等参编. —天津：天津大学出版社，2023.7（2024.3重印）

全国老年服务与管理类专业规划教材

ISBN 978-7-5618-7517-9

Ⅰ. ①机… Ⅱ. ①黄… ②陈… Ⅲ. ①老年人-护理学-高等职业教育-教材-汉、英 Ⅳ. ①R473.59

中国国家版本馆CIP数据核字（2023）第115188号

JIGOU LAONIAN ZHAOHU

出版发行 天津大学出版社
地　　址 天津市卫津路92号天津大学内（邮编：300072）
电　　话 发行部：022-27403647
网　　址 www.tjupress.com.cn
印　　刷 北京盛通数码印刷有限公司
经　　销 全国各地新华书店
开　　本 787mm×1092mm　1/16
印　　张 21.75
字　　数 509千
版　　次 2023年7月第1版
印　　次 2024年3月第2次
定　　价 86.00元

凡购本书，如有缺页、倒页、脱页等质量问题，烦请与我社发行部门联系调换

版权所有　侵权必究

前　言

Preface

党的二十大报告指出，要实施积极应对人口老龄化国家战略，发展养老事业和养老产业，优化孤寡老人服务，推动实现全体老年人享有基本养老服务。据了解，截至2021年底，我国60岁及以上老年人口达2.67亿，占总人口的18.9%。2035年左右，60岁及以上老年人口将突破4亿，在总人口中的占比将超过30%，进入重度老龄化阶段。2022年8月30日，第十三届全国人民代表大会常务委员会第三十六次会议上提出要加快推进养老服务体系建设，发挥公办养老机构提供基本养老服务的基础作用，发展街道（乡镇）区域养老服务中心或为老服务综合体。支持社会力量为老年人提供日间照料、助餐助洁、康复护理等服务。结合实施乡村振兴战略，加强农村养老服务机构和设施建设，鼓励以村级邻里互助点、农村幸福院为依托发展互助式养老服务。计划到2025年，养老服务床位总量达到900万张以上、养老机构护理型床位占比达到55%。养老行业巨大的人才需求和行业技能型人才输出量落差问题已迫在眉睫。随着养老服务业的迅速发展以及人们对生活质量的要求不断提高，对现代养老机构护理人员提出了更高的要求：不仅要具备养老护理岗位的基本技能，还要拥有比较专业的康复医学、营养搭配、药品使用等能力，并且能对老年人生活中的突发状况作出独立正确的判断并给予及时的帮助和救助，这就需要培养专业学生的养老护理综合能力。

为了适应养老行业对技能型人才的需求和更加贴近岗位、突出重点，编者在与来自多家养老机构一线工作的管理人员和技术能手进行深入沟通的基础上，根据现代养老机构对护理岗位综合职业能力的要求，从养老机构老年照护岗位认知和素养要求、老年人日常生活照护、意外事件的处理、老年人常见疾病的症状及应急处理和安宁疗护五个项目入手，用简洁易懂的语言，通过技能行动式与体验式相结合的方法来实现学生从养老护理方法能力到专业能力的生手到熟手的实操技能提升。通过学习，学生能够更透彻地了解养老护理岗位的社会意义，了解养老护理人员的道德规范、老年人的基础医疗照护技能和临终护理技能。希望本书能够为应对人口老龄化起到积极的作用！

编　者

2023 年 1 月

Preface

The Report to the 20th National Congress of the Communist Party of China pointed out that the national strategy to actively respond to the aging of the population must be implemented. We must develop the elderly care services and industry, optimize services for the elderly living alone, and promote the realization of all the elderly enjoying basic elderly care services. It was understood that by the end of 2021, China's elderly population aged 60 and above had reached 267 million, accounting for 18.9% of the total population. By 2035, the number of elderly people aged 60 and above will have exceeded 400 million, accounting for more than 30% of the total population, then we might enter the stage of severe aging. On August 30, 2022, the 36th session of the Standing Committee of the 13th National People's Congress proposed to accelerate the construction of the elderly care service system, give play to the basic role of public elderly care institutions in providing basic elderly care services, and develop community (township) regional elderly care service centers or service complexes for the elderly. We will support social forces in providing the elderly with day care, offering meals and cleaning service, rehabilitation care service, etc. In conjunction with the implementation of the rural revitalization strategy, we will strengthen the development of rural elderly care service institutions and facilities, and encourage the development of mutual-aid elderly care services based on village-level neighborhood mutual assistance centers and rural happiness homes. By 2025, the total number of beds for the elderly will have reached more than 9 million, and the proportion of nursing beds in nursing homes might reach 55%. The problem of wide gap between huge demand for employees and the present limited number of skilled caregivers in the elderly care industry needs to be addressed immediately. With the rapid development of elderly services and people's increasingly high demand for good quality of life, the aged people have higher expectations for nursing staff. Elderly nursing is becoming a more demanding industry. Caregivers are required not only to have the basic skills of elderly care jobs, but also master relatively professional knowledge and skills in rehabilitation, medicine, nutrition, and drugs. They must also be able to make independent and correct judgment and give timely help and rescue when some emergency accidents happen to the elderly, which need train caregivers to have comprehensive ability in elderly care.

In order to adapt to the increasing demand for skilled elderly care employees in the elderly care industry, and to be closer to the relevant positions and highlight the key points, the authors, through in-depth communication with some managers and technical experts from the front-line work of some elderly care institutions, wrote this book for the aged care in institutions. According to the requirement of modern nursing institutions for the comprehensive professional ability of nursing positions, this book involves the following five projects: cognition and literacy requirements for positions in elderly care institutions in elderly care institutions, daily life care of the elderly, treatment of accidents, symptoms of elderly common diseases and first aid treatment, and hospice care. This book, in simple language, aims at improving the students' core knowledge in elderly service industry and comprehensive skills in practical operation. Through the study, students may have a more thorough understanding of the social significance of elderly care positions. They may also understand the ethics of elderly care staff, and the basic skills in medical care and hospice care of the elderly. We hope this textbook would play a positive role in dealing with the aging of the population.

The authors

January, 2023

目 录 Contents

Contents

项目一
养老机构老年照护岗位认知和素养要求

学习目标

(1) 掌握老化、人口老龄化、健康预期寿命、健康老龄化、老年护理学的概念。

(2) 了解养老机构老年照护岗位认知和素养要求。

(3) 了解养老护理员的职业发展前景。

第一章　机构老年照护岗位认知

学习任务

(1) 了解机构老年照护岗位职业定位。

(2) 熟记老年人生理特点和心理特点，能够根据老年人的日常表现区分其实际需求。

(3) 熟练掌握养老护理员工作流程，能够完成独立护理工作。

养老机构是指符合民政局规定的所有公办、民办以及社区养老服务机构，可以是独立的法人机构，也可以是附属于医疗机构、企事业单位、社会团体或组织、综合性社会福利机构的一个部门或者分支机构。养老机构是社会化养老的重要组织形式，能为老年人提供饮食起居、清洁卫生、生活护理、健康管理和文体娱乐活动等综合性服务。其服务对象包括健康、失能、失智的老年人。目前，我国的养老机构主要包括以下几类：老年社会福利院、敬老院、护理院、养老院、老年公寓、临终关怀机构等。

养老机构是指符合民政局规定的所有公办、民办以及社区养老服务机构。老年照护工作主要是运用生活性和技术性护理技能，完成老年人的生活护理、医疗护理、康复保健预防和心理护理等护理工作。现代养老照护强调“要从老年人生理、心理、社会适应出发，在保持个人独立及自尊的情况下提供专业性援助，对由身体功能障碍，缺乏自我照顾能力的人群，提供健康、个人照顾及社会服务”。

一、养老护理员的职业介绍

（一）养老护理员概念

养老照护是在借鉴临床护理分级制度的基础上发展起来的，目前关于其定义尚未有统一的标准。老年人分级照护是指在科学理论的指导下，运用客观的工具对老年人进行综合、科学的评估并对老年人进行分级，根据老年人的级别提供不同内容的精准照护。养老护理的基本任务是根据老人的生活和心理特点及社会需要，为老人提供日常生活照料、疾病护理、心理护理等常用护理技术。从行业发展趋势来看，今后凡从事老年护理工作的人员均需要通过专业培训，取得资格证书后才能上岗。养老护理员主要就职于医院、社区医疗部门、养老院、个人医疗机构，针对老年群体提供整体护理服务。随着我国人口老龄化速度的加快及人们养老观念的转变，越来越多的老人选择进入养老机构养老。

（二）养老护理员的职业发展前景

养老护理员是从事老年人生活照料、护理服务工作的人员。随着我国人口老龄化程度的加深，对养老护理的需求也日趋增加。截至 2019 年，我国的养老护理员才不到百万人，缺口巨大。民政部、国家发展和改革委员会关于印发《“十四五”民政事业发展规划》的通知（民发〔2021〕51 号）提出，要加强养老服务人才队伍建设，大规模培训养老护理员、养老院院长、老年社会工作者，推动实现每千名老年人、每百张养老机构床位均拥有 1 名社会工作者。要大力发展养老护理员队伍，开展养老护理员职业技能提升行动。

（三）养老模式介绍

养老护理员的工作是为老年人服务、为养老机构服务、为社会服务。目前，基于我国“9073”格局的养老现状，90% 的老年人选择居家养老，7% 的老年人选择社区养老，3% 的老年人选择机构养老。养老护理员的工作场所主要分布在机构，但会通过上门服务的形式，为社区居家养老的老年人提供上门服务。常见的养老模式有以下几种。

1. 机构养老

机构养老是指在养老机构为老年人提供饮食起居、清洁卫生、生活护理、健康管理和文体娱乐活动等综合性服务的养老方式，并能满足老年人因自身疾病影响或机体功能退化，主管感受到的为了维持其正常生活功能所产生的需要他人照护的要求。我国绝大多数养老机构是不以营利为主要目的、公益性特征明显的非营利性民间管理机构。

养老服务与其他服务不同的是，养老服务是一种全人、全员、全程服务。所谓全人服务是指养老机构不仅要满足老年人的衣、食、住、行等基本生活照料需求，还要满足老年人医疗保健、疾病预防、护理与康复以及精神文化、心理与社会等需求。要满足入住老年人的上述需求，需要养老机构全体工作人员的共同努力，这就是所谓的全员服务。绝大多数入住的老年人是把养老机构作为其人生最后的归宿的，从老年人入住那天开始，养老机构工作人员就要做好陪伴其走完人生最后里程的准备，这就是所谓的全程服务。

2. 社区养老

社区养老是以家庭为核心，以社区为依托，以老年人日间照料、生活护理、家政服务和精神慰藉为主要内容，以上门服务和社区日托为主要形式，并引入养老机构专业化服务方式的居家养老服务。

3. 居家养老

居家养老是指以家庭为核心，以社区为依托，以专业化服务为依靠，为居住在家的老年人提供以解决日常生活困难为主要内容的社会化服务。服务内容包括生活照料、医疗服务以及精神关爱服务。主要服务形式有两种：由经过专业培训的服务人员上门为老年人开展照料服务；在社区创办老年人日间服务中心，为老年人提供日托服务。

养老服务业是一个投资大、回报周期长、市场竞争激烈的高风险行业。入住养老机构的老年人平均年龄多在75岁以上。此时他们衰老和疾病并存，发生意外事件、意外伤害概率较高，这进一步增加了养老机构的经营风险。为了让养老机构更好地为老年人服务，作为养老机构的养老护理员，要以高度负责的态度为养老机构服务。

（四）服务对象的特点

1. 老年人生理特点

老年人的各种组织、器官都相继出现不同程度的变化，呈现与年轻时期不同的特点。

1）感知觉的变化

（1）视觉的老化。多数老年人的视力会逐渐下降，出现散光和老视，对强光和弱光的敏感性均降低。

（2）听觉的老化。老年人听觉的变化就是常说的耳鸣或耳聋。老年性耳聋是对高音调声音的听力下降，是最普遍的老年性听力问题。耳鸣是老年人出现的特殊听力障碍，类似持续不断的高频铃声或口哨声，是困扰老年人听力的主要问题。

（3）味觉、嗅觉的老化。老年人的味觉因为味蕾数量的大量减少而变得迟钝，首先表现在甜、咸味蕾的萎缩。而苦味蕾的萎缩则相对缓慢，所以老年人常常感到饭菜无味，口味加重。嗅觉是老年人最后衰老退化的感觉之一。辨别各种气味的能力随年龄的增加而减退，嗅觉方面的缺失对老年人也会产生很大的影响。

（4）皮肤感觉的老化。皮肤感觉分触觉、痛觉和温度觉。触觉的缺失对老年人不构成很大问题。痛觉的缺失使老年人对疼痛不敏感，容易掩盖病情，例如他们对于碰撞不敏感、不能及时发现皮肤破溃等。老年人对温度变化的感觉不敏感，所以容易因天气变化而导致感冒、中暑等。

2）大脑与神经的变化

（1）大脑的老化。大脑有左右两个半球，大脑的最外层为大脑皮质，大脑皮质是大脑中最为重要的部分。随着个体的老化，大脑皮质更容易受到损伤，其可塑性也会变差。

（2）脑神经的老化。大脑包含着一系列变化多样的神经元，又称神经细胞，它是神经系统的基本单位。随着年龄的增长，神经细胞开始凋亡、萎缩和衰弱，大脑的重量逐渐减轻，神经细胞的正常功能受到影响。

3）老年人的生理特点导致“五个需要”

（1）精心照料。老年人的各种功能衰退，自理能力变差，需要精心照料（如吃饭、穿衣、翻身、洗澡、协助大小便等）。

（2）特殊照顾。老年人感知觉功能下降，需要特殊照顾。

（3）安全防范。老年人大脑与神经系统的老化，导致不安全因素增加（如易发生跌倒、摔伤、呛噎、误吸、烫伤、走失、坠床等），需要安全防范。

（4）加强护理。老年人的免疫功能下降，易发生感染性疾病（如呼吸系统感染、泌尿系统感染、口腔感染等），需要加强护理。

（5）细心观察。老年人机体反应能力下降，患病隐匿且不易被发现（如肺炎、心肌梗死等），需要细心观察。

2. 老年人心理特点

1）认知特点

老年人认知功能的衰退是不可忽视的问题，包指智力、记忆力和解决问题的能力。老年人由于大脑神经功能的衰退，流体智力会缓慢下降，如记忆力、定向力、推理能力等出现减退。晶体智力减退得较晚，如常识、词汇等。

2）人格特点

人格在很大程度上是稳定的，且具有一定的连续性，但老年人有其个性变化的特点，即喜欢回忆、性格内向、有孤独感、适应性减弱、依赖性强、缺乏灵活性、爱发牢骚、不修边幅等。

3）情绪特点

（1）积极情绪。有研究发现，消极情绪如不安、无聊、孤独、不快、沮丧等会随着人的年龄的增加而减少。同时，积极情绪如兴奋、有趣、自豪、成就感在老年期则保持稳定。

（2）消极情绪。老年人常见的消极情绪包括失落感、孤独感、自卑感、疑惑感、抑郁感、恐惧感。事实上，老年人的情绪并非都是消极的。

（3）情绪控制能力。老年人有很好的情绪控制能力，随着社交范围的减少，冲突也会减少，这被看作一件好事。老年人情绪表达的方式存在很大的个体差异，如有的老年人比较含蓄，有的老年人有一点喜事就欢呼雀跃，有的老年人有一点悲伤的事情就痛哭流涕。但大多数老年人既能看到好事中坏的一面，又能看到坏事中好的一面，所以“得而不乐”“失而不哀”常常是老年人情绪状态的表现。

4）老年人的心理特点导致“四个更多”

（1）需要更多的关怀。

（2）需要更多的照顾。

（3）需要更多的陪伴。

（4）需要更多的交流。

3. 老年人患病特点

老年人患病病程长、病情重、恢复慢、并发症多，多种疾病共存，症状不典型、对治疗的反应不同，易引发功能障碍、意识障碍、心理障碍、水电解质紊乱及并发症等，具体表现如下。

（1）高龄老年人慢性病患病率高，多病共存现象比例高，迁延不愈、症状隐匿、诊断与鉴别困难。

（2）同时应用多系统疾病治疗用药，易发生药物不良反应，甚至影响心、肝、肾的功能。

（3）老年人患某些急性病的发病症状不典型，容易导致漏诊或误诊，如肺炎、急性心肌梗死等。

（4）老年人患病发病急、进展快，脏器储备功能低下，一旦患病极易累及其他脏器从而导致多脏器衰竭。

（5）老年人患病后容易出现水电解质紊乱，如不及时纠正，可导致严重后果。

（6）老年人患病后极易产生并发症和后遗症。如坠积性肺炎、便秘、肌肉萎缩、直立性低血压、肢体挛缩、骨质疏松、压疮等。

4. 老年人用药特点

有调查资料表明：80%的65岁以上老年人需要药物治疗，其中约25%的老年人同时服用4~6种药物，且用药时间较长。为确保他们安全用药、合理用药，养老护理员必须掌握老年人用药的基本常识，以协助其正确用药。

1）*用药种类多，药物不良反应多*

老年人往往一人多病，其联合用药多，药物代谢能力减弱，药物排泄功能降低，药物半衰期延长，导致血药浓度增高，不良反应率高。

2）*服药依从性差*

老年人记忆力减退，用药知识缺乏，认知能力和理解能力下降，容易造成不合理应用药物或滥用药物。

3）*存在许多用药误区*

老年人易出现随意加药、减药、换药、停药、漏服、合并服药，相信补药、新药、贵药及药品广告虚假宣传等现象。

4）*预防性或长期应用抗生素*

老年人长期应用抗生素增加了微生物的耐药性，造成二重感染的机会增多。

二、养老护理员的岗位要求

1. 职业守则

1）*尊老敬老，以人为本*

尊敬老年人是中华民族的传统美德，应依照法律法规保护老年人的合法权益。尊老敬老不仅要从物质生活上给予老年人赡养和照顾，更要从精神上关心体贴老年人，帮助其最大限度地提高生活自理能力。养老护理员承担照顾老年人的一线工作，因此不仅要自觉履行岗位职责，还要通过自己的服务，让全社会都能养成尊重关爱老年人、维护老年人合法权益的风气。

2）*孝老爱亲，弘扬美德*

孝老爱亲要求养老护理员心中有老年人，把老年人当成自己的父母来尊敬，为他们排忧解难，以更大的耐心了解、解决老年人的问题。自古以来，我国就提倡孝老爱亲，倡导“老吾老，以及人之老，幼吾幼，以及人之幼”。养老护理员应将这些美德落实到日常的护理工作中，发扬中华民族孝老爱老的传统美德。

3）遵章守法，自律奉献

一名合格的养老护理员必须具有较强的法律意识，并掌握相关的法律规定，同时正确认识到自己的法律地位、合法权利和义务，做到知法、守法。养老护理员在为老年人服务的过程中要处处为老年人着想，严格要求自己，积极进取，精益求精，不断提高养老护理服务水平，要摒弃一切不利于做好本职工作的思想和行为，自觉主动地在本职岗位上恪尽职守，尽职尽责。

4）服务第一，爱岗敬业

提供优质服务是养老护理员的第一要务，只有树立“服务第一”“老年人至上”的观念，才能做好工作，赢得社会的认可和称赞。养老护理岗位平凡，责任重大。在工作中，养老护理员应树立正确的职业观，努力工作、勤奋学习，不断提高专业知识和技能，以赢得老年人和社会的认可。

2. 养老护理员的工作流程

养老护理员的工作流程如图 1－1 所示。

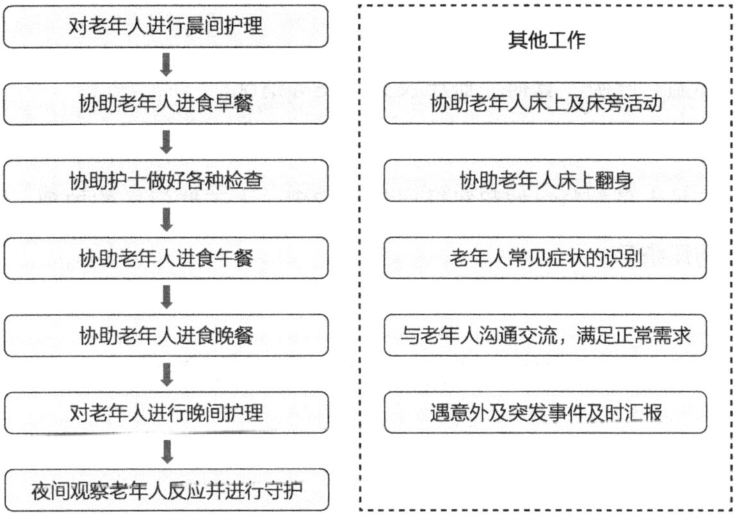

图 1－1　养老护理员的工作流程

3. 养老护理员的工作内容

1）清洁护理

清洁护理包括个人卫生和环境卫生两方面。个人卫生包括为老年人更衣、更换床单、洗头、刷牙漱口、洗脸、沐浴、冲洗会阴、处理大小便等。环境卫生包括老年人居室的物品整理、地面清洁、衣被清洗、厨房卫生等。

2）膳食服务

膳食服务包括指导或协助老年人进行膳食选择、烹饪，为老年人喂食、协助鼻饲等。

3）协助治疗

协助治疗包括帮助老年人按医嘱服药，遵医嘱观察病情和药物的不良反应，联系医护人员等。

4）协助康复锻炼

协助康复锻炼包括被动运动肢体、督促和协助老年人自我训练患肢及其他自我照顾功能，如刷牙、洗脸、沐浴、梳头等，协助老年人使用轮椅及其他助行器等。

5）协助床上活动

协助床上活动包括协助老年人翻身、起床及其他体位移动等。

6）心理支持

心理支持包括陪老年人聊天，进行心理疏导，给予心理上的支持和鼓励。

7）观察记录

观察记录体温、呼吸、脉搏、血压及大小便等情况。

8）其他有关医护人员的嘱咐

其他有关医护人员的嘱咐如留置导尿管的护理、人工肛门袋的护理、鼻饲管护理、伤口观察、预防压疮等。

第二章　机构老年照护素养要求

学习任务

（1）学习并掌握养老护理员应具备的心理素质要求、健康与安全要求。

（2）掌握养老护理员的沟通方法与技巧。

（3）了解养老护理员的服务礼仪。

一、养老护理员的心理素质要求

养老护理员的心理素质要求是指养老护理员应具备本职业所要求的心理状态和特点，包括观察力、记忆力、情绪与情感、判断力、性格和表达力。

1. 观察力

观察力是人们对客观事物进行有目的的认知的能力。老年人随着年龄的增长会出现感知觉功能减弱、反应迟缓、记忆力下降等生理改变，给他们的生活带来各种困难，一部分老年人因病致残后，其语言表达能力受限，难以清楚表达自己的意愿。为了及时掌握老年人的情况，养老护理员必须学会观察的技能。观察力对养老护理员来说非常重要。

2. 记忆力

记忆力是人脑对过去的经验和知识保持及再认识或回忆的过程。老年人的护理工作涉及衣、食、住、行和医疗保健等，良好且准确的记忆是养老护理员保证工作顺利完成的重要条件，也是每名养老护理员必须具备的能力。为此，养老护理员应采取科学的记忆方法，对于需要较长时间记忆的事情，可以使用文字记录等办法帮助记忆。

3. 情绪与情感

情绪与情感是人们对客观世界的一种特殊的反映形式，是人们对事物是否符合自己需要而产生的体验。人的情绪可以通过渲染而互相影响。因此，养老护理员需要通过自己积极乐观的情绪感染老年人，帮助他们树立乐观、积极向上的情绪。

4. 判断力

判断力是人们对客观事物进行分析、综合，并作出判断的能力。面对老年人的各种情况，养老护理员应能综合情况，经过分析，迅速作出其是否存在异常情况及可能产生不良后果的估计和判断，这样才能及时、正确地解决出现的问题，保证养老护理工作的顺利进行。

5. 性格

性格是个人对客观现实的稳定态度及与之相适应的习惯化的行为方式。养老护理员应具备良好的性格特点，包括尊重他人、宽厚待人、热爱集体、正直纯朴、勤劳无私、真诚热情、积极进取、行为端庄、对老年人富有同情心、自愿为老年人奉献爱心等。

6. 表达力

表达力是人们运用语言与他人在交往过程中表达自己意愿的能力。因此，正确使用语言，恰当地表达自己的意愿，是养老护理员必不可少的基本技能。

二、养老护理员的服务礼仪

1. 养老护理员的卫生、着装礼仪

1）养老护理员的卫生要求

（1）日常卫生。养老护理员要养成良好的卫生习惯，坚持每天刷牙，每晚泡脚，经常沐浴，保持口腔、身体无异味。

（2）头发卫生。养老护理员的头发要经常清洗，并修剪整齐，保持刘海不过眉，头发长度不过肩。如果要留长发，可用发饰将其束在脑后。

（3）面部卫生。女性养老护理员可以略施淡妆，应保持面部洁净，精神焕发，避免口、鼻、眼有分泌物，禁浓妆艳抹。

（4）双手卫生。养老护理员要常用“七步法”清洗双手（详细步骤见项目二中关于七步洗手法的技能）。饭前便后要洗手，清理坐便器后要洗手，整理老年人用品后要洗手，护理老年人后要洗手。科学的七步洗手法是在生活中预防肠道传染病的关键。

（5）其他卫生。养老护理员要注意保持全身卫生，需要每天换洗内衣内裤并保持其干燥，女性养老护理员还要注意经期卫生，避免感染和产生异味。

2）养老护理员的着装要求

（1）干净整齐。养老护理员的工作装要干净平整、朴素大方，领口、袖口要简单利落，扣子整齐不缺，裤角在鞋跟以上的平脚面处。

（2）色彩淡雅。养老护理员的着装整体色彩要淡雅，上衣裤子的搭配要合理，忌大红、大黄、大紫以避免刺激老年人，忌黑色以避免沉闷。围裙、套袖要相配。

（3）协调得体。养老护理员的工作装要合体、优雅、符合时令，不能过小、过紧，也不能过大、过松。女士着装忌短、露、透。夏季女护理员所穿裙装长度要在膝盖以下，忌仅穿内衣、睡衣和短裤进行工作。

（4）鞋袜轻便。鞋子要求软底、轻便，袜子要与肤色相近。穿凉鞋或靴子时，不宜光脚，也不能穿拖鞋从事护理工作。

（5）饰物点缀。巧妙佩戴饰品能给人增添色彩，养老护理员可以点缀一些不会伤害老年人的饰品，但是严禁在工作时间佩戴戒指。

三、养老护理员的健康与安全

1. 养老护理员工作风险规避

（1）加强责任心，更新知识，主动服务。

（2）强化法制观念，履行告知义务，熟知国家有关的法律法规，执行工作标准，遵守各项工作制度。

（3）预防来自老年人的伤害。

① 加强防范。部分老年人可能患有阿尔茨海默病或者存在心理障碍，他们在烦躁时，可能有摔东西、打人等行为。养老护理员在护理患有类似疾病的老年人前，首先要做好评估，加强防范，避免自己受到伤害。

② 注意危险物品。养老护理员需及时发现老年人是否有摔东西和打人的现象，注意老年人的房间内不要存放玻璃制品、金属制品和其他容易造成自伤或他伤的物品。

③ 察言观色。在为老年人服务前，养老护理员首先应观察他们的情绪，如果发现其有对抗现象，需尽量避免激怒他们，要好言相劝，争取他们的配合。如果老年人异常烦躁，养老护理员可以暂时停止服务，报告医生处理，待他们情绪稳定时再继续完成护理工作。

④ 安全约束。对有打人习惯的老年人，必要时应进行恰当的安全约束，以限制老年人身体及其某一部位的活动，可使用约束带（肩部约束带、膝部约束带、宽绷带）等对老年人进行约束。注意实施安全约束前，要与家属进行沟通，征得其同意，并事先签署知情同意书。

（4）受到来自老年人家属伤害的处理。

① 保持冷静。一旦与老年人家属发生冲突，为了避免其出口伤人或者出手伤人，养老护理员要冷静应对，避免与家属发生争吵，更不要与家属有肢体接触，应与其保持一定的距离或暂时离开现场，以防事态的扩大，避免遭到家属的暴力伤害。

② 报告领导。迅速召集同事一起处理，并尽快告知相关负责人，由领导出面帮助解决。

③ 拨打“110”报警电话。如果家属不听劝阻，在工作区域发生暴力事件，必要时可打“110”报警，向警察求助。打电话时要注意讲清事故地点和求助人姓名。

④ 保护现场。如果发生伤害行为，要注意保护好现场，等候警察的到来，并维持现场秩序，阻止其他人围观。

⑤ 如实反映问题。警察到达后，要配合其工作，实事求是地回答与案情有关的问题，并向警察提供自己掌握的情况和线索，配合警方解决冲突。

2. 养老护理员职业病的预防及工作安全防护

1）预防跌跤

养老护理员要保持健康，工作谨慎，鞋子合脚。工作环境需光线充足，地面洁净。

2）预防肌肉拉伤

养老护理员要合理安排运动，注意局部保护，受伤后及时进行处理。

3）预防腰扭伤

养老护理员要注意身体锻炼，避免腰部受凉，避免久坐，避免劳累过度。

4）应对工作中的常见压力

养老护理员要正确认识衰老、疾病和死亡，正确认识与家属合作的重要性。

四、养老护理员的沟通方法与技巧

沟通是人与人之间、人与群体之间思想与感情传递和反馈的过程，以求思想达成一致和感情的通畅。沟通的主要类型包括语言性沟通和非语言性沟通。

沟通是一种工具，养老护理员通过提高沟通技巧，满足老年人的生理和心理需求，可以提升老年人的生活质量。老化本身就是离群的过程，老年人身体和年龄的改变也会对养老护理员的护理水平提出更高的要求，因此，养老护理员需要学习特殊的沟通技巧以提高自身的沟通能力。

1. 影响与老年人沟通的因素

1）个人因素

（1）生理因素。个人的许多生理因素都会影响沟通，如年龄、疾病、听力等。当人处于疲劳和疼痛状态时就很难进入沟通状态；出现耳聋、食欲不佳等症状时，沟通也会有一定的困难。

（2）情绪因素。人的情绪可以影响信息的传递，如气愤时易出口伤人；焦虑时不愿意讲话，且反应迟钝；兴奋时情绪激动，说话又快又急，这些因素都会影响沟通效果。

（3）知识水平。沟通双方的文化程度存在差异，使用的语言不同，对同一事物的理解不一致，均会影响沟通效果。

（4）文化因素。不同职业、不同民族的人由于对事物的理解、各自的信仰和价值观、生活习惯等不同，其表达思想、感情和意见的方式也不一样，因此会造成许多误解，从而导致沟通不能顺利进行。

沟通双方各自的个体特征、自我形象、主观能动性等也是影响沟通的重要因素。

2）环境因素

（1）物理环境。物理环境主要指环境的舒适度，包括光线、温度、噪声、整洁度和隐蔽性等。舒适、安全、安静、整洁的环境以及有利于保护老年人隐私的环境适合双方沟通，反之，则不利于沟通。

（2）社会环境。社会环境包括周围的气氛、人际关系、沟通距离等。良好的人际关系、融洽的氛围、适当的交往距离等都会促进沟通的顺利进行。

（3）阻碍与老年人有效沟通的因素有以下几点。

①改变话题。在与老年人沟通的过程中，若养老护理员对于二人的谈话内容中没有意义的部分缺乏耐心，很快改变话题，会阻止老年人说出有意义的事情，也会给其一种养老护理员不愿听自己说话的感觉。

②主观判断或匆忙下结论。当养老护理员不顾及老年人的感受而作出主观判断或者对于老年人的疑问匆忙下结论、做解释时，常常会使沟通中断。

③提供虚假的或不恰当的保证。当老年人对病情、治疗或护理感到害怕或焦虑时，养老护理员为了使其放松，会说些肤浅的宽心话，给老年人以虚假的保证。这些虚假、不恰当的安慰或针对性不强的解释，会给老年人带来一种敷衍了事、不负责任的感觉。

④给予过多的批评。给予老年人过多的批评，也是影响与其正常沟通的因素之一。在护理工作中，如果养老护理员不及时对老年人所取得的进步予以肯定和表扬，将会挫伤其继续努力的积极性，过多批评、责备老年人会妨碍其进一步的交流积极性。

2. 语言性沟通技巧

随着老年人听觉、视觉功能的逐渐衰退，在与其交谈时会产生不同程度的沟通障碍。为了促进沟通，养老护理员应尊重老年人，采用关心、体贴的语气提出问题，语速减慢、语音清晰，选用通俗易懂的语言，注意适时停顿和重复。适当运用耐心倾听、触摸、拉近空间距离等技巧，注意观察非语言性信息，增进与老年人的情感交流。

1）语言性沟通方式

（1）善于引导老年人谈话。在与老年人谈话时，要用尊敬的语言及称谓来称呼对方，使其感到亲切。为激发老年人的谈话兴趣，不妨先请他谈谈自己以前最得意的事情；避免与其发生争论，应多加称赞；请他传授某方面的知识，谈谈他不平凡的身世或成功的经验，称颂他的学识渊博，这样就会很容易地营造一个融洽的谈话氛围。

（2）重视反馈信息。在与老年人谈话时，养老护理员应对自己所理解的内容及时进行反馈，例如，适时地回复“嗯”“对”等，以表示自己在仔细听，而且听懂了。同样，养老护理员在向老年人传递信息时，也可采用目光接触、简单发问等方式试探对方是否有兴趣听、听懂没有等，以决定谈话是否继续和如何谈下去。只有这样才能使谈话双方始终态度融洽，而不至于陷入僵局。

（3）全神贯注。在与老年人交谈时，如果养老护理员心不在焉，随便中断老年人的谈话，或者随意插话都是不礼貌的。养老护理员倾听时，应集中注意力，倾听老年人所谈内容，甚至要听出弦外之音。谈话过程中，要让对方看到自己，由于老年人视野窄，所以和他们面对面进行交谈，效果会更好。

（4）沉默。沉默本身也是一种信息交流的手段，有时甚至能够起到“此时无声胜有声”的作用。养老护理员在与老年人谈话时，也可运用适当沉默的手段交流信息，但应注意长时间的沉默会使双方的情感产生分离，应予以避免。打破沉默最简单的方法就是适时发问。

2）常用的沟通语言

（1）善于使用安慰性语言。养老护理员给予老年人安慰、带给他们温暖是很有必要的。美好的语言不仅使老年人听了心情愉快，感到亲切、温暖，而且还有提高免疫力和治疗疾病的作用。俗话说“良言一句三冬暖”，养老护理员每天频繁地与老年人接触，如果能注意发挥语言的积极作用，将有益于他们的身心健康，也能提高自身的护理水平。

（2）使用鼓励性语言。对老年人的鼓励，实际上是对其作出的心理支持，对调动老年人与疾病作斗争的积极性是非常重要的。所以，养老护理员应当学会对不同的老年人说不同的鼓励性语言，如可以说：“我们碰到过很多和您情况一样的老年人，我相信您一定能够站起来自己慢慢走的。”

（3）劝说性语言。当遇到老年人应做而不情愿做某件事情时，养老护理员应以温和的态度进行劝说，切记是劝说而不是强迫。通常情况下，老年人在养老护理员的语言劝说下，都会欣然接受建议。

（4）积极的暗示性语言。积极的暗示性语言可以使老年人有意无意地在心理活动中受到良好的刺激，如看到老年人精神状态比较好，可以暗示说“您的气色越来越好了”。对老年人实施积极的心理暗示能够显著地减轻其躯体的症状和抑郁、焦虑、恐惧等心理症状。

（5）指令性语言。有时要求某些老年人必须严格遵照医嘱执行，养老护理员使用指令性的语言也是必需的，例如，告诉患糖尿病的老年人“这种水果含糖量太高，一定不能吃”等话语。

3. 非语言性沟通技巧

1）面部表情

面部表情是沟通双方判断对方态度、情绪的主要线索。养老护理员合理地运用自己的面部表情，使之与老年人的情绪相一致，能有效促进双方的关系。

2）目光接触

养老护理员与老年人的目光相接触，可以产生许多积极的效应。当与老年人说话时，目光要集中注视对方；听其说话时，要看着他的眼睛，这是一种既礼貌又不会感到疲劳的方法。例如，养老护理员柔和友善的目光，表示自己对谈话感兴趣；镇静的目光，可以给恐慌的老年人带来安全感；亲切的目光，可以使孤独的老年人感到温暖；鼓励和理解的目光，可以帮助沮丧的老年人增加信心；当老年人说错话感到拘谨害羞时，不要马上转移自己的视线，而要用亲切、柔和、理解的目光继续看着对方，否则他会误认为养老护理员在讽刺和嘲笑他。

3）身体姿势

养老护理员的身体姿势包括手势、举止姿态和运动体态等。养老护理员的形体应能给老年人以充满热情、活力的健康形象。运用手势要注意对方的风俗习惯，以免失礼；避免做双手外摊、耸肩、双臂抱在胸前等表示拒绝或抵触的动作。

4）沟通距离

一般0.5～1.2米是进行个人交谈时最经常保持的距离；亲密的距离为0.5米以内，交谈时用低声或耳语，话题往往具有私密性。养老护理员与老年人交往的沟通距离，应根据其特点做到因人而异。与老年人的沟通距离可近些，以示尊重或亲密。

5）触摸

必要的、适宜的触摸行为也是一种积极有效的沟通方式。养老护理员可通过适当的触摸表达对老年人的关心、理解和支持，也是养老护理员与视觉或听觉有障碍的老年人进行有效沟通的重要方法。如老年人被告知悲痛的消息时，养老护理员可将手放在其手臂上，使他感受到温暖；而对一脸怒气需要发泄的老年人，采用这样的触摸方式往往会适得其反。因此，应注意针对不同年龄、性别、种族、文化背景等的老年人采取适当的、个性化的触摸方式，以免产生消极后果。

4. 与特殊老年人的沟通技巧

1）与认知障碍老年人的沟通技巧

一些老年人由于其思考能力及表达能力降低、记忆力受损，逐渐失去生活常用的技巧，包括语言。在与其沟通的过程中可能会出现困难及情绪和行为上的偏差，应注意避免盲目指责，以免造成老年人因沟通障碍而感到沮丧或出现其他情绪反应。因此，在护理认知障碍老年人时应注意以下沟通技巧。

（1）避免语速太快。养老护理员应该注意把握说话的速度，避免由于语速过快，而使老年人产生心理压力，从而影响沟通。

（2）避免一次说的内容太多。说话内容过多会使信息变得复杂或作出太多不必要的动作，这都会使老年人分心或产生误会。养老护理员每次应只提出一个简单问题，避免让老年人进行多项选择，如问他“您吃橘子还是苹果”就比问“您喜欢吃什么水果”更好。

(3) 避免打断老年人说话。部分患有认知障碍的老年人说话语速慢，且时断时续。养老护理员要认真听取他的言谈，给予足够的时间让其作出反应，避免打断老年人说话；适当时可帮助老年人寻找词汇进行表达，以达到交流沟通的目的。

(4) 留心观察。养老护理员应亲切称呼认知障碍老年人的名字；讲话前可轻拍其手臂确定是否引起了他的注意；室内尽量降低噪声和干扰，如电视或收音机的声音不要太大；留心观察老年人的表情、音调或动作，以便作出适当反应，并用微笑或点头的方式给予其鼓励；尽量按老年人的生活习惯安排生活，多训练和指导老年人做些日常小事；尤其要注意老年人的安全。

(5) 适当的语言康复训练。养老护理员要有足够的耐心和恒心，交流时应面向老年人，让其能看到自己的表情；使用简短的句子，并作出示范让老年人模仿，以提高其语言表达能力。可用单词或短语加视觉信号（如卡片、实物）对老年人进行训练，如护理运动性失语的老年人，养老护理员要给老年人示范口型，并一字一句、面对面地教他。

2) 与感知障碍老年人的沟通技巧

(1) 与听力障碍老年人的沟通技巧。在与听力障碍老年人进行沟通交流时，应注意选择安静的交谈环境，先呼唤老年人的名字，再轻轻触摸他，以集中他的注意力；讲话时与老年人的距离要近，音量要适当提高，应让其看到养老护理员的脸部和口型；最好选择非语言方式进行沟通，通过目光、表情、手势、姿势或书面语等来加强信息的传递；应尽量使用一些简短的句子，可以用“是”与“不是”或“摇头”与“点头”表示。

(2) 与视力障碍老年人的沟通技巧。与视力障碍老年人沟通时最好选择有声语言，当走近或离开他时，养老护理员都要告诉他自己的名字和所处的位置。对于完全看不见的老年人，还应对所发出的声响作出解释。与老年人交谈时语速要慢，语调要平稳，要给老年人留有足够的思考时间以对沟通内容作出理解和反应。与尚有残余视力的老年人交谈时，要面对他，并保持较近的距离，尽可能地让其看到自己的表情。鼓励老年人表达自己的感受，以帮助其缓解郁闷和焦虑的情绪。

(3) 与记忆力差老年人的沟通技巧。在告之其重要事项时要不厌其烦地多说几遍，并在适当的时候对老年人进行询问，针对反馈结果，再酌情继续进行沟通交流。

3) 与临终老年人的沟通技巧

临终老年人的内心世界是非常复杂的，且易产生悲观及抑郁情绪。养老护理员首先要做好老年人子女的沟通工作，指导他们理解老年人的心理状态，鼓励子女多给予老年人物质上的帮助及精神上的安慰，从而促使老年人配合医护人员工作。

案例与点评

张奶奶今年80岁，半年前因中风导致左手肌力下降，甚至无法握住勺子。其儿女为了让她得到更好的照顾，便安排她住进了一家养老机构。汪某是主要负责张奶奶所在区域的一名养老护理员，她发现张奶奶住进该养老机构的一个星期以来，几乎不说话，还经常发脾气，其他的养老护理员都不喜欢她。但汪某没有因此对张奶奶冷脸相对，而是希望通过自己的实际行动来帮助张奶奶打开心扉，以便更好地接受护理。汪某每天都对张奶奶微笑服务、耐心倾听，有时还会轻摸张奶奶的手进行安慰。慢慢地，张奶奶变得开朗起来，每天都要与汪某说上半小时的“悄悄话”，而且在汪某的鼓励下，张奶奶参加了养老机构举办的各项活动。

点评：积极的倾听是沟通技巧的核心部分，也是养老护理员在工作中经常使用的沟通方法，同时可结合肢体语言，营造安全氛围，会让老年人更加安心，觉得自己受到了尊重，也能让护理工作进展得更加顺利。

5. 应对冲突的方式

1）迎合的方式

当老年人或其家属与养老护理员发生冲突时，或者提出不合理的要求时，养老护理员为了避免事态扩大，常采取委曲求全、迎合别人的方式而忽视了自己的价值，把决定权交给对方，把一切错误归咎于自己。这种应对方式常常让养老护理员觉得很压抑，让老年人和家属觉得养老护理员不重要。

2）指责的方式

当老年人或其家属与养老护理员发生冲突时，养老护理员只关注自己的问题，而不尊重对方，认为任何矛盾的出现，对的总是自己，别人都是错误的，采取气势汹汹、咄咄逼人的做法。这种应对方式常常让养老护理员感到孤立无援，让老年人和家属觉得养老护理员粗鲁野蛮。

3）冷漠的方式

当老年人或其家属与养老护理员发生冲突时，养老护理员只在意自己，不重视人际关系，采取说教的方式，把“你应该这样、你应该那样”挂在嘴边，表情僵硬，态度冷漠，和周围人员关系疏远，让人不愿意接近。这种应对方式常常让养老护理员觉得很累，也让老年人和家属觉得养老护理员无情。

4）打岔的方式

当老年人或其家属与养老护理员发生冲突时，养老护理员表面表现得很灵活、幽默，或者很安静、怕事，但与人谈话时常常改变话题或离题，对有关个人和情绪方面的问题刻意回避，不能专心致志地讲一件事或做一件事。这种应对方式常常让养老护理员内心敏感脆弱，没有信心和归属感，让老年人和家属觉得养老护理员油滑无信、不真诚。

5）一致的方式

当老年人或其家属与养老护理员发生冲突时，养老护理员能坦诚地回答别人的问题，对出现的矛盾不会反应激烈地质问“你什么意思”“你想干什么”，而可以诚实地回答“是”或者“不”。能聆听别人的不同意见，能尊重别人的不同想法，不假装自己什么都明白，不认为只有自己才是正确的，能以灵活的态度面对和处理任何矛盾，并且能心平气和地接受自己应对问题的方式。这种应对方式常常让养老护理员觉得很淡定，让老年人和家属觉得养老护理员大方稳重。

任何一种应对方式都不是一个人的性格表现，而仅是他面对压力时的行为反应。每一种应对方式也不是单独存在的，在与老年人或其家属解决冲突时，有可能同时使用两种方式，也可能以其中一种作为主要应对方式，另一种作为辅助。应对方式是学来的，也是在实践的教训中得来的。在矛盾面前，如果是养老护理员的错误就要虚心接受，立即改正，以赢得老年人和家属的理解。若不是养老护理员的错误，也不要随便讲“对不起，我错了”之类的话，要用多种方式面对冲突和压力。这样做，不但可以让养老护理员情绪放松、工作起来游刃有余，而且还会让老年人和其家属觉得养老护理员既和蔼可亲又具备很好的护理能力。

项目二
老年人日常生活照护

学习目标

（1）掌握老年人健康评估标准。

（2）掌握老年人出入院照护技能。

（3）了解适老化环境要求。

（4）掌握清洁卫生护理技术。

（5）掌握养老护理的工作技能。

第三章　老年人健康评估

学习任务

（1）掌握老年人健康评估标准。

（2）掌握老年人健康评估报告出具和使用要求。

一、评估内容及方法

1. 个人信息采集

个人信息采集主要包括老年人姓名、年龄、性别、民族、籍贯、文化程度、职业经历、婚姻状况、宗教信仰等。

2. 经济和社会状况评估

经济和社会状况评估包括老年人经济状况、医疗保险及报销比例、社会支持、角色适应、家庭功能评估、照顾者负担、文化程度等，宜由社工师完成评定，可采用“社会参与评估量表”和“社会支持评定量调查（SSRS）”，详见附录。

3. 身体健康评估

老年人基本生活活动能力评估主要对老年人基本日常生活活动能力（如穿衣、移动、洗漱、沐浴、如厕和进食等）进行评估，宜由专科医生、护士或康复师与养老护理员、护工及家属配合完成评定，可采用“基本生活功能指数评定表”进行评估，详见附录。

4. 疾病状况评估

老年人身体健康状况评估包括血压、血糖、血脂水平，心脏、脑、肝脏、肾脏等重要器官功能，口腔情况、排便功能、身体疼痛、睡眠情况等可通过健康体检、自测问卷、体格检查、实验室检查进行辅助检查，宜由全科医生或专科医生完成评定，可采用“疾病状况评估表”对患慢性病老人进行评估，详见附录。

5. 营养状况评估

老年人营养状况评估包括观察分析老年人皮肤、皮下脂肪、毛发、肌肉、进食情况、体重变化情况、体重指数、身体活动能力等，宜由营养师完成评定。可采用“微型营养评定简表（MNA-SF）”进行评估。

6. 精神心理健康状况评估

老年人精神心理健康状况评估，需从老年人的认知、行为、情绪和是否抑郁四个方面来进行。“老年人精神心理健康状况评估量表”详见附录。

7. 感知觉与沟通能力评估

感知觉与沟通能力评估主要包括意识水平、视力、听力、沟通交流能力等，宜由专科医生、护士完成评定，可采用“感知觉与沟通评估表”进行评估。

8. 认知功能评估

认知功能评估主要包括记忆、理解、计算、定向、言语等，宜由专科医生或心理医生完成评定，可采用画钟测验和词语回忆测验进行评估。

9. 心理评估

心理评估宜由精神心理科医生或心理咨询师组织家属完成。焦虑评估可用“汉密尔顿焦虑评估量表（HAMA）”、抑郁评估常用“老年抑郁评估量表（GDS）”和“汉密尔顿抑郁评估量表（HAMD）”对老年人进行抑郁筛查。应注意自伤、伤人等攻击行为，可采用“老年人精神心理健康状况评估量表”进行评估，详见附录。

10. 风险评估

1）跌倒风险评估

评估居家或机构环境引起的跌倒风险，宜由社工组织养老护理员、家属配合完成。

跌倒风险评估可采用“老年人跌倒环境危险因素评估表”，详见附录，通过直接观察或根据经验判定风险等级。

2）压力性损伤风险评估

压力性损伤评估主要用于长期卧床的老年人，应由医生、护士完成评估，可采用“压疮危险因素评估量表”，详见附录，通过直接观察判定风险等级。

3）管道管理风险评估

留置胃管、尿管、深静脉置管，气管切开及气管插管等的老年人的管理风险，应由医生、护士完成评估，可采用“管道管理风险评估表”，详见附录，通过直接观察或根据经验判定风险等级。

二、评估结果判定及使用

1. 指标构成

指标包括经济和社会状况、身体健康、精神心理健康、风险四个一级指标。细分二级评估指标项目如下。

（1）经济和社会状况包括：社会参与、社会支持两个项目。

（2）身体健康包括：基本生活活动能力、疾病状况、营养状况三个项目。

（3）精神心理健康包括：感知觉与沟通能力、精神心理状态两个项目。

（4）管理风险包括：跌倒风险、压力性损伤风险、管道管理风险三个项目。

2. 指标评分标准

（1）社会参与等级评定标准分为四级，即：

①0 级 能力完好：评分为 0～2 分；

②1 级 轻度受损：评分为 3～7 分；

③2 级 中度受损：评分为 8～13 分；

④3 级 重度受损：评分为 14～20 分。

（2）社会支持等级评定标准分为三级，即：

①1 级 低水平：评分 ≤22 分；

②2 级 中等水平：评分为 23～44 分；

③3 级 高水平：评分≥ 45 分。

（3）基本生活活动等级评定标准分为四级，即：

①0 级 能力完好：评分为 95 分（含）以上；

②1 级 轻度受损：评分为 65～94 分；

③ 2 级 中度受损：评分为 45 ~ 64 分；

④ 3 级 重度受损：评分为 <45 分。

（4）疾病状况等级评分标准分为四级，即：

① 0 级 无第一、第二类疾病；

② 1 级 患有 1 ~ 2 种第一类疾病；

③ 2 级 患有 3 种以上第一类疾病；

④ 3 级 患有第二类疾病。

（5）营养状况评级标准分为三级，即：

① 营养正常 评分为 12 ~ 14 分；

② 有营养不良风险 评分为 8 ~ 11 分；

③ 营养不良 评分为 0 ~ 7 分。

（6）感知觉与沟通等级评定标准分为四级，即：

① 0 级 能力完好：评分为 0 分；

② 1 级 轻度受损：评分为 1 ~ 4 分；

③ 2 级 中度受损：评分为 5 ~ 8 分；

④ 3 级 重度受损：评分为 9 ~ 12 分。

（7）精神心理状态等级评定标准分为四级，即：

① 0 级 能力完好：评分为 0 分；

② 1 级 轻度受损：评分为 1 分；

③ 2 级 中度受损：评分为 2 ~ 3 分；

④ 3 级 重度受损：评分为 4 ~ 6 分。

对照表 3 - 1 给出的评估项目和分级准则综合判定老人健康总体等级。

表 3 - 1　健康评估结果等级评定

分级	等级名称	评定项目和分级准则			
		身体健康评估	精神心理健康评估	经济和社会状况评估	风险评估
0 级	健康完好	疾病状况、基本生活活动等级、感知觉与沟通等级均为 0 级	精神心理状态 0 级	社会参与 0 级且社会支持达到 3 级	跌倒、感染、压疮均为低风险
1 级	轻度受损	疾病状况、基本生活活动等级、感知觉与沟通等级为 0 或 1 级	精神心理状态 0 或 1 级	社会参与 1 级且社会支持达到 2 级以上	跌倒、感染、压疮均为低风险

（续）

分级	等级名称	评定项目和分级准则			
		身体健康评估	精神心理健康评估	经济和社会状况评估	风险评估
2 级	中度受损	疾病状况、基本生活活动等级、感知觉与沟通等级为 1 或 2 级	精神心理状态 1 或 2 级	社会参与 1 或 2 级且社会支持未达到 2 级	跌倒、感染、压疮均为中等风险
3 级	重度受损	疾病状况、基本生活活动等级、感知觉与沟通等级任一项为 3 级	精神心理状态 3 级	社会参与 3 级	跌倒、感染、压疮任一项为高风险
4 级	失智	表现为以下情况之一： ①确诊认知障碍、痴呆或精神疾病； ②近 30 天内发生过 2 次意外事件（如走失、自杀）。		任一等级	任一等级
注：①处于昏迷状态的，直接评定为重度受损。若意识转为清醒，则重新进行评估。 ②若老人营养状况评为营养不良，则疾病状况评估结果在原有级别上提高一个级别。					

三、报告出具和使用

1. 报告内容

报告内容应包括以下 5 项。

（1）评估对象基本信息，如姓名、性别、出生日期、身份证号、评估类别、评估时间、上次评估时间等；

（2）评估项目、对应参数及等级结果；

（3）评估过程陈述及特殊情况描述；

（4）总体评估结论；

（5）健康管理建议（如需）。

评估人员应对评估报告真实性负责，各项目评估结果应由负责该项目的评估人员签字确认，评估报告应经评估小组组长审核后签字确认。

2. 结果用途

结果用途包括且不限于：

（1）养老服务机构制定老年人照护需求计划；

（2）建立老年人健康档案；

(3) 老年人申请相关补贴；

(4) 健康风险告知和制定预防措施；

(5) 考核评价养老服务质量。

四、评价与持续改进

机构应采取自评、服务对象评价及第三方评价的方式评价老年人健康评估服务工作。

机构应及时汇总、分析评价服务的质量问题、服务对象的意见和建议，持续改进服务质量。

第四章 机构出入院照护

学习任务

(1) 掌握老年人出入院的内容。

(2) 掌握不同等级老年人提供的服务内容。

(3) 掌握交班本书写要求及交班本书写方法。

(4) 熟悉老年人出入院的要求。

(5) 了解老年人服务需求评估内容。

一、老年人出入院护理与接待

1. 老年人出入院护理

老年人出入院护理包括老年人入院时和出院时护理员为其提供的护理服务。

2. 接待

接待包含护理员在护理工作中与老年人及其家属和来访者的交流过程中所实施的沟通方式。通过交流沟通达到互相信任和彼此理解，真正做到老人安心，家属放心，社会满意的优质护理服务。

二、入院护理的内容和要求

入院护理是指老人入院时，护理员为他们提供的相应护理，以使老人尽快熟悉所居住的环境，安心住养。其内容和要求如下。

(一) 准备床单位

护理区接到老人入院通知后，应及时准备床、床旁桌，椅，床上用品等。所提供的床、桌，椅应功能完好，确保老人安全使用。

（二）入院介绍

入院介绍包括介绍床位医生、责任护理员、周围环境、进餐时间和其他生活设施等内容。接待入院的老人及其家属应热情，介绍内容应有效、合理、针对性强。

（三）物品登记

物品登记需由2名以上护理员与老人及其家属一起清点、登记老人所带物品（尤其是贵重物品）并签名。分类整理放置物品，并根据老人日常生活自理程度告知其物品放置位置，便于老人拿取。对老人的贵重物品（如钱款，金银首饰等）应根据院内相关制度进行清点、登记、保管，护理员不得私自存放。

（四）膳食准备

根据医嘱，护理员与膳食科联系，为老人准备膳食。

（五）了解并记录信息

（1）及时了解和掌握老人的思想状况、生活习惯与合理需求，并按等级护理内容提供相应服务。在与老人交流沟通中若发现异常应及时上报院内并与家属取得联系。将入院老人的相关信息分别在床头卡、一览表卡片上按要求进行准确登记。

（2）当班护理员应掌握新入院老人的基本情况，如老人的姓名、年龄、护理等级、有无服药、情绪、饮食、排泄等，并提供相应服务。遇有异常情况发生，及时与医生取得联系，必要时与家属取得联系。

三、出院护理要求

出院护理是指老人出院时，护理员协助老人及其家属做好出院准备的护理服务。老年人出院一般有自愿离院和老人去世两种情况。出院护理要求具体如下。

（一）撤销信息

护理员在明确老人的出院日期后，在出院的当日撤销该老人的床头卡及一览表卡片等。

（二）归还物品

护理员协助老人及其家属整理老人用物（遗物），清点无误后交于老人及其家属，并签名确认。老人所带贵重物品（钱或金银首饰等），应由2人以上随同老人及其家属一起清点，确认无误后交还家属并签名。

(三) 健康指导

护理员应根据老人在院的日常生活情况进行健康指导，如出院后的饮食、休息、功能锻炼等相关注意事项。

(四) 持续改进

护理员可征求老人及其家属对护理工作的建议和意见，必要时将其意见及时反馈给护理管理者，以便持续改进、不断提高工作质量。

(五) 终末消毒

老人离开居室后，床位应按规范消毒要求进行终末消毒，防止交叉感染。

四、接待老人的基本要求

老人入住福利院，一切日常生活等都需护理员的帮助或协助，因此护理员应多与老人交流，了解老人的生理、心理、社会需要，以便提供相应的护理服务。

(一) 交谈方式

对于不同的老人需采取不同的交谈方式。

(1) 与有听力障碍的老年人交谈时，应注意两者的距离，靠近老年人、声音适当放大，语句不可太长，中间应有停顿。也可伴随肢体语言，使老人充分理解。

(2) 与记忆力下降的老年人交谈时要有耐心，反复重述，并使用小段语言，使老人明白、理解。

(3) 老人进餐前准备提醒语："张阿婆，要吃饭了，先去上厕所，再去洗手，最后再到小餐厅来吃饭。"针对不同老人使用不同的表述方法。

(4) 对有自理能力的老人，护理员只需提醒："张阿婆，要准备吃饭了。"此时，张阿婆也会按需如厕，洗手后到小餐厅用餐。

(5) 对失智的能行走的老人，护理员需将此内容分段述说并协助一起完成："张阿婆，要吃饭了，来，我们一起去上厕所吧。"（带着张阿婆如厕）等张阿婆如厕完，边说边带着张阿婆到洗漱室帮助她洗手，接着再说："张阿婆，走，我们一起去小餐厅吃饭吧。"边说边带着张阿婆一起走向小餐厅，为其安排座位，端上饭菜。

(二) 对老人的称呼

应尊重每一位老人，称呼上应使用尊称，如"赵阿婆""李老伯"等，或根据老年人以往的职业称谓，如"陈老师""曹医生"等，不应用床号称呼老人或给老人起绰号。

（三）对老人提出问题的处理

对于老人提出的问题应根据护理员的职责范围给予答复，超出自己的职责范围或不清楚的则应礼貌地给予说明，如“对不起，您提出的问题我不清楚，我会让×××为您解答”。

（四）为老人解决问题

老人提出的合理需求，护理员应尽力完成，但对有些职责范围外的需求不能做保证或承诺，以免事情不能解决使老人失望，进而失去对护理员的信任。

五、接待家属的基本要求

（1）当家属需了解老人的饮食、睡眠、情绪等情况时，护理员应如实向家属述说。当家属需了解老人的疾病转归时，护理员应将家属引导至医生办公室或将医生请来为家属解答。

（2）及时与家属联系沟通，以取得理解和支持。在护理服务中有些工作需家属共同配合完成的则应向家属解释说明。

（3）当家属提出建议和意见时，应虚心听取，并及时向护理管理者汇报，以利持续改进，不断提高护理服务质量。

（4）不随便在家属面前、老人面前评论老人和家属，以免引起家庭矛盾。

六、来访者接待的基本要求

（1）来访者到来后应起身起立，并询问有什么需要帮助的，如“请问，我能为您做什么吗？”

（2）对来访者需要了解的情况，应根据护理员的职责范围给予答复，超出自己的职责范围须礼貌地给予说明，如“对不起，您提出的这个问题我会让×××为您解答”。

（3）来访者要离去时，应起身相送。

接待工作已成为护理工作中一个重要的环节，规范的接待更能使老人及其家属对护理工作给予理解和支持。接待是一门艺术，需要有一定的技巧，更需要护理员在护理工作中边学习、边摸索、边积累。

思考题

赵阿婆今年83岁，1个月前申请入住养老院，经评估后符合入住养老机构养老条件。今接到出入院处电话，告知赵阿婆今天来院办理入院手续，上午11:00前将入住生活区。

问题与思考：①护理员应为赵阿婆的出入院提供哪些护理内容？
②护理员应为赵阿婆提供怎样的护理级别？
③赵阿婆入院后的交班报告如何书写？

第五章　养老机构环境安全

学习任务

（1）了解养老机构环境要求。

（2）能够为老人安排合适的居室环境。

（3）掌握养老机构垃圾分类技巧。

一、室内的环境与安全

1. 老年人居室

1）居室设计的规定

（1）每间居室使用面积配建指标大于6平方米/床；单人间大于10平方米/床，双人间大于16平方米/床。

（2）老年人居室附近无电梯井道、无有噪声震动的设备机房等。

（3）非护理型床位的多人间居室床位数不大于4床。

（4）居室净高不低于2.40米；利用坡屋顶空间作为居住用房的最低处距地面净高不低于2.10米，且低于2.40米高度部分面积不大于室内使用面积的1/3。

（5）老年人居室内床边需留有护理、急救操作空间，床与床的间距不小于0.80米，靠通道的床位端部与墙面间距不小于1.05米，居室内需留有轮椅回转的空间。

（6）老年人居室内床与床之间需有保护个人隐私的空间分隔措施。

2）内部物品设置的要求

（1）地面不铺设容易产生滑动的小块地毯。

（2）老年人居室内要有壁柜或储藏空间。

（3）家具稳固，符合老年人的生理特点和使用需求。

3）居室门窗的设置要求

（1）老年人居室门开启净宽不小于0.80米，含有两个或多个门扇的门，至少应有一个门扇的开启净宽不小于0.80米；护理型床位居室的门开启净宽不小于1.10米。

（2）当老年人居室户门外开时，户门前应设置净宽不小于1.40米、净深不小于0.90米的凹空间。

（3）老年人居室入户门无门槛，户内外地面高差不大于15毫米。

（4）老年人居室无凸窗和落地窗，外开窗应安装关窗辅助装置。

4）居室电气的设置要求

（1）居室至居室卫生间的走道墙面距地0.40米处嵌装脚灯。

（2）老年人居室安装多点控制的照明开关。

（3）选用带夜间指示灯的宽板翘板照明开关，安装位置应醒目，且颜色与墙壁颜色易于区分，高度距地面不超过1.10米。

（4）采用安全型电源插座，高度距地面不超出0.60～0.80米。

2. 卫生间的安全要求

1）门及锁具的设置

居室卫生间门、公共卫生间门和公共卫生间厕位门开启净宽不小于0.80米，居室卫生间门、公共卫生间厕位门采用可外开门或推拉门，锁具内外均可开启，并有应急观察装置。门上五金件无尖角，以利于单手握持或操作。

2）扶手的设置

与坐便器相邻墙面设水平高0.70米的“L”形安全扶手或坐便器两侧设水平高0.70米的“II”形落地式安全扶手；浴盆一侧贴墙设水平高0.60米的“L”形安全扶手，水平扶手抓杆长度不小于0.70米。

3）排水设置

居室卫生间、公共卫生间室内地面排水通畅，以保证有效的水封要求，给排水管道暗装敷设装置，地漏设置在角部低处、不易被踩踏的部位。截水用条形地漏与地面平齐，不影响人与轮椅通行。

4）供水设置

可采用有热水供应控温、稳压装置，有恒温阀或恒温水龙头，居住空间水龙头和淋浴器采用杠杆式单把手水龙头。

5）地面高差设置

居室卫生间、公共卫生间与相邻房间室内地面无高差，或高差不大于15毫米，且需有斜坡加以过度。

6）排风设施设置

居室卫生间、公共卫生间需有防止回流功能的机械排风设施。

7）供暖设备安装

针对无供暖设施的老年人护理设施建筑，可根据当地的气候特点在老年人居室卫生间内安装安全、可靠的供暖设备或预留安装供暖设备的条件。

8）如厕和盥洗设施高度设置

坐便器高度不低于0.40米；浴盆外缘高度不高于0.45米，其一端可作为平台；适合坐姿使用的洗面台台下空间净高不小于0.65米，净深不小于0.30米。

3. 毛巾、洗脸盆、坐便器的清洁

1）整体要求

洗漱用具及生活用物洁净，摆放适宜。

2）具体要求

（1）毛巾用肥皂清洗过水后，拿到阳光下直接暴晒6～8小时。

（2）洗脸盆先用肥皂或去污粉清除污垢，再用流动水冲洗，最后倒入消毒液对其进行浸泡消毒，一般浸泡消毒30分钟。

（3）坐便器先清除污物，再用肥皂或去污粉清除污垢后用流动水冲洗，最后倒入消毒液对其进行浸泡消毒，一般浸泡消毒30分钟。

4. 公共餐厅的要求

老年人集中使用的餐厅要符合下列规定。

（1）使用面积不小于1平方米/座。

（2）护理型床位照料单元的餐厅座位数应不少于服务床位数的40%。

（3）老年人集中使用的餐厅应配备可移动的单人座椅，餐桌的摆放应便于坐轮椅的老年人使用。空间布置应满足餐车进出、送餐到位服务的需要，以及护理人员分餐、助餐的空间。

二、室外的环境与安全

（1）安装疏散导向标志、应急照明装置、音频呼叫装置、辅助逃生装置、连接消防监控系统。

（2）安装紧急呼叫装置并保障老年人能够方便触及，紧急呼叫按钮距地面不超过0.80～1.10米，有明显标注，采用按钮和拉绳结合的方式，绳末端距地面不高于0.30米。

（3）无积存垃圾、纸屑、灰尘等，无卫生死角，提供舒适、清洁、安全的室外环境。

（4）地面平整防滑，排水通畅，坡度不大于2.5%。当场地之间坡度大于2.5%时局部应设置台阶，并设置轮椅坡道及扶手。

（5）活动场地应设有健身运动器材、休息座椅以及停放轮椅、助行器的空间，集中活动场地附近要有公共无障碍厕所或坐厕。

（6）需安装照明设施。

三、适老化环境要求

1. 总体原则

（1）整体设计要考虑老年人的方便与安全。

（2）视线设计要方便老年人与家属或养老护理员进行交流。

（3）光线设计要自然明亮，整体照明应均匀全面，不留死角。

（4）卫生间设计重在安全、采光和通风。

（5）无障碍设计要考虑方便老年人活动和助行器、轮椅的使用。

2. 适老化环境的注意事项

1）地面防滑

为老年人装修卧室，应采用硬木地板或有弹性的塑胶地板，公共场所使用反光度低、花色素净、易于清洁的防滑地面砖。

2）加强隔声，避免嘈杂

老年人因体质下降或患某些疾病，适宜居住在安静的环境中。需加强老年人居住、生活范围的门窗、墙壁等隔声效果，让其不受外界噪声干扰。

3）光线要柔和明亮

室内光线要柔和明亮，在让老年人能看清楚家具和物品的同时，也应当注意不要让一些反光物品在受到一定角度的光线照射时而产生的眩光引起老年人刺眼、眩晕等不适。

4）常用物品方便使用

在老年人经常活动的周围，可适当设置储物柜及台面，根据老年人习惯摆放常用物品，如书报、零食，水杯、电视遥控器等，以方便老年人拿取。

5）避免选择方正见棱的家具

老年人腿脚不便，为了避免磕碰，应避免选择方正见棱的家具，要选择边角圆滑的家具。

6）居室家具色彩

浅色家具轻巧明快，深色家具平稳庄重，应根据老年人的特点选择居室家具色彩。

7）居室布置整洁和谐

整洁的居室布置令人身心愉悦，有利于消除疲劳；床单、窗帘、枕套等色彩的整体和谐，能给老年人增添生活乐趣并带来活力；适当摆放一些绿色植物，既能净化室内空气，也令人赏心悦目。

四、垃圾分类的常识

1. 垃圾分类的目的

垃圾分类一般是指按一定规定或标准将垃圾分类储存、分类投放和分类搬运，从而将其转变成公共资源的一系列活动的总称。垃圾分类的目的是提高垃圾的资源价值和经济价值，力争做到物尽其用。

2. 垃圾分类收集容器标志及颜色

垃圾分类收集容器标志见图 5－1、5－2。

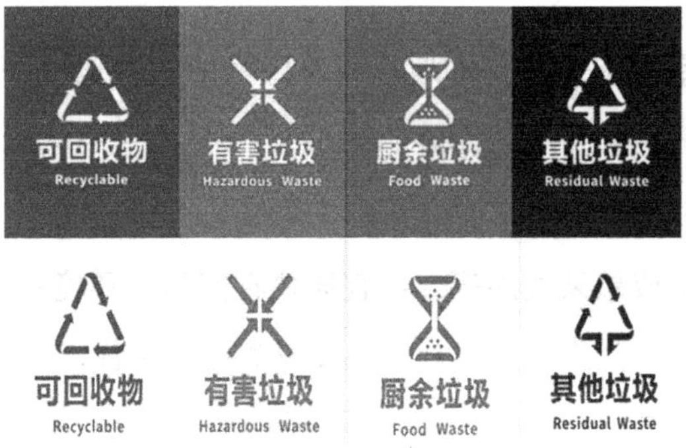

图 5－1 常见垃圾分类收集容器标志

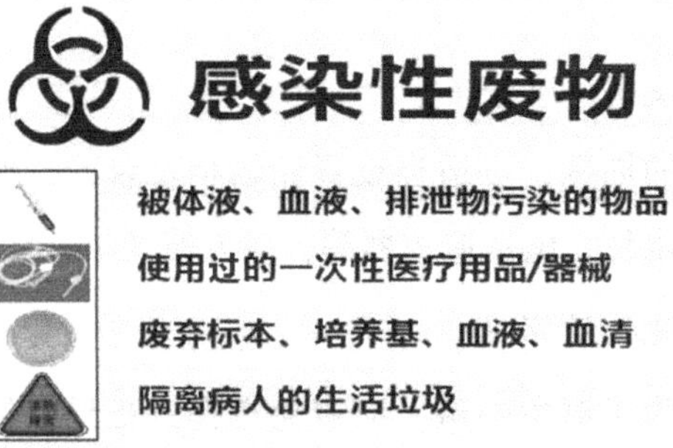

图 5－2 医疗垃圾收集容器标志

蓝色可回收物垃圾桶放可回收物，红色有害垃圾桶放有害垃圾，绿色厨余垃圾桶放餐厨垃圾，灰色/黑色其他垃圾桶放其他垃圾，黄色感染性废物垃圾桶放医疗垃圾及感染性废物。

3. 可回收物

1）可回收物的含义

可回收物是指适宜回收和可循环再利用的物品，主要包括废纸、废塑料、废玻璃、废金属、废木质、废织物等，如报纸、纸箱、塑料瓶、玻璃瓶等。

2）投放要点

（1）投放可回收物时，应尽量保持其清洁干燥，避免被污染。

（2）玻璃瓶、塑料瓶、易拉罐等应清空内容物，将其清洁后再投放。

（3）已破损或有尖锐边角的可回收物应包裹后再投放。

4. 餐厨垃圾

1）餐厨垃圾的含义

餐厨垃圾是指餐饮垃圾、废弃食用油脂、家庭厨余垃圾以及废弃的蔬菜、瓜果等有机易腐垃圾，主要包括瓜果皮核、剩菜剩饭等。

2）投放要点

（1）餐厨垃圾应沥干水分，破袋后再投放。

（2）纸巾、牙签属于其他垃圾，应避免混到餐厨垃圾中。

（3）废弃的土培绿色植物不能归入餐厨垃圾中，应将土、盆、植物分离，培养土可重复利用或用于绿化，植物作为其他垃圾投放，盆按其所属类别进行投放。

（4）吃剩的饭菜应沥干水分后投放至餐厨垃圾收集容器内，餐盒或包装物应作为其他垃圾投放。鼓励将餐盒清洗干净后投放至可回收物收集容器中。

5. 有害垃圾

1）有害垃圾的含义

有害垃圾是指对人体健康或者自然环境造成直接或者潜在危害的物质，主要种类有废电池、废灯管、废药品、废化学品、废水银、废胶片、废相纸，如水银血压计、水银温度计、X 光片、弃置和过期的药品等。

2）投放要点

（1）易碎或者含有液体的有害垃圾应连带包装或用纸、布将其包裹后再投放，防止其破损或者渗漏。

（2）压力罐（如喷雾罐）不得进行挤压。

6. 其他垃圾

1）其他垃圾的含义

其他垃圾包括瓶罐、灰土、卫生间废纸、瓷器碎片等难以回收的废弃物。其他垃圾应采取卫生填埋或焚烧的方式进行处理，可有效减少其对地下水、地表水、土壤及空气的污染。

2）投放要点

（1）严禁混入各类电池、废弃药品、灯管、油漆等有害垃圾。

（2）严禁混入菜帮、菜叶、剩菜、剩饭等餐厨垃圾。

7. 医疗废物

1）医疗废物的含义

医疗废物是指医疗卫生机构在医疗、预防、保健以及其他相关活动中产生的具有直接或者间接感染性、毒性以及其他危害性的废物，主要分为感染性废物、病理性废物、损伤性废物、药物性废物、化学性废物。

（1）感染性废物。常见的感染性废物有使用后的棉签、棉球、纱布，使用后的一次性输液器、注射器、塑料盘、引流管等。

（2）病理性废物。病理性废物包括诊疗过程中产生的人体废弃物和医学实验动物尸体等。

（3）损伤性废物。损伤性废物为能够刺伤或者割伤人体的废弃医用锐器，如安瓿、玻璃碎片、针头、刀片等。

（4）药物性废物。药物性废物如过期、淘汰、变质或者被污染、废弃的药品。

（5）化学性废物。化学性废物指具有毒性、腐蚀性、易燃易爆性的废弃的化学物品。

对医疗废物进行正确的分类，可以避免对工作人员造成伤害，防止感染性疾病的传播。医疗废物与生活垃圾有很大区别，医疗废物中含有不同程度的细菌、病毒和有害物质，如随意丢弃，任其混入生活垃圾中，就会污染环境，甚至成为传染病流行的源头。

传染病患者或者疑似传染病患者产生的生活垃圾，必须按照医疗废物进行管理和处置。

2）处理要点

（1）常用的垃圾处理容器有黑色垃圾袋、黄色垃圾袋和利器盒。利器盒的颜色为黄色，整体为硬制材料制成，密封，以保证利器盒在正常使用的情况下，盒内盛装的锐利器具不撒漏。利器盒一旦被封口，则无法在不破坏的情况下被再次打开。

（2）置于黑色垃圾袋的废物有以下 2 种。

①生活垃圾。

②各种一次性医疗器械的包装袋、纸盒、未与患者接触的物品，如输液器的外包装袋。

（3）置于黄色垃圾袋的废物有以下 4 种。

①使用后的棉签、棉球、纱布。

②使用后的一次性输液器、注射器、塑料盘、引流管等。

③废弃的药品。

④传染病患者或疑似传染病患者产生的所有废物。

（4）置于利器盒中的废物，如空安瓿、刀片等锐器。

（5）置于密闭容器中的废物。血压计、体温计的水银泄漏时，要立即将其收集到装水小瓶内加盖密封，并交给医护人员统一处理。

3）注意事项

（1）不同种类的垃圾不得混放。

（2）放入包装物或者容器内的医疗废物不得取出。

（3）使用后的锐器应稳妥、安全地置入利器盒中，不能与其他废弃物混放，禁止用手直接接触使用后的锐器。

（4）处理完垃圾后要洗手。

（5）盛装的医疗废物达到包装物或者容器容量的 3/4 时，应当使用有效的方式封口，使包装物或者容器的封口紧实、严密。

（6）收集医疗废物的包装袋破损时，需重新加套一个医疗垃圾袋。

（7）医疗废物要集中处理，不得转让、买卖医疗废物。

思考题

李大爷今年 75 岁，老伴 81 岁。李大爷平时身体健康，每天都外出买菜，回家做饭，另外每天还会在附近公园活动 2 小时，坚持每天打太极拳锻炼身体。但是最近李大爷外出时摔倒导致左腿骨折，治疗出院后年迈的老伴无法照顾李大爷的饮食起居，所以工作繁忙的儿子把父母都送进了养老院。

问题与思考：养老机构应该如何针对李大爷夫妇的实际情况来布置和安排他们在养老院的住宿环境以满足他们的安全和舒适需求？

第六章 清洁卫生照护

学习任务

(1) 能够熟练掌握清洁照护的内容并进行实践。

(2) 熟练掌握七步洗手法技能并进行实践。

(3) 要求会使用紫外线杀菌设备。

一、床单位整洁

1. 清扫整理床单位的重要性

床单位是指养老机构老年人床位所包含的设备和物品。设备包括床、床旁椅、床头柜等，物品包括床单/床笠、被套、枕套等。一个整洁舒适的床单位可以让老年人更好地休息生活，同时保证居室环境的干净整洁，对于长期卧床的老年人而言更可以避免并发症的发生。

2. 清扫整理床单位的要求

老年人每日晨起、午睡后，照护人员要进行床单位的清扫整理。床铺表面要求做到平整、干燥、无渣屑。扫床时，床刷要套上刷套（刷套需用500毫克/升浓度的含氯消毒液浸泡过，以挤不出水为宜）进行清扫。一床一套，不可混用。

对于卧床的老年人，照护人员还应注意在三餐后、晚睡前进行床单位的清扫整理，避免食物的残渣掉落床上，造成老年人卧位不适甚至引发压疮。

3. 更换被服的注意事项

定期为老年人更换被服，可以使床单位保持平整、干净、无褶皱，使老年人睡卧舒适，居室整洁美观。便于对卧床的老年人的病情进行观察，协助老年人变换卧位，同时预防压疮等并发症的发生。在更换被服时应注意以下几点。

(1) 更换被服应在遵循标准、节力、安全的原则上进行。

(2) 如果老年人在床上，应告知其做好准备。根据老年人的病情、年龄、体重、意识、活动和合作能力，有无引流管、伤口，有无大小便失禁等情况，采取与其相符合的床单位整理方法。

(3) 按需要准备好用物及环境，保护好老年人的隐私。

(4) 协助行动不便的老年人进行翻身或下床，采用湿扫，即先将床刷套用消毒水湿润后套于床刷上进行清洁并整理床单位。

（5）操作过程中，注意避免引起引流管或导管被牵拉，密切观察老年人的病情变化，发现异常情况及时处理。与老年人进行沟通，了解其需求及感受，保证老年人的安全。

（6）操作完成后拉上床挡或采取其他措施保护好老年人的安全，帮助其采取舒适的体位。

4. 更换被服的要求

一般情况下，每周应为老年人更换被服（包括被罩、床单、枕套）。当被服被排泄物、呕吐物、汗液等污染、打湿时，应立即更换。老年人的被褥应经常拿到室外晾晒。

5. 为老年人整理床单位的实施步骤

（1）评估老年人的意识状态及自理能力。

（2）准备工作中，照护人员应着装整洁、戴口罩，保持室内安静，准备扫床车 1 辆、床刷 1 把、一次性床刷套。

（3）折叠棉被，将棉被折叠成方块状，枕头放于棉被上，一同置于床旁椅上。

（4）整理床单，按先床头后床尾的顺序，先将床头部位的床单反折于床褥下压紧，再将床尾部的床单抻平反折于床褥下。

（5）将床刷套套在床刷外面，从床头纵向扫床至床尾，每一刷要重叠上一刷的 1/3，避免遗漏。

（6）最后要整理用物，撤下床刷套，将枕头放于床头，棉被放于床尾。

（7）工作人员洗手，做好整理记录。

6. 为卧床老年人更换被服实施步骤

（1）照护人员评估老年人的意识状态及自理能力，向老年人解释操作目的，获取老年人配合。

（2）照护人员应着装整洁、洗手、戴帽子、戴口罩。

（3）将老年人平卧于床上，盖好被子，关闭门窗，调节室温至 24～26 摄氏度。

（4）准备扫床车 1 辆、床刷 1 把、一次性床刷套、清洁床单、被罩、枕套，必要时准备清洁衣裤。

（5）更换床单时，将物品按使用顺序放在床尾椅上（上层床单，中层被罩，下层枕套）。立起对侧床挡，照护人员站在床右侧，一手托起老年人头部，一手将枕头平移到床左侧，协助老年人翻身侧卧于床左侧（背向照护人员）盖好盖被。从床头至床尾松开近侧床单，将床单向上卷起至老年人身下。床刷套套在床刷外面，从床中线开始清扫床褥，从床头扫至床尾，每扫一刷要重叠上一刷的1/3，避免遗漏。协助老年人翻身侧卧时，注意老年人安全，防止发生坠床。必要时使用床挡。

（6）铺清洁床单时，将清洁床单的中线对齐床中线，展开近侧床单平整铺于床褥上，对侧床单向上卷起塞于老年人身下，分别将近侧床单的床头、床尾部分反折于床褥下，绷紧床单，将近侧下垂部分的床单平整塞于床褥下。将枕头移至近侧，协助老年人翻转身体，侧卧于清洁床单上（面向照护人员），盖好被子，立起近侧床挡。照护人员转至床对侧，放下床挡，从床头至床尾松开床单，将污床单从床头、床尾向中间卷起放在污衣袋内，清扫褥垫上的渣屑（方法同上），撤下床刷套。拉平老年人身下的清洁床单，平整铺于床褥上（方法同上）。协助老年人平卧于床中线上，盖好被子。

（7）更换被罩时，照护人员站在床左侧，将棉被展开，打开被尾开口，一手揪住被罩边缘，一手伸入被罩中分别将两侧棉胎向中间对折，一手抓住被罩被头部分，一手抓住棉胎被头部分，将棉胎呈S形从被罩中撤出，折叠置于床尾。被罩仍覆盖在老年人身上。取清洁被罩平铺于污被罩上，被罩中线对准床中线。被罩的被头置于老年人颈肩部。打开清洁被罩被尾开口端，将棉胎装入清洁被罩内，并将棉胎向两侧展开。将污被罩从床头向床尾方向翻卷撤出，放于污衣袋内，棉被两侧分别向内折叠，被尾塞于床垫下。

（8）更换枕套时，照护人员一手托起老年人头部，另一手撤出枕头，将枕芯从枕套中撤出，污枕套放在污衣袋内。在床尾部，取清洁枕套反转内面朝外，双手伸进枕套内撑开揪住两内角，抓住枕芯两角，翻转枕套套好，将枕头从老年人胸前放至左侧头部旁边，照护人员右手托起老年人头部，左手将枕头拉至老年人头下适宜位置。

（9）操作完成后需整理用物，开窗通风，洗手和做好记录。

二、面部清洁、口腔清洁、头发清洁

1. 面部清洁

1）操作步骤

清洁脸部可去除眼眵、面部污渍、鼻耳内污物，使老人体感舒适。操作步骤如下。

（1）护理员准备：洗手、戴口罩。

（2）核对、解释沟通，并取得老年人配合，备齐用物至床旁。

（3）帮助老人取坐位或仰卧位。

（4）洗脸前准备：移椅于床尾同侧，放置脸盆，便于后续操作。

（5）洗脸：将温水注入脸盆，测水温，毛巾浸湿后绞干包在手掌上为老年人擦洗。

（6）擦拭顺序为：内眦→外眦→额部→颊部→鼻部→耳部→颌部→颈部。洗脸后给老人涂润肤霜。

（7）帮助老人恢复舒适体位。

（8）整理用物，物品分类放置，归还原处。

2）注意事项

（1）脸盆、毛巾需一人一盆一巾，不可混用。

（2）擦拭时毛巾不可太湿。包毛巾时，湿毛巾的边不可包在给老人擦洗脸部处，防止擦洗时老人感觉不舒适或擦伤脸部的皮肤。

（3）确保水温适宜，不可过冷或过热。

（4）擦拭时力度适中，过轻或过重均会使老人感觉不适。

（5）眼睛有眼眵时，可用湿润的毛巾或棉棒轻轻擦拭干净。

（6）耳朵内有污物时，可用湿润的棉棒轻轻地清洗耳内污物；耳垢干硬时，用液状石蜡浸润 1 ~2 小时，等耳垢变软后再清除。

（7）鼻腔有污物时，面巾纸不能清除的位置可用棉棒蘸液状石蜡涂在污垢处，待其浸软后再清除。

2. 口腔清洁

1）保持口腔清洁，防止口腔感染

（1）老年人口腔因牙齿变松，食物残渣易残留，使牙龈炎发病率上升；老年人牙齿松动、脱落，咀嚼能力大大下降，易发生营养不良；老年人唾液分泌明显减少，口腔内冲洗作用、自洁作用、抑菌作用亦相应降低。所以需要保持口腔清洁，预防口腔感染等并发症。按时清洁防止口臭、口垢，增进食欲，保持口腔正常功能。同时口腔状态还可以提供病情观察的动态信息。

（2）漱口液有多种选择，生理盐水可预防感染；朵贝尔溶液可轻微抑菌，除臭；1% ~4% 的碳酸氢钠可缓解真菌感染。

2）护理人员为老年人漱口的步骤

（1）护理员准备：洗手、戴口罩。

（2）核对、解释沟通，并取得老年人配合，将用物携至床旁。

（3）教会老年人漱口方法，需反复鼓漱，然后吐入接水杯内（意识不清及昏迷者禁止漱口）。

（4）反复多次漱口，直至口腔清洁。

（5）帮助老人清洁面部，整理用物。

3）护理人员为老年人刷牙的步骤

（1）护理员准备：洗手、戴口罩。

（2）核对、解释沟通，取得老年人配合。

(3) 帮助老人调整到合适体位（坐位或半卧位）。

(4) 在老人颈下垫干毛巾。采用竖刷法，刷上牙时，牙刷毛由上至下刷动；刷下牙时，牙刷毛由下至上刷动，把牙齿的唇颊面全刷到。

4) 卧床老人口腔护理步骤

(1) 护理员准备：洗手、戴口罩。

(2) 核对、解释沟通，并取得老年人配合。

(3) 协助老人侧卧或头偏向一侧（面向操作者），颈下垫干毛巾，碗盘置口角旁，清点棉棒。

(4) 用生理盐水浸湿棉棒，擦拭双唇，使其湿润。

(5) 用吸管协助老人漱口。

(6) 观察口腔情况，如义齿、炎症、口腔溃疡、出血点。有义齿者应取下义齿。

(7) 擦洗顺序：先擦洗上下门齿外面，后擦洗左侧牙齿的内面、咬合面和颊黏膜；同法擦洗另一侧；最后擦洗上颚、舌面、舌系带。

(8) 用吸管协助老人再漱口，棉棒擦洗口唇。

(9) 用手电筒检查口腔是否洁净，黏膜有无破溃、出血点。有破溃者按医嘱正确涂药。

(10) 用颈下毛巾擦净口角水迹，口唇干燥或干裂者可涂护唇油。

(11) 清点棉棒数并检查棉棒头部的棉花是否齐全，避免遗留在口腔中。

(12) 撤去毛巾，清理用物，整理床单位。

口腔清洁用具见表6-1。

表6-1　口腔清洁用具表

物品名称	选用要点
牙刷	牙刷毛的选择应软硬适中或稍软。但要注意，太软的刷毛易刷不干净
牙线	牙线是用尼龙线、丝线或涤纶线来清洁牙的邻面，其中对平的或凸的牙面效果最好
漱口水	漱口水分为保健性和治疗性两大类。保健性漱口水一般口感比较舒适，主要成分是口腔清新剂，用于去除口臭。因此无须特殊指导，使用人群也无限制
洗牙器	洗牙器分为高压脉冲式、喷气式、活氧式三大类。高压脉冲式配备不同功能的喷头，可满足不同人群的日常居家口腔清洁与护理需要

常用漱口溶液见表6-2。

表6-2　常用漱口溶液

漱口溶液	作用	适用范围
0.9%氯化钠溶液（生理盐水）	清洁口腔，预防感染	口腔pH为中性时适用
朵贝尔溶液（复方硼砂溶液）	轻微抑菌，消除口臭	口腔pH为中性时适用

（续）

漱口溶液	作用	适用范围
0.02% 呋喃西林溶液	清洁口腔，有广谱抗菌作用	口腔 pH 为中性时适用
1% ~3% 过氧化氢溶液	抗菌、防臭	口腔 pH 偏酸性时适用
1% ~4% 碳酸氢钠溶液	属碱性药剂，用于真菌感染	口腔 pH 偏酸性时适用
2% ~3% 硼酸溶液	属酸性防腐剂，起抑菌作用	口腔 pH 偏碱性时适用
0.1% 醋酸溶液	用于铜绿假单胞菌感染	口腔 pH 偏碱性时适用

3. 头发清洁

老年人维持头发整齐清洁、美观，可以促进其舒适感以及维护自尊，去除头皮屑及污物，防止头发损伤，刺激头皮局部的血液循环，促进头发的新陈代谢并保持健康。

1）为老年人晨间梳洗

（1）物品准备：脸盆一个（内盛水 1/2，温度 40 ~45℃，治疗巾 1 块、毛巾 1 条、香皂 1 块、润肤霜 1 盒、梳子 1 把）。

（2）操作步骤：协助老人坐起，将治疗巾铺在老年人面前，脸盆放在治疗巾上→协助老年人用香皂洗脸，并用清水洗净面部，擦干→协助老年人浸湿双手，涂擦香皂，并用清水洗净，擦干，撤去用物。面部及双手涂擦润肤霜→将毛巾披于老年人肩上→散开头发，照护人员左手压住发根，右手梳理头发至整齐，如头发打结，可用 30% 酒精浸湿并从发梢梳理→梳发完毕后卷起毛巾撤下，协助老年人取舒适卧位→整理床单，清洗脸盆，处理毛巾上的头屑及脱落头发并清洗毛巾→洗手→记录。

2）为老年人坐位洗头

（1）物品准备：毛巾 1 条、洗发液 1 瓶、梳子 1 把、脸盆 1 个、暖瓶 1 个、水壶 1 个（盛装 40 ~45℃温水）、方凳 1 个，必要时备吹风机 1 个。

（2）操作步骤：摆放体位，协助老年人取坐位，毛巾围于颈肩上，在老年人面前摆上方凳，方凳上放置脸盆，并叮嘱老年人双手扶稳盆沿，低头闭眼，头部位于脸盆上方→照护人员用水壶缓慢倾倒温水浸湿老年人的头发。将洗发液倒在掌心揉搓至有泡沫后，将洗发液涂于老年人头发上，用双手十指指腹揉搓头发，按摩头皮（力量适中，由发际线向头顶部揉搓）。注意观察并询问老年人有无不适→照护人员一手持水壶缓慢倾倒温水，一手揉搓头发至洗发液全部冲净→取颈肩部毛巾擦干头发及面部，必要时用吹风机吹干头发。协助老年人将头发梳理整齐→协助老年人上床休息，清理用物→洗手→记录。

3）为老年人床上洗头

（1）物品准备：洗头器1个、毛巾1条、洗发液1瓶、梳子1把、暖瓶1个、棉球2个、纱布1块、水壶1个（盛装40～45℃温水）、污水桶1只，必要时备吹风机1个。

（2）操作步骤：撤去枕头，在老年人颈肩部围上毛巾，头下放置简易洗头器，洗头器排水管置于污水桶中→将棉球塞于老年人耳朵里，防止洗发过程中水流入耳内；用纱布盖于老年人眼睛上，防止水溅入眼内；用水壶缓慢倾倒温水润湿老年人头发，将洗发液倒于手掌中揉搓至有泡沫后，将洗发液涂于老年人头发上，双手指腹揉搓头发、按摩头皮（力量适中，由发际向头顶部揉搓）→照护人员一手持水壶缓慢倾倒温水，一手揉搓头发至洗发液全部冲净→取颈肩部毛巾包裹头部，撤去简易洗头器。擦干面部及头发，将枕头垫于老年人头下。必要时用吹风机吹干头发，将头发梳理整齐→协助老年人取舒适卧位，整理床铺，清理用物→洗手→记录。

三、温水擦浴

1. 温水擦浴

温水擦浴是利用温水接触身体皮肤，通过温水的蒸发、传导作用加快机体的散热，从而达到降温的目的。

2. 温水擦浴的要求

（1）温水擦浴的水温设定在32～34℃。温水的调配方法是先加冷水，再加热水，最后用水温计确定温度。

（2）温水擦浴的手法：用小毛巾包裹在手上，使其成手套式，以“离心方向”边擦拭边按摩。

（3）温水擦浴的部位：腋下、掌心、腹股沟、脚心等，擦拭时可稍微用力，时间可稍长一些，以利于降温。

（4）温水擦浴禁忌部位：胸前区、腹部、后颈部，这些部位对冷刺激敏感，容易引起不良反应。

（5）一般全身温水擦浴时间为15～20分钟。

（6）高热老年人使用温水擦浴降温时应在头部放置冰袋，足部放置热水袋。

四、常用消毒液、消毒用具

1. 常用消毒液

常用消毒液使用方法及注意事项见表6－3。

表 6－3　常用消毒液使用方法及注意事项

常用消毒液	使用方法及注意事项
84 消毒液	因 84 消毒液含氯，有强烈的腐蚀作用，会灼伤呼吸道黏膜，所以老年人应慎用。若实在需要使用，稀释 84 消毒液时应佩戴口罩、手套以做好防护，并严格按照说明书进行操作
过氧乙酸	由于过氧乙酸在空气中具有较强的挥发性，对空气进行杀菌、消毒具有良好的效果，在“非典”时期所使用的消毒剂主要就是过氧乙酸。但纯过氧乙酸的性质极不稳定，在零下 20℃时就会发生爆炸；浓度高时，在室温下可以分解释放出氧气，遇明火或高温会发生自燃、燃烧或爆炸。此外，其腐蚀性比较强，应按照养老机构相关规定进行存放
来苏水	本品毒性大，气味易滞留。浓度高时对皮肤有一定的刺激和腐蚀作用，使用时一定要注意安全
漂白粉	由于漂白粉具有漂白作用，其外观与面粉近似，所以必须单独存放，以免被误食
高锰酸钾	高锰酸钾抗菌除臭的作用比过氧化氢溶液强烈而持久。在低浓度时呈收敛作用，高浓度时有刺激和腐蚀作用。其杀菌力随浓度升高而增强，浓度为 0.1% 时可杀死多数细菌的繁殖体

2. 紫外线消毒

紫外线消毒应用的范围较广，尤其对空气、物品表面杀菌十分有效。紫外线消毒居室空气常用于以下情况。

（1）患有慢性病的老年人房间（特别是有传染病或呼吸道疾病）。

（2）老年人抵抗能力弱，容易感冒或腹泻。

（3）不通风的卫生间、厨房或居室，且常接触不到阳光。

常用的紫外线消毒用具见图 6－1、图 6－2。

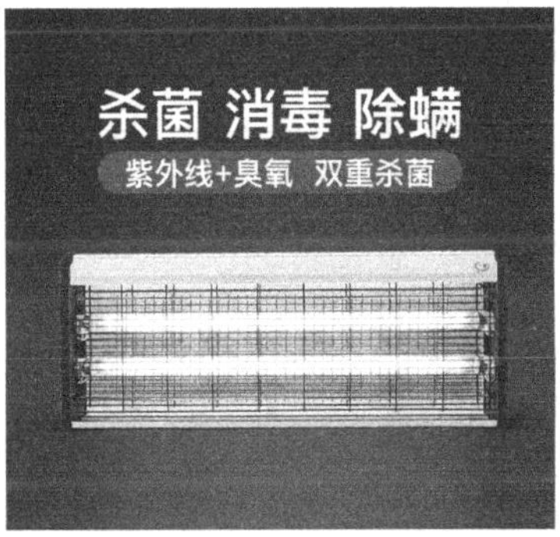

图 6－1　紫外线消毒灯

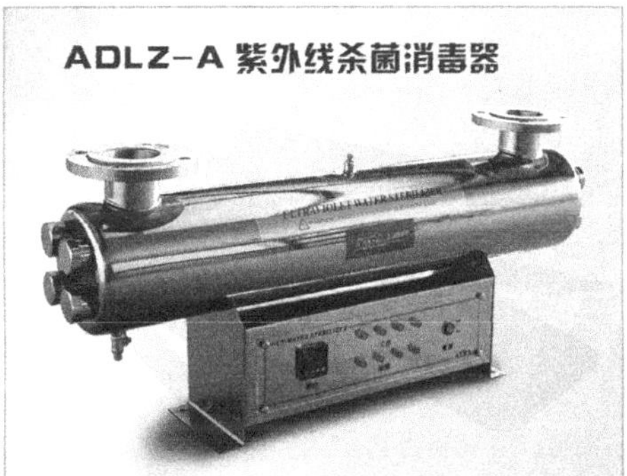

图 6－2　紫外线杀菌消毒器

小贴士

(1) 在使用紫外线灯或紫外线杀菌消毒器前应观察紫外线灯照射时间及其累计照射时间是否超标，是否需要更换灯管。
(2) 应避免直接对皮肤、眼睛进行照射。
(3) 用紫外线灯消毒室内空气时，房间内应保持清洁干燥，减少尘埃和水雾，温度低于20℃或高于40℃，相对湿度大于60%时应适当延长照射时间。
(4) 灯管清洁度会影响消毒效果，因此，按使用要求进行灯管的清洁十分必要。

五、七步洗手法

1. 步骤1　工作准备

（1）养老护理员准备：衣帽整洁，修剪指甲，取下手表、饰物，卷袖过肘。

（2）用物准备：流动水洗手设施、清洁剂、干手物品，必要时准备护手霜或速干手消毒剂。

2. 步骤2　实施操作

（1）打开水龙头，调节合适的水流和水温。

（2）湿手。在流动水下，使双手充分淋湿。

（3）涂清洁剂。关上水龙头并取清洁剂均匀涂抹至整个手掌、手背、手指和指缝。

（4）洗手。应用七步洗手法洗净双手，认真揉搓双手至少15秒。七步洗手法的口诀是“内外夹弓大立腕”，见图6－3。

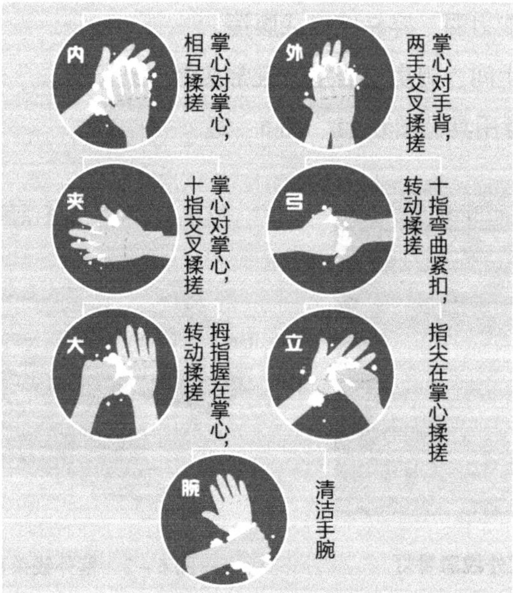

图6－3　七部洗手法

七部洗手法的具体步骤如下。

第一步：掌心相对，手指并拢相互摩擦。

第二步：掌心对手背，沿指缝相互搓擦，交换进行。

第三步：掌心相对，双手交叉，沿指缝相互搓擦。

第四步：双手手指相扣，互相搓洗。

第五步：一手握另一手拇指旋转搓擦，交换进行。

第六步：弯曲各手指关节，在另一手掌心旋转搓擦，交换进行。

第七步：搓洗手腕，交换进行。

（5）冲净。打开水龙头，在流动水下彻底冲净双手。

（6）干手。关闭水龙头，以擦手纸或毛巾擦干双手或在干手机下烘干双手，必要时可涂护手霜护肤。

小贴士

（1）当手部有肉眼可见的污物时，应用清洁剂和流动水洗手；当手部没有肉眼可见的污物时，可用速干手消毒剂消毒双手以代替洗手，揉搓方法与洗手方相同。

（2）洗手方法应正确，手的各个部位都需洗到、冲净，尤其要认真清洗指背、指尖、指缝和指关节等易污染部位；冲净双手时注意指尖向下。

（3）注意调节合适的水温、水流，避免污染周围环境。

（4）如使用毛巾，则应保持毛巾清洁干燥，做到消毒后使用。

第七章　饮食照护

学习任务

（1）掌握饮食护理的常见问题和护理要求。

（2）掌握鼻饲的目的及适应证。

（3）能够协助老年人经口进食、饮水及为带鼻饲管的老年人进食。

一、饮食护理的常见问题与护理要求

1. 老年人常见的进食问题和解决措施

（1）吞咽困难。可采取伸长下颚易于吞咽的姿势。

（2）味觉减弱。合理配膳。

（3）口腔干燥。可用湿棉球湿润口唇或滴水湿润口腔黏膜。老年人口渴严重时，若身体状况允许，可采用含冰块、酸梅等方法刺激唾液分泌。

（4）胃口欠佳。准备舒适的进食环境，协助老年人洗手及清洁口腔，对病情严重的老年人给予口腔护理，也可告知喂食的内容以增加其进食的兴趣。

2. 老年人饮食护理的基本要求

（1）环境准备。老年人进食的环境应以清洁、整齐、空气新鲜、气氛轻松为原则。进食前暂停非紧急的治疗及护理工作。病室内如有危重或发出呻吟的老年人，应以屏风遮挡。整理床单位，收拾床旁桌椅及床上不需要的物品，去除不良气味，避免不良视觉现象。可在饭前半小时开窗通风、移去便器等。多人共同进餐可促进老年人食欲，可以鼓励老年人在餐厅集体进餐，与其他老年人共同进餐。

（2）用具要求。将适用于老年人使用的餐具摆放在其容易拿到的位置，餐具可在确保安全的情况下结合老年人的喜好进行选择。

（3）动作要求。对不能自行进食的老年人，应根据其进食习惯（如进食的次序与方法等）耐心进行喂食。

（4）食物温度要求。由于老年人唾液的分泌量减少，口腔黏膜抵抗力差，因此不宜进食过热的食物；而进食过冷的食物则容易伤脾胃，影响对食物的消化和吸收。食物应以温热、不烫嘴为宜。

（5）语言要求。耐心喂食，不可催促老年人进食。

二、喂饭技巧

1. 老年人饮食的种类

根据老年人的咀嚼、消化能力及身体情况，基本饮食可分为以下 4 类。

1）普通饮食

普通饮食适用于不需要特殊饮食的老年人。老年人可根据自己的喜好，选择可口、容易消化且营养平衡的食物。对于无咀嚼能力和不能吞咽大块食物的老年人，可将普通饮食加工剁碎或用粉碎机进行粉碎后食用。

2）软质饮食

软质饮食适用于消化不良、低热、疾病恢复期的老年人。食物要以软烂为主，如软米饭、面条等，菜肉应切碎、煮烂，容易咀嚼消化。

3）半流质饮食

半流质饮食适用于咀嚼能力较差和吞咽困难的老年人。食物呈半流质状态，如米粥、面条、蛋羹等。此类饮食无刺激性，纤维素含量少。

4）流质饮食

流质饮食适用于进食困难或采用鼻饲管喂食的老年人。食物呈流质状态，如奶类、豆浆、米汤、果汁、菜汁等。此种饮食因含热量及营养素不足，故不能长期食用。

2. 老年人进餐的体位

1）轮椅坐位

适用于下肢功能障碍或行走无力的老年人。

2）床上坐位

适用于下肢功能障碍或行走无力的老年人。

3）半卧位

适用于完全不能自理的老年人。

4）侧卧位

适用于完全不能自理的老年人。

3. 老年人进餐时间安排和注意事项

1）进餐时间

根据老年人的生活习惯，合理安排进餐时间。一般早餐时间为早晨 6 点，午餐时间为中午 11 ~ 12 点，晚餐时间为下午 5 ~ 7 点。

2）进餐频次

除一日三餐正常摄食外，可适当在晨起、餐间或睡前补充一些糕点、牛奶等零食。

3）进食量

每天进食量应根据上午、下午、晚上的活动量均衡分配到一日三餐中。

4）进食速度

老年人进食速度宜慢，以利于食物的消化和吸收，同时还可预防进食过程中发生的呛咳或噎食事故。

4. 协助老人经口进食的实施步骤

1）步骤 1　准备

（1）养老护理员准备：进食前，护理员需与老年确认其义齿是否佩戴完好，以及有无餐前口服药需要服用。

（2）用物准备：餐具（碗、筷、汤勺）、食物、围裙或毛巾、手帕或纸巾、移动餐桌等。

(3) 环境整洁，温度、湿度适宜，无异味。

2) 步骤2　沟通

养老护理员向老年人说明进食时间和本次进餐的食物，询问其有无特殊要求。

3) 步骤3　摆放体位

养老护理员根据老年人自理程度及病情采取适宜的进食体位，为老年人戴上围裙或将毛巾垫在老年人颌下及胸前部位，见图7－1。

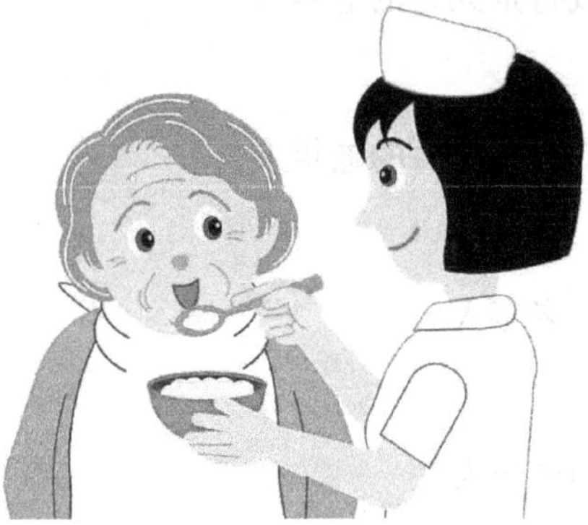

图7－1　协助老人进食

4) 步骤4　协助进餐

(1) 养老护理员将已经准备好的食物盛入老年人的餐具中并摆放在餐桌上。鼓励能够自己进餐的老年人自行进餐。指导老年人上身坐直并稍向前倾，头稍向下垂；叮嘱老年人进餐时细嚼慢咽，不要边进食边讲话，以免发生呛咳。

(2) 对于不能自行进食的老年人，需由养老护理员协助喂饭。养老护理员用手触摸碗壁以感受食物的温热程度。以汤勺喂食时，每一口的盛取量约以汤勺的1/3为宜，等老年人完全咽下后再喂食下一口。

(3) 对于有视力障碍但能自己进食的老年人，养老护理员可将盛装温热食物的餐碗放入老年人手中（确认好食物的位置），再将汤勺递到老年人手中，告知食物的种类，叮嘱老年人缓慢进食。进食带有骨头的食物时，养老护理员应特别告知其小心进食；进食鱼类要先协助老年人剔除鱼刺。

5) 步骤5　整理

养老护理员协助老年人进餐后漱口，并用毛巾擦干口角水痕。叮嘱老年人进餐后不能立即平卧，需保持进餐体位30分钟后再卧床休息。清扫、整理床单位，使用流动水清洁餐具并放回原处备用，必要时进行消毒处理。

小贴士

（1）老年人进餐后不宜立即平卧，以防止食物反流。

（2）对于咀嚼或吞咽困难的老年人，可将食物打碎至糊状，再协助进食。

（3）老年人进食中如发生呛咳、噎食等现象，应立即进行急救处理并通知医护人员。

三、鼻饲方法

1. 鼻饲的定义

鼻饲是指鼻饲饮食经过导管或硅胶管由鼻孔进入胃内，或经食管、胃、空肠造瘘口进入消化道内，分次灌入或持续滴入的进食方式。

2. 鼻饲的目的

鼻饲的主要目的是为不能经口进食的老年人从胃管注入流质食物，从而保证老年人摄入足够的营养、水分和药物，以维持生命。

3. 鼻饲的适用情况

根据老年人身体状况以及老年疾病的特点，可给予有以下状况的老年人提供鼻饲照料。

（1）意识障碍、痴呆，不能由口进食的老年人。

（2）因脑血管疾病导致经口进食困难的老年人，进食后会出现严重呛咳的老年人。

（3）其他原因引起的进食困难，导致严重营养不良，水和电解质紊乱、酸碱平衡失调的老年人。

4. 鼻饲用物

1）鼻饲管

鼻饲管是通过鼻腔插入到胃内，为不能经口摄取食物的老年人补充营养用的鼻饲用具。鼻饲管由聚氯乙烯（PVC）材料或医用硅胶制成，由导管和带帽接头组成（成人鼻饲管的长度分别为 100 厘米、120 厘米），并在鼻饲管上标有刻度，鼻饲管插入的长度一般为 45 ~ 55 厘米。

2）灌注器

灌注器是用来将鼻饲饮食推注到鼻饲管内的工具。进行鼻饲时，应将灌注器的前端插入鼻饲管的末端，从而使其连接紧密。

5. 判断鼻饲管在胃内的方法

老年人进食前，为确保其进食的安全性，养老护理员应首先判定鼻饲管是否在胃内，判断的方法有以下 3 种，可任选其一进行判断。

（1）用灌注器连接鼻饲管末端进行抽吸，有胃液或胃内容物被抽出（此方法为最常用的判断方法）。

（2）用灌注器连接鼻饲管末端，从鼻饲管注入 10 ~ 20 毫升空气，同时在胃区用听诊器听气过水声。

（3）将鼻饲管末端放入盛有温水的水杯内，观察有无气泡冒出。如有大量气泡冒出，说明鼻饲管误入气管内，应拔出重新插入。

6. 带鼻饲管老年人的进食照料实施步骤

1）步骤 1　工作准备

（1）养老护理员准备：着装整洁，洗净双手。

（2）用物准备：毛巾、水杯（内装 100 毫升温开水）和记录单，检查灌注器的完好情况。

（3）环境整洁，温度、湿度适宜，无异味。

2）步骤 2　沟通

（1）养老护理员带着准备好的鼻饲饮食和用物到老年人房间。

（2）对于能够进行有效沟通的老年人，养老护理员应询问其床号、姓名，并向老年人讲解即将进食鼻饲饮食的种类和数量，以取得老年人的配合。

（3）对于不能进行有效沟通的老年人，养老护理员应核对其房间号、床号、床头卡姓名、鼻饲饮食的种类和数量。

3）步骤 3　摆放体位

根据老年人的身体情况，养老护理员协助其摆放舒适的体位。

（1）对于上半身功能较好的老年人，养老护理员应协助其采用坐位或半坐位；对于平卧的老年人，养老护理员应将床头摇高或使用软枕将其上半身垫起，使之与床位水平线呈 30°角。

（2）在老年人的颌下垫毛巾或治疗巾。

4）步骤 4　检查

为确保老年人鼻饲饮食的安全，每次鼻饲饮食前均须进行以下检查。

（1）对于不能进行有效沟通的老年人，养老护理员应核对其房间号、床号、床头卡姓名、鼻饲饮食的种类和数量。

（2）检查鼻饲管。检查鼻饲管是否完好并妥善固定，插入的长度是否与鼻饲管标记的长度一致，如发现有管路滑脱，应立即通知医护人员到场处理。

（3）检查鼻饲管是否在胃内。打开鼻饲管末端盖帽，将灌注器的乳头与鼻饲管末端连接并进行抽吸，有胃液或胃内容物被抽出，表明鼻饲管在胃内。推回胃液或胃内容物，盖好鼻饲管末端盖帽。

5）步骤5　进行鼻饲

（1）测试鼻饲饮食的温度（38～40 ℃）。养老护理员应将鼻饲饮食少量滴在自己的掌侧腕部，以温热、不烫手为宜。

（2）养老护理员用灌注器从水杯中抽取20毫升温开水，连接鼻饲管向老年人胃内缓慢灌注，再盖好鼻饲管末端盖帽，以确定鼻饲管是否通畅，同时可以使鼻饲管管腔润滑、刺激胃液分泌，见图7－2。

（3）养老护理员抽吸鼻饲饮食（每次50毫升/管），在水杯中轻沾灌注器乳头的部分，涮下外壁鼻饲饮食残渣，打开鼻饲管盖帽并连接，缓慢推注鼻饲饮食，速度控制在10～13毫升/分钟。灌注后立即盖好鼻饲管盖帽，再次抽吸鼻饲饮食，同法直至鼻饲饮食全部推注完毕。

（4）每次鼻饲量不应超过200毫升，推注时间以15～20分钟为宜，两次鼻饲之间间隔不少于两小时。

（5）鼻饲饮食灌注完毕，养老护理员用灌注器抽取30～50毫升温开水缓慢注入，冲净鼻饲管内壁食物残渣，防止食物残渣堵塞鼻饲管，盖好鼻饲管盖帽。

（6）叮嘱并协助老年人进食后保持体位30分钟再卧床休息，这样有利于食物的消化与吸收，以防喂食后使食物反流引发误吸。

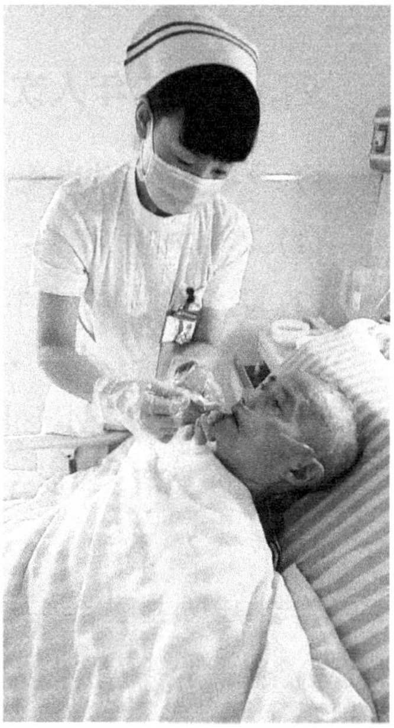

图7－2　鼻饲

6）步骤6　整理用物并记录

（1）养老护理员撤下毛巾，整理床单位。

（2）清洗用物，将灌注器在流动水下清洗干净，用开水浸泡消毒后放入碗内，上面覆盖纱布备用。灌注器更换频率为每周一次。

（3）准确记录鼻饲时间和鼻饲量。重点观察老年人鼻饲后有无腹胀、腹泻等不适症状并进行记录。

小贴士

(1) 对长期需要鼻饲的老年人，每日早晨晚间应做口腔护理，以保持口腔的清洁。

(2) 对于需要吸痰的老年人，应在鼻饲前30钟内禁止吸痰，避免引起老年人由于胃液或食物反流而造成误吸。

(3) 需服用口服药时，应防止鼻饲管被堵塞，如片剂应将其研碎、溶解后再进行灌注。

(4) 随时观察老年人鼻饲管固定处皮肤的情况，发生异常时应及时通知医护人员进行处理。

(5) 老年人在鼻饲的过程中，如出现恶心、呕吐等情况，应立即停止鼻饲并马上通知医护人员。

(6) 在鼻饲喂食前，养老护理员应抽吸胃液，若发现胃液呈深棕色或感觉异常，应立即通知医护人员。

四、协助老年人饮水的实施步骤

1）步骤1　工作准备

（1）养老护理员准备：服装整洁，洗净双手。

（2）老年人取坐位或半卧位。

（3）用物准备：水杯或小水壶盛装1/2～2/3满的温开水（触及杯壁时感觉温热不烫手），吸管、汤勺及小毛巾。

（4）环境整洁，温度、湿度适宜，无异味。

2）步骤2　沟通

养老护理员提醒老年人饮水并询问其有无特殊要求。

3）步骤3　协助饮水

（1）养老护理员鼓励能够自己饮水的老年人手持水杯或借助吸管饮水，叮嘱老年人饮水时身体坐直或稍前倾，小口饮用，以免呛咳。如老年人饮水出现呛咳，应稍事休息再饮用。

（2）养老护理员给不能自理的老年人喂水时可借助吸管；使用汤勺喂水时，水盛装汤匙的1/2～2/3为宜，待老年人咽下后再喂下一口。

4）步骤4　整理用物

将水杯或水壶放回原处，用小毛巾擦干老年人口角上的水痕，整理床单位。叮嘱老年人保持体位30分钟后再躺下休息。必要时，可根据老年人病情需要，记录饮水次数和饮水量。

小贴士

(1) 将开水晾温后再递交到老年人手中或进行喂水，防止发生烫伤。

(2) 老年人饮水后不能立即平卧，以防引起反流而发生呛咳、误吸事故。

(3) 对不能自理的老年人需每日分次、定时喂水。

第八章　排泄照护

学习任务

(1) 了解老年人二便异常的表现。

(2) 掌握护理老年人排泄异常、排泄需求的技能。

一、二便异常

1. 老年人二便异常的表现及原因

表 8－1 列举了老年人二便异常的表现及原因。

表 8－1　老年人二便异常的表现及原因

排泄异常	表现	原因
便秘	排便次数减少，粪便干硬，排便不畅、困难	①活动减少，摄入水量不足，摄入膳食纤维少； ②药物副作用（抗帕金森药、钙质补充品、利尿剂、镇静剂等）； ③肛门、直肠疾病（直肠炎、肛裂、痔疮等）
大便失禁	不自主地排出粪便	①老年人括约肌松弛； ②精神障碍、情绪失调； ③神经肌肉系统病变或损伤（如瘫痪等）
腹泻	排便次数增多，粪便稀薄或呈液体样，腹痛，有急于排便的需求和难以控制的感觉	①受凉； ②饮食不当； ③使用泻剂不当； ④情绪紧张焦虑； ⑤胃肠道疾病

（续）

排泄异常	表现	原因
粪便嵌塞	老年人有排便的冲动，腹部胀痛，肛门疼痛，肛门处有少量液化的粪便渗出，但不能排出粪便	便秘未及时治疗
肠胀气	腹部膨隆，腹胀，痉挛性疼痛，打嗝，或有肛门排气过多现象	①食入产气性食物过多 ②肠蠕动减少 ③肠道梗阻
多尿	—天内多次	①饮水过多； ②糖尿病； ③尿崩症； ④肾功能衰竭
少尿	一天内尿量少于400毫升	①发热； ②摄入水分过少； ③休克； ④脏器衰竭
膀胱刺激征	尿频、尿急、尿痛或有血尿	①膀胱、尿道感染； ②秘尿系统肿瘤
尿失禁	尿液不自主流出	①膀胱问题； ②疾病（脊髓损伤等）
尿潴留	大量尿液存留在膀胱内而不能排出	①前列腺肥大； ②肿瘤； ③排尿功能障碍

2. 了解老年人二便异常情况

养老护理员可以通过以下方法分析老年人排便、排尿异常的原因，从而能够及早发现问题并及早加以解决。

1）了解老年人既往病史、身体状况及活动能力

了解老年人既往是否患有肠道系统疾病，是否受凉，尤其是秋冬季节容易引起腹泻。老年人如果活动量少，腹肌无力，胃肠蠕动缓慢，容易发生便秘。

2）观察老年人进食、进水情况

老年人口渴感觉功能下降，在体内缺水时也不会感到口渴，这使得老年人肠道中水分减少，导致大便干燥。若饮食中缺少纤维素含量高的食物，尤其是缺少粗粮和水果，会导致大肠内水分减少和菌群失调，也容易引起便秘。

3）了解老年人用药情况

老年人患心脑血管或精神类疾病，需要长期服药治疗时，其中的一些抗高血压药物、利尿药、镇静剂等都可引起便秘。

4）了解老年人的心理和精神情况

精神紧张、心情抑郁的老年人多数易发生便秘，某些慢性病，如甲状腺功能减退、心理障碍均可导致神经调节功能紊乱而出现便秘症状。

5）了解老年人的卫生习惯

饮食不洁可能造成老年人感染性腹泻。

二、床上使用便器

1. 便器的选择

便器有以下几种选择类型，见图 8－1 至 8－4。

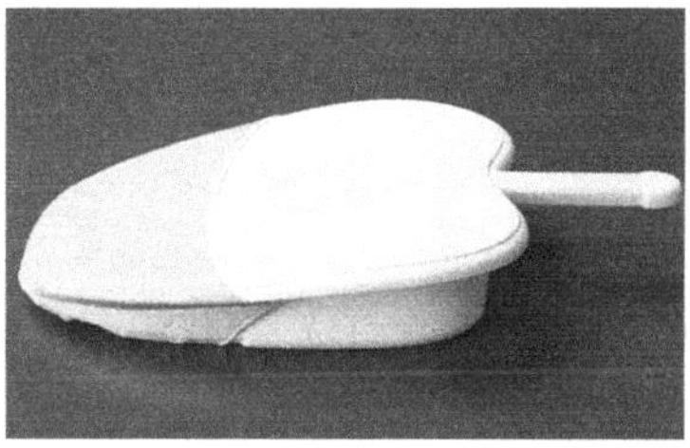

图 8－1 插入式便盆（男女通用）

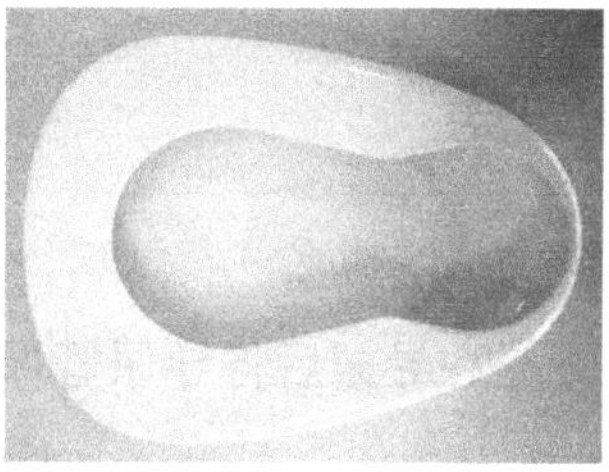

图 8－2 便盆

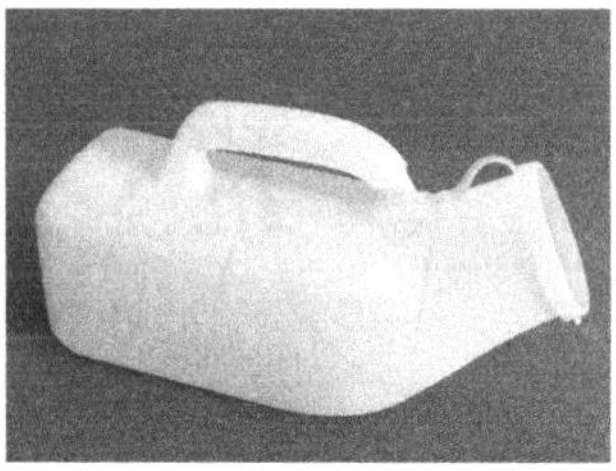

图 8－3 尿壶（男性老人）

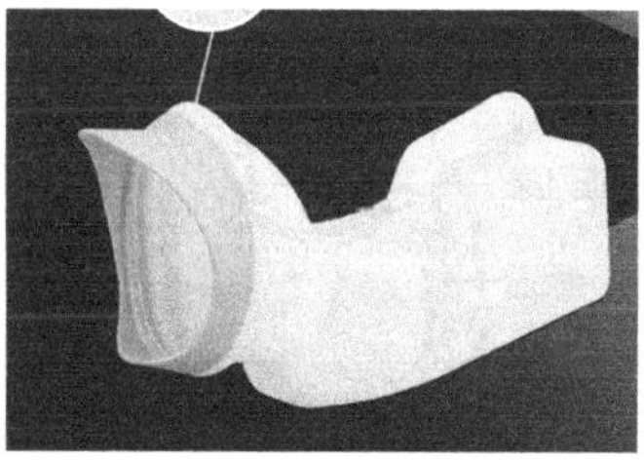

图 8－4 尿壶（女性老人）

2. 卧床老年人排泄护理要求及注意事项

1）卧床老年人排尿护理

（1）维持正常的排尿习惯。遵从老年人原有的排尿习惯，如排尿时间、排尿姿势和环境要求等。

（2）摄入液体。液体摄入量增加则尿液生成量也会增加，从而刺激排尿反射。

（3）自我放松和隐蔽性。给予老年人足够的时间放松自己，并提供隐蔽的排尿环境，在老年人排尿时适当地进行遮挡。

（4）健康教育。帮助老年人及其家属正确认识维持正常排尿习惯的意义，掌握有关排尿的知识和技巧。

2）卧床患者排便护理

（1）鼓励养成良好的排便习惯。对于老年人，最适宜的排便时间是在每日早餐后，此时胃肠活动最活跃，对刺激最敏感。

（2）安置合适的排便环境。为老年人创造一个独立、隐蔽、宽松的环境。关闭门窗、拉好窗帘进行遮挡，保护老年人隐私；老年人便后应及时清理环境，开窗通风，保持室内空气清新，无异味。

（3）选取舒适的排便姿势。因体弱或患病不能下床排便的老年人，需要在床上使用便器排便，如果情况允许可将床头抬高 0 ~ 50°，扶老年人取半坐卧位排便。

三、导尿管置管后的护理

1. 留置导尿

1）留置导尿的概念

留置导尿是在导尿后将导尿管保留在膀胱内以引流出尿液的方法。留置导尿管示意图见图 8－5。

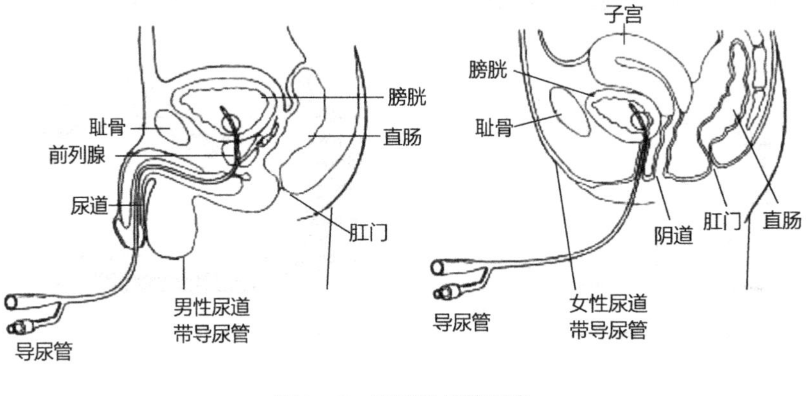

图 8－5　留置导尿管示意

2）留置导尿的适用对象

对于不能自行排尿而又无其他治疗方法的老年人，需要长期留置导尿管。

3）留置导尿的目的

（1）需要严格记录老年人每小时的尿量以严密观察病情变化，如休克等。

（2）某些手术后便于引流冲洗，以促进切口的愈合。

（3）为尿失禁或会阴部有伤口的老年人引流尿液，以保持其会阴部的清洁。

2. 更换尿袋的要求

（1）尿袋应定期更换，更换的周期可参照不同种类尿袋的使用说明。

（2）更换尿袋时应注意观察尿液的性状、颜色和尿量。

（3）保持导尿管通畅，避免其受压、扭曲、翻折、阻塞而导致引流不畅。

（4）妥善固定尿袋，随时观察导尿管有无脱出、漏尿等情况。一旦发现问题应及时请示医护人员。

（5）更换尿袋时应避免污染，引流管末端高度要始终低于老年人会阴部的高度，避免由于尿液逆流而造成感染。

（6）注意观察留置尿管接触部位的皮肤，如发现局部有红肿、破溃等情况应及时请示医护人员。

四、尿潴留护理

1. 尿潴留的定义与病因

当一个人体内有尿液无法由尿道排出，并滞留在体内时，临床上则称为尿潴留。其主要症状有排尿困难、疼痛、尿柱变细，排尿中断或排尿不完全。临床上导致尿潴留的原因有很多，主要为神经性膀胱炎、尿路结石、前列腺肿瘤等。

2. 尿潴留的护理

（1）及时报告。发现老年人有尿潴留的情况，要及时报告医护人员。

（2）体位舒适。如果有的老年人不习惯取卧位排尿，在病情允许的情况下可协助老年人采取习惯的排尿姿势，可以将床头支起或帮助老年人坐起排尿。

（3）利用条件反射诱导排尿。让老年人听流水声或用温水冲洗会阴。

（4）按摩、热敷下腹部。养老护理员用热水袋热敷或轻轻按摩老年人下腹部，以便解除肌肉紧张，从而促进排尿。

（5）积极配合医护人员进行各种操作。

五、肠胀气、便秘护理

1. 肠胀气的定义及护理

肠胀气是由多种原因引起的，胃肠道不通畅或梗阻引起胃肠道的气体不能随胃肠蠕动排出体外，气体集聚于胃肠道就会有胀气感，常伴有恶心、嗳气、打嗝、腹胀、腹痛、肛门排气增多等症状。肠胀气的护理要点如下。

（1）心理护理。向老年人解释出现肠胀气的原因、治疗及护理方法，以缓解其紧张情绪。

（2）调整饮食习惯。指导老年人养成细嚼慢咽的好习惯。注意饮食合理，食用易消化的食物，勿食用产气食物或饮料，如豆类、糖、油炸类食物和碳酸饮料。

（3）适当活动。鼓励老年人进行适当的活动，如协助其下床活动，卧床的老年人要经常更换体位等。

（4）按摩。可为老年人做腹部按摩或进行腹部热敷。

（5）必要时进行肛管排气。

2. 便秘的定义及护理

老年人便秘是指排便次数减少、排便困难、粪便干结。正常人每日排便 1～2 次或 1～2 日排便 1 次，便秘患者每周排便少于 3 次，并且排便费力，粪质硬结、量少。便秘是老年人常见的症状，约 1/3 的老年人会出现便秘，严重影响老年人的生活质量。便秘的护理要点如下。

（1）健康教育。让老年人了解养成正常排便习惯的重要性和方法。

（2）帮助老年人重建正常的排便习惯。固定排便时间，不随意使用缓泻剂或进行灌肠。

（3）合理安排膳食。保证食物中含有充足的水分和纤维素，多吃水果、蔬菜、粗粮等食物。

（4）鼓励老年人适当活动，增强腹肌和骨盆肌肉张力。

（5）提供适当的排便环境。

（6）选取适宜的排便姿势。

六、粪便嵌塞护理

1. 粪便嵌塞的定义

干燥的粪块堵塞直肠不能排出，引起严重的便秘症状和会阴部疼痛，称为粪便嵌塞，它是直肠便秘的一种形式。

2. 粪便嵌塞的缓解方法

（1）首先要注意饮食的量，因为只有达到足够的量，才能刺激肠蠕动，使粪便正常通行和排出体外，特别是早饭要吃饱。其次要注意饮食的质量，主食不要太过精细，要注意吃些粗粮和杂粮，宜食含粗纤维丰富的蔬菜和水果，多饮水，多食富含B族维生素及润肠的食物，如豆类、银耳、蜂蜜等。忌酒、浓茶、辣椒、咖啡等食品。

（2）多喝开水。大便的质地、次数和饮水量关系密切，如果肠腔内水分充足，大便就稀溏；而水分太少，大便就干结。因此，应养成经常喝开水的习惯，以保持肠腔内有足够的水分软化大便。

（3）养成按时排便的习惯，使直肠对排便运动产生条件反射。

七、造瘘口护理

1. 造瘘口的定义及适用对象

肠造瘘是通过手术将病变的肠段切除，将一段肠管拉出，然后将其翻转缝于腹壁上，以用于排泄粪便。肠造瘘的颜色是红色的，与口腔黏膜一样，柔软光滑，一般为圆形，造瘘口适用于肠造瘘和肠道损伤严重患者，见图8－6。

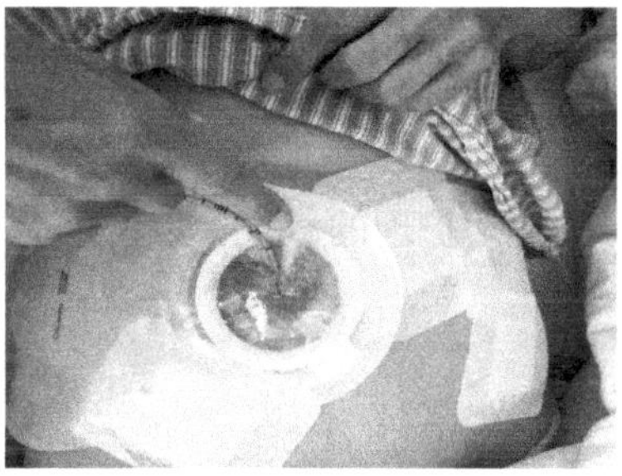

图8－6　造瘘口

2. 协助/指导老年人对造瘘口进行护理

（1）注意观察肠造瘘口有无回缩、出血及坏死等情况，造瘘口周围皮肤有无发红、肿痛，甚至溃烂等情况。

（2）注意保持造瘘口周围皮肤的清洁干燥，指导老年人每日排便后用温水清洗造瘘口周围皮肤，用温纱布或棉球由内向外清洁并擦干，在造瘘口周围涂以氧化锌油加以保护，以防止因大便浸渍皮肤而出现皮炎。

（3）造瘘口袋内有粪便时应及时倾倒清洗，注意观察袋内排泄物的颜色、性质和量，避免产生异味及继发感染。

（4）应根据老年人的造瘘口情况、个人喜好、经济状况选择不同类型的造瘘口袋，建议老年人最好选择两件式透明且带除臭功能的一次性造瘘口袋，以便于观察护理。

（5）安装造瘘口袋的动作要轻柔，如使用不正确可导致造瘘口摩擦破溃，致使粪便外溢而污染衣裤，产生异味，甚至发生出血和感染。

（6）指导老年人选择宽松、舒适、柔软的衣裤，以免衣裤过紧使造瘘口受摩擦导致出血。

（7）保持老年人床单位清洁、干燥，随时更换被污染的衣物、被褥。

（8）老年人可摄入易消化、高热量、高蛋白、高维生素的饮食，但要少食多餐。避免进食刺激性、易产生胀气、不易消化及有臭味的食物，如葱、姜、蒜、辣椒、芹菜等。忌烟酒，同时还要注意饮食卫生，防止因饮食不当引起腹泻或便秘。

（9）指导老年人养成定时排便的习惯。

（10）指导并安慰老年人可以安心沐浴。具体方法：使用有底板的造瘘口袋，只要在底板与皮肤接触处封上一圈防水胶布即可。

（11）指导老年人在身体状况好转后，适量参加一些不剧烈的体育运动，但应避免重体力活动，以免形成造瘘口旁疝或脱垂。

（12）肠造瘘术后的老年人常有抑郁、自卑、依赖等心理问题，养老护理员应与其进行良好的沟通，给予老年人支持、关心和安慰。同时鼓励老年人尽早学会肠造瘘的自我护理方法，从而促进其心理康复，勇敢地正视现实，振作起来，树立战胜疾病的信心。

（13）加强对老年人家属肠造瘘护理的教育，以协助老年人护理肠造瘘口。

八、护理技能

1. 分析、判断老年人二便异常情况的实施步骤

1）步骤1　工作准备

养老护理员准备：

（1）着装整洁，洗净双手；

（2）老年人平卧于床上，盖好被子；

（3）用物准备：记录单、笔；

（4）环境安静、整洁，无异味。

2）步骤2　评估与沟通

（1）养老护理员与老年人进行沟通，使老年人了解约谈的目的。

（2）评估老年人精神、心理状况，了解老年人排便或排尿异常的表现。

（3）详细询问进水、进食、用药情况以及既往病史，了解其有无受凉、饮食不洁等情况。

3）步骤3　分析判断

根据老年人的表现及疾病情况，初步判断老年人排泄异常的原因。

4）步骤4　记录并报告

（1）详细记录老年人的精神状态、排泄异常的表现及可能的原因等，常见记录表格见表8－2。

表8－2　排泄护理记录表

时间	患者姓名	房间号	排泄情况	患者精神状况	原因	是否上报医护人员	记录者姓名

（2）及时报告家属或医护人员。

小贴士

养老护理员安慰老年人时态度要认真，语言要亲切，让其勿担心、焦虑。

2. 协助老年人使用便盆实施步骤

1）步骤1　工作准备

（1）养老护理员准备：着装整洁，洗净并温暖双手，戴口罩。

（2）用物准备：便盆、一次性护理垫、卫生纸，必要时准备温水、水盆、毛巾。

（3）环境整洁，关闭门窗。

2）步骤2　沟通

养老护理员询问老年人是否有便意，提醒其定时排便。

3）步骤3　放置便盆

（1）仰卧位放置便盆。养老护理员协助老年人取仰卧位，微开下身盖被并折向远侧，协助其脱下裤子至膝部。嘱咐老年人配合屈膝抬高臀部，同时一手托起他的臀部，另一手将一次性护理垫垫于老年人臀下。再次要求其配合屈膝抬高臀部，同时一手托起老年人的臀部，另一手将便盆放置于臀下（便盆窄口朝向足部）。为防止老年人排尿时溅湿盖被，可在其会阴上部覆盖卫生纸。为老年人盖好盖被，如图8－7、图8－8所示。

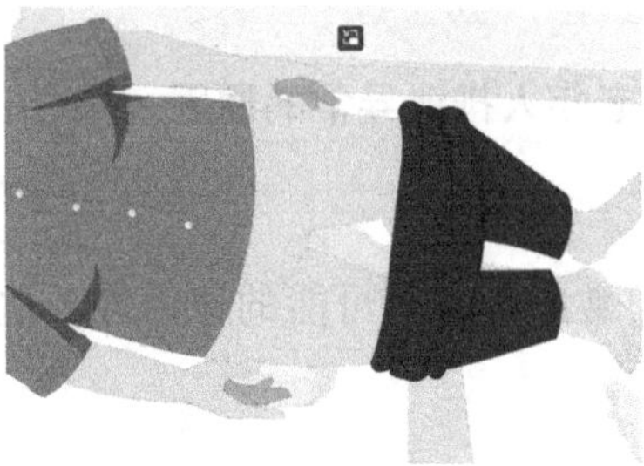

图 8-7　托起老年人臀部

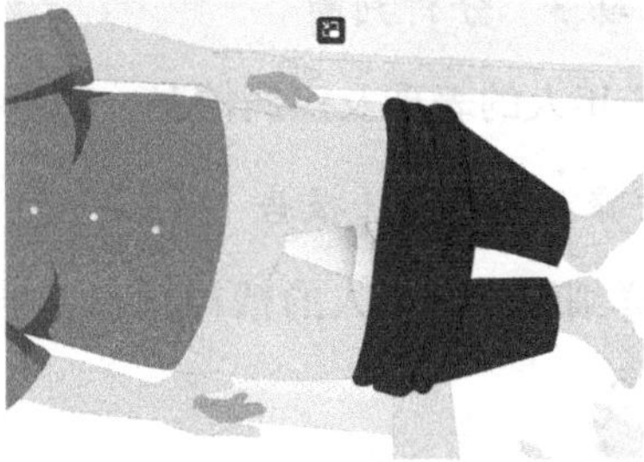

图 8-8　放置便盆

(2) 侧卧位放置便盆。养老护理员将老年人的裤子脱下至膝部，双手扶住其肩及髋部翻转身体，使老年人面向自己呈侧卧位，掀开老年人下身盖被并折向自己一侧。暴露臀部后，将一次性护理垫垫于老年人腰及臀下，再将便盆扣于老年人臀部（便盆窄口朝向足部），协助老年人恢复平卧位。可在其会阴上部覆盖卫生纸，以防老年人排尿时溅湿盖被，如图 8-9 所示。随后为老年人盖好盖被。

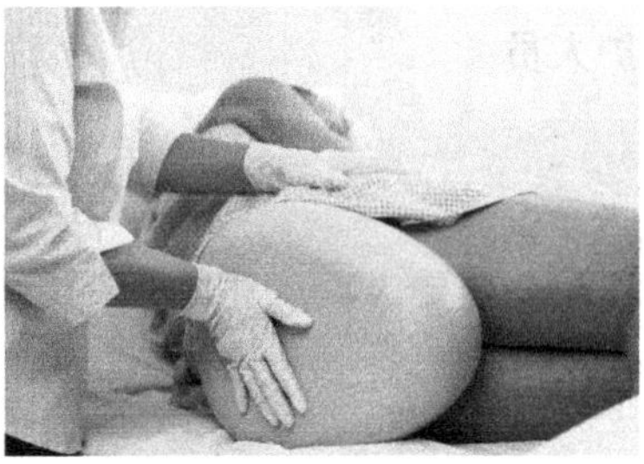

图 8-9　侧卧位放置便盆

4) 步骤 4　撤去便盆

老年人排便后，养老护理员一手扶稳便盆一侧，另一手协助老年人轻抬臀部，取出便盆放于地上。取卫生纸为老年人擦净肛门。必要时用温水清洗肛门及会阴部并擦干。撤去一次性护理垫。

5) 步骤 5　整理

协助老年人取舒适卧位，穿好裤子，整理床单位。必要时协助老年人洗手。开窗通风；观察、倾倒粪便；冲洗、消毒便盆，晾干备用。

小贴士

(1) 使用便盆前应检查便盆是否洁净完好。

(2) 协助老年人排便时，应避免长时间暴露老年人的身体，从而导致其受凉。

3. 协助老年人使用尿壶实施步骤

1）步骤1　工作准备

（1）养老护理员准备：着装整洁，洗净并温暖双手。

（2）用物准备：尿壶（男/女式）、一次性护理垫、卫生纸，必要时准备温水、水盆、毛巾。

（3）环境整洁，温度、湿度适宜。关闭门窗。

2）步骤2　沟通

养老护理员询问老年人是否有尿意。

3）步骤3　放置尿壶

（1）养老护理员协助老年女性取仰卧位，微开下身盖被并折向远侧，协助其脱下裤子至膝部。叮嘱老年人配合，屈膝抬高臀部，同时一手托起老年人的臀部，另一手将一次性护理垫垫于臀下。叮嘱老年人屈膝，双腿呈八字形分开，养老护理员手持尿壶，将开口边缘贴紧会阴部，盖好盖被，见图8－10。

（2）养老护理员协助老年男性面向养老护理员取侧卧位，老年人双膝并拢，将阴茎插入尿壶接口，用手握住尿壶把手并固定，盖好被子。

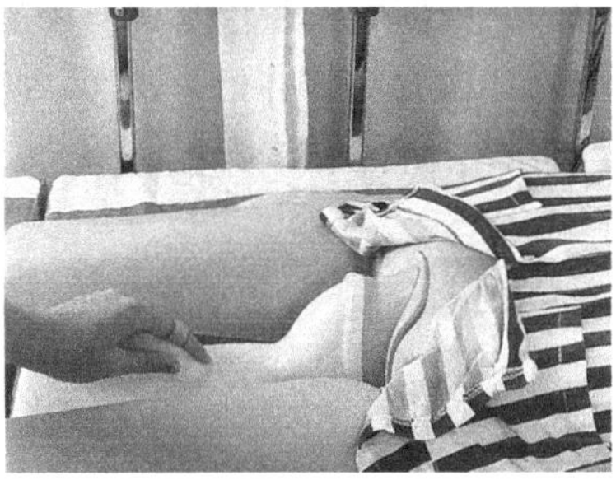

图8－10　老年女性使用尿壶

4）步骤4　整理

老年人排尿后，养老护理员撤下尿壶。用卫生纸擦干老年人会阴部，必要时，养老护理员应为老年人清洗或擦拭会阴部。撤去一次性护理垫，协助老年人穿好裤子，整理床单位，必要时可协助老年人洗手。开窗通风，观察、倾倒尿液，冲洗尿壶、晾干备用。

小贴士

（1）老年女性使用尿壶时，应注意将其贴紧会阴部，以免漏尿而打湿床单位。

（2）接尿时应避免长时间暴露老年人的身体，以免导致其受凉。

4. 为留置导尿的老年人更换尿袋实施步骤

1）步骤 1 工作准备

（1）养老护理员准备：着装整齐，洗净双手，戴口罩。

（2）用物准备：尿袋、碘伏、棉签、别针、一次性手套、止血钳、笔、记录单。

（3）养老护理员检查尿袋是否到有效期、有无破损，所使用的消毒液和棉签是否在有效期内。

2）步骤 2 评估与沟通

（1）养老护理员应向老年人解释操作的目的，以取得老年人的配合。

（2）养老护理员应评估留置导尿管有无滑脱，并保持其通畅。

3）步骤 3 更换尿袋

（1）养老护理员应仔细观察尿液的颜色、性状、尿量，如尿液颜色、性状或尿量有异常情况，应及时上报医护人员。

（2）打开尿袋放尿端口，排空尿袋内余尿，关闭放尿端口。夹闭尿袋引流管上的开关，见图 8 – 11。

（3）撕开备好的尿袋外包袋，内面朝上平铺在留置尿管和尿袋连接处下面。

（4）戴上手套，用止血钳夹住留置尿管开口上端 3 ~ 5 厘米处，分离留置尿管与尿袋，取下尿袋，将连接尿管口端置于尿袋上，卷起放置一旁。

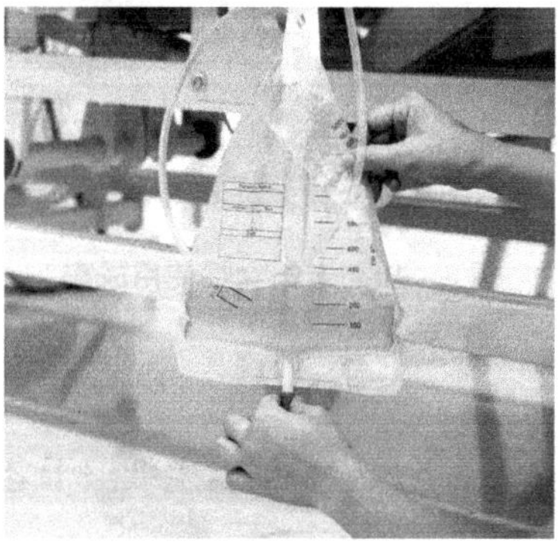

图 8 – 11 打开尿袋端口，排空余尿

（5）用碘伏消毒尿管端口及外周。检查并旋紧待更换尿袋的放尿端口，取下新尿袋引流管端口盖帽，将引流管端口插入导尿管内。

（6）松开止血钳，观察尿液引流情况。引流通畅，夹闭尿袋引流管上的开关，每 2 小时放尿一次，用别针将尿袋固定在床旁。

4）步骤4　整理用物

（1）将棉签、手套和更换下来的尿袋及可能被尿液污染的用物置于医用黄色垃圾袋中，按医疗垃圾进行处理，脱去手套。

（2）洗手，整理老年人床单位。

5）步骤5　记录报告

做好更换记录，发现异常情况及时报告医护人员。

小贴士

（1）观察尿量时，养老护理员的视线应与尿袋刻度保持水平。

（2）养老护理员将引流端口插入导尿管内时，手不可触及两端口及其周围。

（3）脱手套时注意不要使其污染其他物品。

5. 为有尿潴留的老年人进行护理实施步骤

1）步骤1　工作准备

（1）养老护理员准备：衣着整洁，洗净双手，戴口罩。

（2）用物准备：卫生纸、温水、毛巾、热水袋、布套。

（3）环境整洁，室内温度、湿度适宜，无异味。

2）步骤2　沟通

养老护理员与老年人解释操作的目的，以取得他的配合。

3）步骤3　协助排尿

（1）养老护理员关闭门窗，请无关人员回避，为老年人创造一个安心排尿的环境。

（2）协助老年人调整姿势，扶老年人坐起或抬高上身。

（3）打开卫生间洗手池水龙头，利用流水声引导老年人排尿。

（4）若未能缓解老年人尿潴留的情况，则用热水袋灌适量温水（为热水袋1/2～2/3满即可），套上布套，感觉温热不烫手，放置在老年人的下腹部上，以热敷的形式促进其排尿。

（5）老年人顺利排出尿液后，协助其洗手，整理好衣物。

4）步骤4　整理用物

（1）将热水袋打开，倒掉里面盛装的温水，悬挂晾干备用。

（2）洗手，进行记录。

6. 为老年人使用甘油栓通便实施步骤

1）步骤1 工作准备

（1）养老护理员准备：洗净双手，戴口罩。

（2）环境温暖、安全、舒适，关闭门窗。

（3）用物准备：甘油栓、橡胶手套、卫生纸等。

2）步骤2 沟通

养老护理员与老年人解释操作的目的，以征得老年人的同意与配合。

3）步骤3 协助排便

养老护理员携甘油栓至床前，剥去甘油栓外的锡纸备用。协助老年人取侧卧位，脱下裤子至臀下，一手分开臀部，暴露肛门，另一手戴手套将甘油栓的细头端朝前，全部插入老年人肛门内3～4厘米，退出手指后，用卫生纸抵住肛门处并轻轻按摩，使其在体腔湿度下融化。因其机械刺激和润滑作用，5～10分钟后老年人即可通便。

4）步骤4 记录

操作后，养老护理员洗净双手，必要时协助老年人排便，记录用药情况和老年人的反应。

7. 为老年人使用开塞露通便实施步骤

1）步骤1 工作准备

（1）养老护理员准备：服装整洁，洗净并温暖双手，戴口罩。

（2）用物准备：开塞露、卫生纸、便盆、一次性尿垫，必要时准备剪刀、屏风。

（3）环境整洁，温度、湿度适宜，关闭门窗，必要时用屏风遮挡。

2）步骤2 沟通

养老护理员向老年人说明操作方法、目的，消除老年人的紧张、恐惧心理，以取得其的配合。

3）步骤3 摆放体位

养老护理员协助老年人将裤子脱至膝部，取侧卧位，臀部靠近床边，臀下垫一次性尿垫。

4）步骤4 注入药液

养老护理员拧开开塞露的盖帽，左手分开老年人臀部。右手持开塞露塑料壳球部，挤出少量药液润滑开塞露前端及老年人肛门口；再将开塞露细管部分沿直肠壁插入老年人肛门内，叮嘱老年人深吸气；用力挤压开塞露塑料壳球部，将药液全部挤入老年人肛门内；退出开塞露，同时左手取用卫生纸按压肛门5分钟，见图8－12。叮嘱老年人保持体位10分钟后再进行排便。老年人主诉有便意时，养老护理员指导其深呼吸，提肛（收紧肛门）。10分钟后，养老护理员协助其排便。

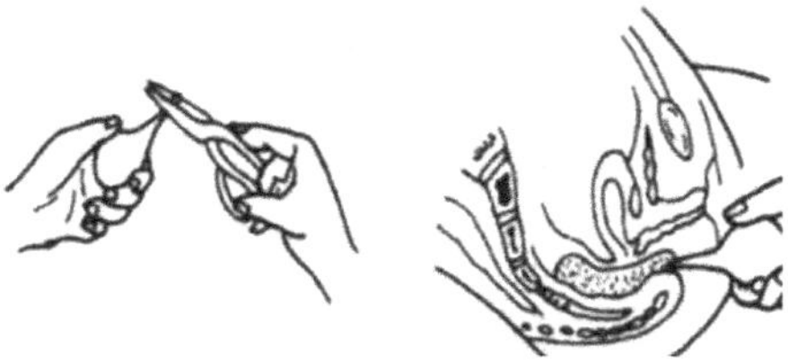

图8－12　开塞露使用方法

5）步骤5　记录

养老护理员整理床单位，对垃圾进行分类处置，洗手；记录使用开塞露的用量及排便情况（便量及次数）。

8. 为老年人人工取便实施步骤

1）步骤1　工作准备

（1）养老护理员准备：着装整齐，戴口罩。

（2）用物准备：一次性手套、橡胶单（一次性尿垫）、温水、甘油或开塞露、卫生纸和便盆，必要时准备好屏风。

（3）环境整洁，温度、湿度适宜。

2）步骤2　沟通

（1）养老护理员向老年人说明操作的目的，告诉他在进行取便时会有异物感，消除老年人的紧张、恐惧心理，以取得他的配合。

（2）养老护理员与老年人家属进行交谈，了解其排便习惯，征得家属同意。

3）步骤3　摆放体位

养老护理员协助老年人取侧卧位，脱下裤子至大腿部，暴露臀部，臀下垫橡胶单或一次性尿垫，在进行操作时应使老年人感觉舒适。

4）步骤4　人工取便

养老护理员右手戴手套，左手分开老年人臀部，右手食指涂甘油/开塞露，嘱咐老年人深呼吸以放松腹肌。待肛门松弛时，食指轻轻插入老年人直肠内，慢慢地由浅入深，将粪便一块一块地掏出，并放于便盆内。

5）步骤5　清洁整理

（1）养老护理员帮助老年人取便完毕后，用温水清洁其肛门，并用卫生纸为其擦净肛门。

（2）养老护理员整理好用物，洗手，按要求做好记录。

小贴士

（1）人工取便时勿使用器械，以免误伤肠黏膜。

（2）在人工取便操作过程中，养老护理人员应注意观察老年人的情况，如出现面色苍白、呼吸急促、全身大汗等症状时应立即停止操作，必要时应及时就医。

（3）注意为老年人保暖，必要时进行遮挡，以保护其隐私。

9. 协助医护人员为老年人灌肠实施步骤

养老护理员不可独自为老年人进行灌肠。以下为灌肠的具体操作步骤，养老护理员可根据医护人员的安排进行协助。

1）操作前

（1）核对。接到医嘱，双人核对无误。核对老年人的床号、姓名、腕带。

（2）评估与沟通。

①评估老年人腹部有无包块、胀气、肛周皮肤及黏膜情况，有无灌肠禁忌证。

②解释操作目的，并取得其配合。

（3）准备。

①养老护理员准备：洗手，戴口罩，衣帽整洁，修剪指甲。

②关闭门窗，调节室温，遮挡老年人。

③按医嘱准备灌肠液、弯盘、肛管（18～22号）、灌肠筒（一次性灌肠袋）。1 000毫升量杯、润滑油、卫生纸、水温计、搅棒、橡胶单、治疗巾、输液架、便盆、手套等。

④按医嘱配灌肠液，一般为0.1%～0.2%肥皂水或生理盐水（温度39 ℃～41 ℃，降温用28 ℃～32 ℃）。液量：成人为500～1 000毫升，儿童为200～500毫升。

⑤用物准备完毕之后，双人核对。

2）操作中

（1）携用物至老年人床旁，核对床号、姓名及灌肠溶液。

（2）协助老年人取侧卧位，双膝屈曲，裤子退至膝部，臀部移至床沿。

（3）将橡胶单和治疗巾垫于臀下。

（4）盖好被子，只暴露臀部。

（5）准备灌肠筒，将灌肠筒挂于输液架上，筒内液面高于肛门40～60厘米。戴手套。

（6）连接肛管，润滑肛管前端，排尽管内气体，夹管。

（7）左手垫卫生纸分开肛门，暴露肛门口，叮嘱老年人深呼吸，右手将肛管轻轻插入直肠7～10厘米。固定肛管。

（8）灌肠。开放管夹，使液体缓慢流入。

（9）密切观察筒内液面下降速度和老年人的身体状况。

（10）待灌肠液即将流尽时夹管，用卫生纸包裹肛管并将其轻轻拔出，放入弯盘内，擦净肛门。

（11）协助老年人取舒适的卧位，叮嘱其尽量5～10分钟后再排便。

（12）对不能下床的老年人，协助其排便。辅助能下床的老年人上厕所排便。

3）操作后

（1）排便后及时取出便盆，擦净肛门，协助老年人穿好裤子，整理床单位，开窗通风。采集标本。观察大便性状，必要时留取标本送检。

（2）按相关要求处理用物。

（3）洗手，在体温单大便栏目处记录灌肠结果。

小贴士

（1）妊娠、急腹症、严重心血管疾病等患者禁止灌肠。

（2）伤寒患者灌肠时所用溶液不得超过500毫升，压力值低（液面不得超过肛门30厘米）。

（3）准确掌握灌肠溶液的温度、浓度、流速、压力和溶液的量。

（4）灌肠时如有腹胀或便意，应令其做深呼吸，以减轻不适。

（5）灌肠过程中应随时注意老年人的变化，如发现面色苍白、出冷汗、剧烈腹痛、心慌气急时，应立即停止灌肠并及时与医生联系，以便采取紧急措施。

10. 为老年人更换造瘘口袋实施步骤

1）步骤1　工作准备

（1）养老护理员准备：衣着整洁，洗净双手，戴口罩。

（2）用物准备：清洁、干燥的造瘘口袋1个（检查造瘘口袋是否在有效期内，有无破损），温水、脸盆、毛巾、卫生纸、便盆等。

（3）环境整洁，温度、湿度适宜。

2）步骤2　沟通

（1）养老护理员向老年人说明操作的目的，以取得其配合。

（2）造瘘口袋内容物超过1/3时应将造瘘口袋取下更换。

3）步骤3　更换造瘘口袋

（1）养老护理员先协助老年人暴露造瘘口的部位，将卫生纸垫于人工肛门处的身下。

（2）打开造瘘口袋与造瘘口连接处的底盘扣环，取下造瘘口袋放于便盆上，查看人工肛门周围的皮肤情况，如无异常可用柔软的卫生纸擦拭干净，再用湿热毛巾清洗局部皮肤并擦干。

（3）将清洁的造瘘口袋与腹部造瘘口底盘扣环连接，扣紧扣环后用手向下牵拉造瘘口袋，确认造瘘口袋固定牢固，然后将造瘘口袋下口封闭。

4）步骤4　记录

（1）养老护理员将粪便倾倒于厕所内，用清水清洗造瘘口袋。

（2）根据需要记录相关内容，常见记录表格见表8－3。

表8－3　更换造瘘口袋记录表

时间	老年人姓名	房间号	皮肤情况	粪便有无异常	更换造瘘口袋时间	下次更换时间	操作者姓名

小贴士

（1）餐后2～3小时内不宜更换造瘘口袋，因为此时肠蠕动较活跃，老年人有可能出现排便情况。

（2）操作时，养老护理员应注意遮挡，以保护老年人的隐私，并为老年人做好保暖措施。

第九章　安全用药知识

学习任务

（1）掌握安全用药原则。

（2）掌握为老年人服药的注意事项。

（3）掌握协助老年人口服药物、进行雾化吸入的技能。

一、老年人的用药特点

（1）老年人的消化吸收功能逐渐下降，导致服药后不能被机体有效利用，导致抵抗力下降。

（2）老年人患有多种疾病，由于脏器的生理功能逐渐出现退行性改变，影响药物的吸收、分布、代谢和排泄。

（3）老年人的安全用药是护理工作中的一项重要工作。

二、安全用药原则

1. 根据医嘱用药

药物分为内服药、外用药和注射药，按照医生的规定帮助老年人准确用药，不可擅自进行更改；遇到有疑问的处方应确认清楚处方后再用药，不可盲目操作；如给错药要及时报告医生，观察老年人的心情和病情。

2. 认真查对

首先核对姓名，确认无误再检查用药途径、剂量、浓度、时间，取出药后核查药物的质量。

3. 及时用药，做到“五准确”

药物分发下来后，要及时协助老年人服下，必须做到用药途径、剂量、服用时间、服药人等信息准确无误。

4. 用药后的观察和记录

观察用药后病人的反应，做好记录，如有不适需及时报告医生。

5. 服药后常见的不良反应

（1）胃肠道反应。如恶心、呕吐、腹泻、腹痛、便秘等。

（2）泌尿系统反应。如出现血尿、排尿困难、肾功能下降等。

（3）神经系统反应。如发热、头痛、乏力、头晕、失眠、手抖等。

（4）循环系统反应。如出现心慌、头痛、面色苍白、眩晕等。

（5）呼吸系统反应。如出现支气管哮喘等。

（6）皮肤反应。如皮炎、荨麻疹等。

（7）全身反应。如出现过敏性休克的症状。

6. 养老护理员应注意查看药物说明书

了解临床不良反应和相应的处理方法，严重的不良反应需做如下处理。

（1）立即停药，马上报告医生或家属。

（2）协助老年人平卧，头侧向一边，防止呕吐时窒息，保持呼吸道通畅。

（3）如果发生心跳、呼吸骤停，要立即进行心肺复苏抢救。在有条件的情况下应马上给予吸氧。

（4）加强对病情的观察和对老年人的照顾，密切观察老年人的呼吸、心跳、意识、尿量，做好病情变化的动态记录，注意为老年人保暖。

（5）遵医嘱用药或将老年人送往医院。

7. 常见用药途径

1）口服用药

（1）口含片与舌下片。口含片又称含片，多用于口腔及咽喉疾病，有局部消炎、杀菌、收敛、止痛等作用，如西瓜霜润喉片、草珊瑚含片、华素片等。使用时应在口腔内含化，不可咀嚼、吞咽。含服中、含服后不可饮用液体，以延长疗效。

舌下片是通过舌下黏膜或舌下腺直接吸收，起全身作用或在口腔中溶解覆盖在口腔黏膜上起到作用的片剂，如硝酸甘油。使用时将药片放在舌下，闭嘴利用唾液使药片溶解和吸收。

（2）口服片剂。口服片剂是经口服下，经胃肠道吸收而作用于全身，或滞留于胃肠道内作用于胃肠道局部的片剂。无特殊要求的口服片剂一般采用吞服，吞服是将完整的药物用温开水送服到胃内，让药物在胃内或肠道中吸收。

（3）口服胶囊。口服胶囊是将药物填装在空心硬质胶囊中，或密闭于弹性软质胶囊中制成的药剂，以掩盖药物不良嗅味与提高药物的稳定性。服用时，不能将胶囊破坏，应整粒吞服。

（4）口服溶液。口服溶液多见于糖浆类药物，如急支糖浆、复方甘草合剂、蜜炼川贝枇杷膏等。服用后，药物在病变咽喉部黏膜表面形成保护膜，不宜使用温开水送服。

2）超声雾化

超声雾化吸入法是应用超声波的声能，将药液变成细微的气雾，再经由呼吸道吸入，达到治疗目的。超声波雾化吸入器的特点是雾量大小可调节，雾滴小而均匀，药液随着深而慢的吸气被吸入终末支气管和肺泡内；又因雾化器电子部分能产热，对雾化液有加温作用，因此可使老年人吸入温暖、舒适的气雾。常用的超声雾化药物如下。

（1）抗生素：卡那霉素、庆大霉素等。

（2）解痉药物：氨茶碱、舒喘灵等。

（3）稀化痰液帮助祛痰：糜蛋白酶、痰易净、沐舒坦等。

（4）减轻水肿：地塞米松等。

三、协助老年人口服药物实施步骤

1）步骤1　工作准备

（1）养老护理员准备：衣着整洁，洗净双手。

（2）老年人取舒适体位。

（3）用物准备：药杯、药物、温开水、服药单，根据需要准备量杯、汤匙、滴管等。

（4）环境整洁，温度、湿度适宜，安静，光线明亮。

2）步骤2　协助服药

（1）核对药品和老年人信息。

①养老护理员核对老年人的姓名、所服药物与服药单是否相符。

②根据药量为老年人倒好温开水，按照2～4片（粒）药物准备100毫升水计算。药物数较多时，按照2～4片（粒）/次，分次服下。

（2）协助不同身体状况的老年人服药。

①自理老年人。养老护理员将药杯递给老年人，告诉他先饮一小口水润滑咽喉，再看着老年人将药物服下，见图9－1和图9－2。

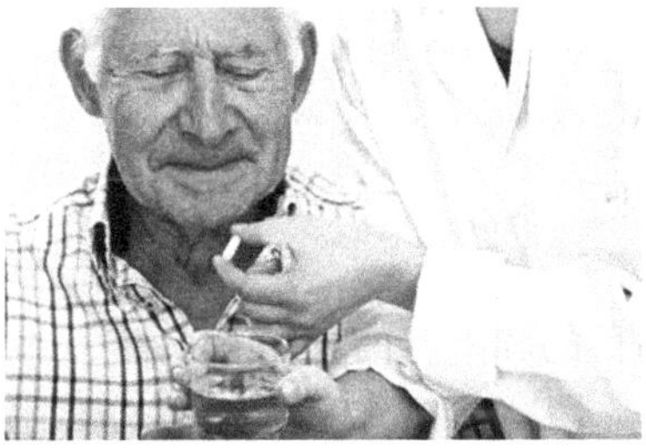

图9－1　给药

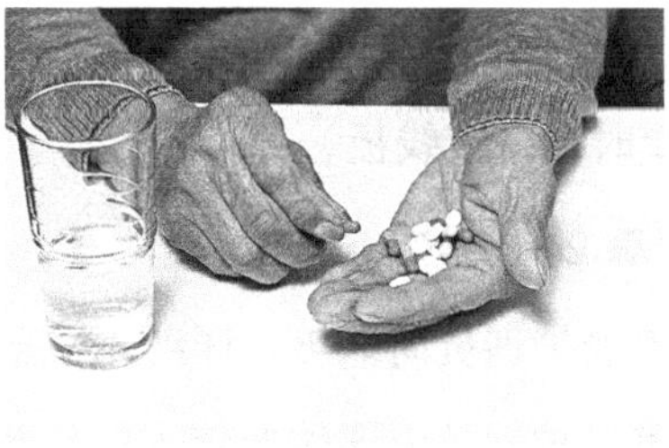

图9－2　自理老年人自行服药

②不能自理老年人。养老护理员告知老年人准备服药，协助其取半坐位，即摇高床头或在老年人后背放置棉被或靠垫支撑身体。用汤匙或吸管先喂/吸一小口水，将药物放入老年人口中，再用汤匙或吸管协助其饮水并将药物服下，保持体位30分钟，再协助老年人取舒适卧位。

3）步骤3　整理用物

养老护理员将水杯放回原处，整理床单位。收回药杯，浸泡消毒，清洗晾干备用。

4）步骤4　观察记录

养老护理员根据老年人已知服用药物的作用及不良反应，观察并询问其服药后的情况，记录服药后的反应。

小贴士

（1）遵照医嘱协助老年人用药，可借助分药盒，协助老年人按时、按量进行用药，不得私自加减药物或停药。

（2）当老年人对药品有疑问时，需要再次核对，确保无误后才能给药，并要向老年人解释说明。

（3）用药后若发现异常，应及时报告医护人员或协助老年人就诊。

（4）对于吞咽困难的老年人，养老护理员应咨询医护人员或根据药物的说明，决定是否可以将药物切割成小块为其研碎服用。

（5）协助精神疾患老年人服药时，应要求其张口，以检查药物是否全部被咽下。

四、协助老年人进行雾化吸入实施步骤

1）步骤1　工作准备

（1）养老护理员准备：着装整洁，洗净双手。

（2）用物准备：超声波雾化吸入器1套（检查超声波雾化吸入器性能，连接各部件，关闭所有开关）、冷蒸馏水（凉白开水）250～300毫升、药液、量杯、注射器、毛巾，必要时准备接线板。

2）步骤2　评估与沟通

（1）养老护理员向老年人详细介绍操作的目的和配合的方法。

（2）养老护理员应评估老年人的年龄、病情、意识状态、有无呼吸困难、咳嗽等情况，以确定是否可以进行雾化吸入。

3）步骤3　核对加药

（1）养老护理员向雾化器水槽加冷蒸馏水至浸没雾化罐底部的透声膜。

（2）遵医嘱配好药液，放入雾化罐内，将罐盖旋紧，把雾化罐放入水槽中，将水槽盖盖紧。

4）步骤4　实施雾化

（1）养老护理员携雾化器用物至老年人床边，核对其姓名。

（2）协助老年人取坐位或半坐卧位，将毛巾围于其颌下。

（3）接通电源。先开电源开关，红色指示灯亮，预热3秒。

（4）调整定时开关至所需时间，一般为15～20分钟。将面罩覆盖于老年人口鼻部，或将口含嘴放入老年人口中。打开雾化开关，调节雾量：高档为3毫升/分钟、中档为2毫升/分钟、低档为1毫升/分钟，一般采用中档或根据老年人的耐受情况进行适当调节。叮嘱老年人深吸气，呼气时拿开面罩，如此反复，直至药液全部喷完。

（5）雾化过程中养老护理员应密切观察老年人有无病情变化，如呼吸困难、口唇或甲床发绀等。如老年人感到疲劳，可关闭雾化器，休息片刻后再进行雾化吸入。老年人感到有痰时应协助其将痰排出。

（6）吸入完毕，为老年人取下面罩或口含嘴。先关雾化开关，再关电源开关。协助老年人漱口，用毛巾擦干老年人的面部。

5）步骤5　整理用物

（1）养老护理员协助老年人取舒适卧位，整理床单位。

（2）清理用物，倒掉水槽内的水，擦干水槽。将面罩、螺旋管路放入消毒液中浸泡30分钟，再清洁、晾干，物归原处。

（3）洗手，做好记录。

小贴士

（1）严格执行查对制度。

（2）面罩（口含嘴）、螺旋管路应专人专用。

（3）因为电晶片和透声膜易损坏，所以使用时动作要轻柔。

（4）正确控制水温，水槽和雾化罐内切记加入温水或热水。水槽内无水时不可开机，以免损坏机器。水槽内须保持有足够的冷蒸馏水，如发现水温超过50℃或水量不足时应关机，更换或加入冷蒸馏水。

（5）如连续使用超声波雾化吸入器，两次之间应间隔30分钟。

（6）在使用雾化吸入器的过程中，养老护理员应注意各连接部件有无松动、脱落现象。雾化罐上的开口应完全罩住。

第十章 体位转换技能

学习任务

(1) 了解体位转换的目的。

(2) 掌握压疮的预防要点。

(3) 掌握协助老年人更换体位、翻身拍背，协助肢体障碍老年人进行功能训练，协助老年人预防压疮的技能。

一、协助体位转换

体位一般是指人的身体位置和姿势，在临床上通常指的是根据治疗、护理以及康复的需要，所采取并能保持的身体位置和姿势。常用的体位有仰卧位、侧卧位、俯卧位、半卧位、坐位等。

根据老年人在体位转换过程中需要帮助的程度，体位转换可以分为以下两种方式。

1. 自助体位转换

自助体位转换指老年人在外力协助下，通过主动努力而完成体位变换的动作，并保持身体的姿势和位置。自助体位转换动作的主体是老年人。

2. 被动体位转换

被动体位转换指老年人完全依赖外力搬动变换体位，并利用支撑物保持身体的姿势和位置。被动体位转换动作的主体是养老护理员。

卧位是老年人休息和适应医疗护理需要所采取的卧床姿势。为了达到检查、治疗和护理的目的，老年人需要取正确的卧位，这对治疗疾病、减轻症状、缓解疲劳、增进舒适感等均能起到良好的作用。老年人进行体位转换可增加身体各关节的主动和被动运动，加强对受压部位的护理，从而预防压疮的发生。常用医用体位垫见表 10－1。

表 10－1　常用医用体位垫

<table>
<tr><th>产品名称</th><th>图片</th><th>注意事项</th></tr>
<tr><td>R 垫</td><td>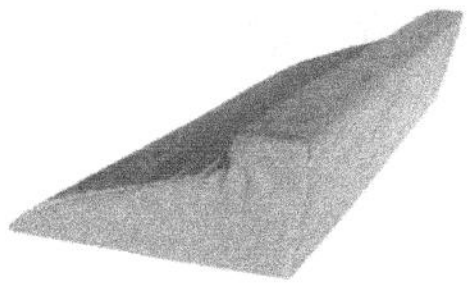</td><td rowspan="3">（1）体位垫内芯不能在阳光下暴晒，否则会影响记忆棉的物理性质，影响使用年限；
（2）体位垫内芯不需要水洗，使用一段时间后只需要放置在通风处通风即可；
（3）体位垫外套可以拆洗，手洗或机洗都可以</td></tr>
<tr><td>下肢垫</td><td>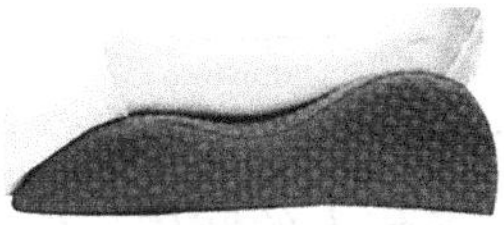
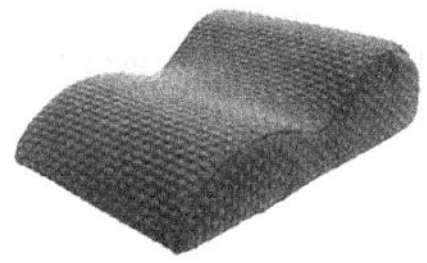</td></tr>
<tr><td>三角垫</td><td>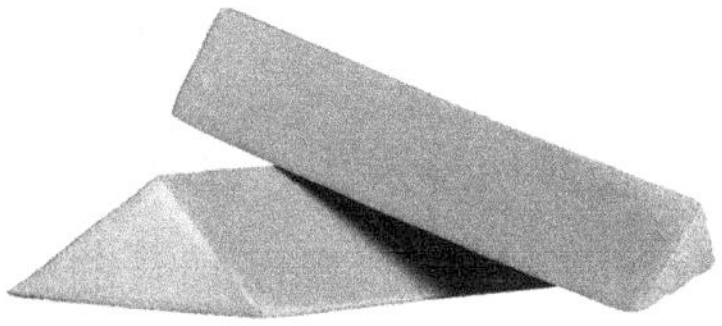</td></tr>
</table>

二、翻身拍背

1. 翻身拍背的目的

对于昏迷、瘫痪及其他原因导致长期卧床的老年人，必须按时为他们进行翻身、拍背、按摩，以预防压疮的发生；同时也能改善老年人局部的血液循环，使其感觉舒适。

2. 翻身拍背的适应人群

（1）不能有效咳嗽、咳痰的老年人。

（2）经医生诊断有肺炎、支气管扩张、慢性阻塞性肺病的老年人。

（3）长期卧床、咳嗽咳痰功能差、手术后痰液较多的老年人。

3. 翻身拍背的禁忌人群

（1）有咯血、心血管状况不稳定（如低血压、肺水肿症状）的老年人。

（2）未经引流的气胸老年人。

（3）肋骨骨折及有病理性骨折的老年人。

4. 翻身拍背的注意事项

（1）饭后 1 小时内不宜进行翻身拍背，以免引起老年人呕吐。

（2）拍背时，老年人可呈坐位或者侧卧位。

（3）拍背后叮嘱老年人用力咳出痰液，必要时用吸痰器将痰液吸出。

（4）拍背时必须避开脊柱与肾区部位，避免造成损伤。

三、协助肢体功能活动

1. 肢体障碍的定义

肢体障碍一般是指某处或连带性的肢体不受思维控制行动或受思维控制但不能完全按照思维控制去行动。例如，中风老年人的肢体虽然有感觉但却不能受意识支配；帕金森老年人的肢体不受思维意识控制时自然地摆动，思维控制运动时又不能自主性地运动。

2. 肢体障碍老年人的功能康复训练方法

1）床上翻身

床上翻身可以使老年人舒适、预防压疮发生、改善受压部位血液循环等。在病情允许的情况下，应训练老年人自己进行翻身。自己翻身的关键是利用健侧肢体力量。具体方法为：让老年人仰卧，健侧腿先屈髋、屈膝，健侧手握住患侧手，双手上肢前伸90°，头转向要翻身的一侧，用健侧上肢带动患侧上肢来回摆动2～3次后，借助惯性翻向患侧或健侧。

2）桥式运动

桥式运动能帮助老年人增加躯干的运动能力，可以抑制下肢伸肌痉挛，并有利于提高骨盆及下肢的控制和协调能力，是成功站立和步行训练的基础。一旦老年人能熟练地完成这一动作，就可以随意地抬起臀部而使其处于舒适的位置，进而减少压疮的发生。老年人在疾病的急性期也可以用此姿势放置便盆和更换衣服，因这一动作作出来的姿势像一座桥而得名，分为双桥运动形式和单桥运动形式。具体做法为：老年人取仰卧位，双腿屈曲，然后伸髋、抬臀，并保持一段时间，则为双桥运动形式；若老年人取病腿屈曲，伸直健腿，然后伸髋、抬臀，并保持一段时间，则为单桥运动形式。训练时两腿之间可夹持枕头或其他物体。

3）坐位训练

（1）坐位平衡训练。通过坐位平衡训练，可增强老年人躯干肌的控制能力，提高平衡反应水平，为站立行走做好准备。

坐位平衡可分为三级：静态平衡、自动平衡和动态平衡。

静态平衡是一级坐位平衡，它是老年人最早就能完成的相对容易的动作。训练时让老年人坐于椅子上或床边，双足平放于地上，双手放于膝部，同时保持稳定，如做起来有困难可稍加帮助并调整部位。

开始训练时老年人多会向患侧倾倒，这时可以先用健侧手握住患侧手，双手上肢前伸90°以保持坐位的平衡，这样既可以牵伸痉挛的侧屈肌，同时也能辅助训练坐位的平衡。

在坐位平衡训练时，老年人前面可以放一面镜子，以消除位置视觉障碍的影响，使老年人能通过视觉不断调整自己的体位。静态平衡完成好后，再进行下一步训练。

自动平衡是二级坐位平衡。这是训练老年人动态下的平衡，让老年人取不同方向、高度的目标物或转移物品，由近渐远增加训练的难度。

动态平衡是三级坐位平衡，即在静态平衡下养老护理员从前、后、左、右各个不同方向给老年人施加推力，从而打破静态平衡，使老年人能尽快调整到平衡状态。养老护理员在给予推力的同时应注意保护老年人的安全以防止其跌倒。

通过坐位平衡训练，可不断增强老年人躯干肌的控制能力，提高平衡的反应水平，为站立行走做好准备。在此训练中应诱发出老年人患侧的保护性姿势反射，以促进老年人尽快康复。

（2）坐位患肢持重训练。此项训练需在专业康复师指导下进行。

老年人取坐位，双足平放于地面，用健侧手握住患侧手，双手上肢前伸90°，肩充分前伸，躯干前倾并抬头，向前向患侧方向触及目标物。此过程中，足跟向下用力，将体重渐移至患侧下肢上。

训练负重时应注意足跟不能离地，不能出现前脚掌用力下蹬的现象，更不能试图使健侧腿单独过度用力，否则极易引起踝阵挛。

（3）由坐位到站起训练。老年人坐于床边或椅子上，足跟距边缘5厘米左右，双足在同一水平或患足稍偏后，躯干前倾，双脚负重，将重心向前移到足部，伸膝伸髋，抬起臀部离开床面（椅子）后挺胸直立。

养老护理员可在老年人患侧膝和髋部给予帮助。站起后，养老护理员可继续用自己的膝盖顶住老年人的患膝，防止老年人出现“打软”现象。

需要注意的是，此过程中应防止老年人在站立的瞬间患侧足后移，造成健侧下肢单独负重站起的情况，养老护理员可用脚将老年人患侧的足后跟抵住。此训练是躯干前倾式屈髋的过程，而不是弯脊柱和低头的过程。

（4）由站位到坐下训练。由站立到稳定的坐下训练与上述训练相反，但更难于完成。因为这主要是通过股四头肌的离心性收缩来控制的，要求下肢群具备更好的协调作用。

开始训练时，养老护理员可帮助老年人屈膝、上提腰带，以控制坐下的速度。

四、压疮的预防

1. 引起压疮的常见原因

（1）引起压疮最重要的原因就是压力。老年人长期卧床或长时间不改变体位，使局部组织受压过久，导致血液循环障碍，常见于昏迷、瘫痪、营养不良、水肿、极度消瘦和不能自理的老年人。

（2）局部皮肤经常受潮湿、摩擦等物理性刺激，如大小便失禁、床单皱褶不平整、床上有碎屑等，导致皮肤抵抗力降低，皮肤完整性被破坏。

（3）各种固定性的治疗或护理保护措施使用不当，如石膏绷带、夹板、约束器具等医疗用具，由于松紧不适宜或衬垫不当，导致老年人局部血液循环障碍，组织缺血坏死。

（4）全身营养不良，过于瘦弱的老年人。

2. 压疮的好发部位及分期

（1）压疮容易发生于受压和缺乏脂肪组织保护、无肌肉包裹或肌层较薄的骨骼隆起处，它与体位密切相关。体位不同和受压点不同，压疮易发部位也不同。

①仰卧位。易发于枕外隆凸部、肩胛、手肘、骶骨、足跟等，见图 10－1。

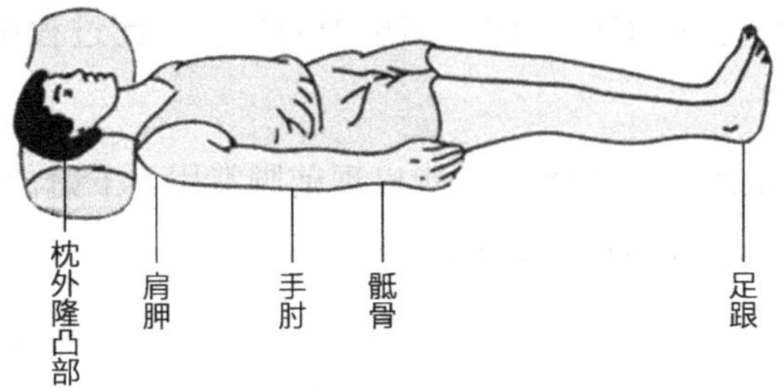

图 10－1 仰卧位压疮易发的部位

②俯卧位。易发于耳廓及脸颊、肩部、女性乳房、男性生殖器、膝部、脚趾等，见图 10－2。

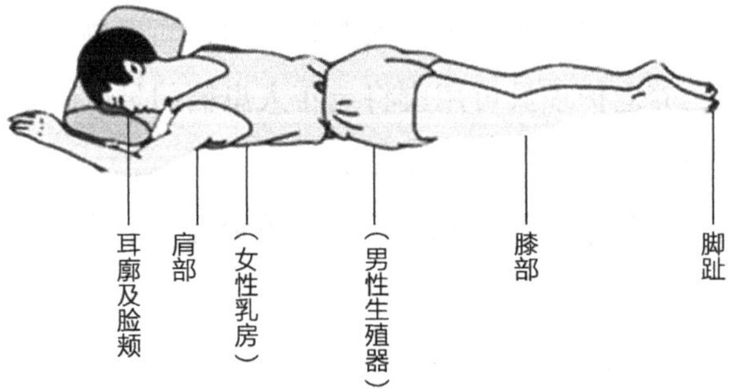

图 10－2 俯卧位压疮易发的部位

③侧卧位。易发于耳廓、肩峰、肘、肋骨、髋部、膝关节的内外侧、内外踝部等，见图 10－3。

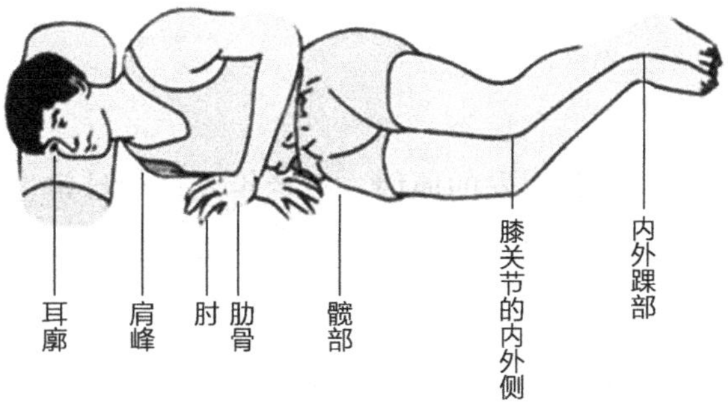

图 10－3　侧卧位压疮易发的部位

④坐位。易发于肩胛骨、肘关节、尾椎骨、坐骨、腘窝、脚底等，见图 10－4。

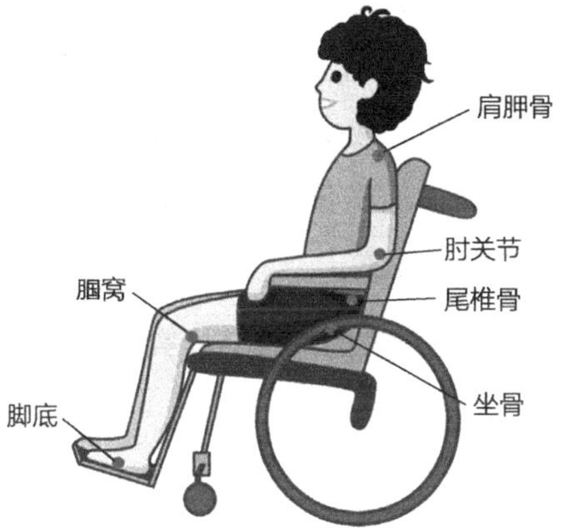

图 10－4　坐卧位压疮易发的部位

（2）根据发展过程和严重程度，压疮可分为三期。

①淤血红润期。此期为压疮初期。患者局部皮肤组织受压力或潮湿刺激后，出现红、肿、热、痛或麻木等现象，30 分钟后不见消退。此期皮肤的完整性尚未被破坏，如及时去除诱因，可阻止压疮的发展。

②炎性浸润期。如果初期皮肤红肿部位继续受压，压疮进入炎性浸润期，表现为血液循环障碍未得到解除，静脉回流受阻，局部静脉淤血，受压部位皮肤颜色由红转紫，压之不褪色，皮下产生硬结，表皮有水疱形成，患者有疼痛感。此期若不积极采取措施，压疮会继续发展。

③溃疡期。静脉血液回流受到严重障碍时，局部组织缺血、缺氧症状就会进一步加重。此期可分为浅度溃疡期和深度溃疡期（或称坏死溃疡期）。浅度溃疡期表现为水

疱破溃，疮面渗出黄色的液体，后期流出脓液，溃疡形成，疼痛加剧；深度溃疡期表现为局部组织坏死发黑，脓性分泌物增多，有臭味，感染向周围及深部组织扩展，进而侵入真皮层、肌肉层，深至骨膜或关节腔，甚至可引起败血症，造成全身感染，危及患者的生命。

3. 压疮的预防及护理

压疮的预防主要在于消除其引发的原因。对老年人进行日常生活照料时，要做到“六勤”，即勤翻身、勤擦洗、勤按摩、勤整理、勤更换、勤观察。每天要严格、细致地检查老年人局部皮肤的变化以及护理措施落实的情况。

做好老年人皮肤护理，皮肤一旦弄脏要及时清洁。可以使用润肤露、凡士林等润滑剂防止老年人皮肤过于干燥。

鼓励和协助老年人经常变换体位，每1~2小时改变一次体位，避免压疮部位长期受压。移动老年人时不要出现拖、拉、推等情况；抬高需要移动的部位减少摩擦；尽量使老年人采用30°角斜卧位。老年人平卧时除非治疗需要，床头抬高角度应尽可能低，避免大于30°，保护骨隆突处。必要时可局部使用翻身辅助工具（如体位垫、水囊、软枕）等垫起，增加受压面积，减少局部组织受压。

了解老年人营养状况，注意增加高蛋白、高热量饮食，防止老年人出现贫血和低蛋白血症，注意补充维生素和微量元素。

I. 帮助老年人从仰卧位至侧卧位的体位转换实施步骤

1）步骤1　工作准备

（1）老年人有意愿且身体状况许可。

（2）养老护理员准备：衣着整洁、态度和蔼。

（3）用物准备：软枕或体位垫、浴巾，必要时准备床单、衣服、尿垫等。

2）步骤2　沟通

在转换体位前，养老护理员应先向老年人解释说明所要完成的动作，明确步骤，以取得老年人的配合。

3）步骤3　协助翻身

（1）养老护理员将老年人的头偏向一侧，嘱咐老年人对手交叉放于胸腹部，使双下肢伸直或双膝屈曲，双足支撑于床面上。

（2）养老护理员站在老年人需转向的病床一侧，嘱咐老年人将身体移向远端，养老护理员一手扶托其肩部，另一手扶托其膝盖部。将老年人双膝倒向一侧，背部也偏向一侧，成侧卧位。用软枕或体位垫支撑老年人的背部，必要时在膝下、手肘处垫小的软枕。使老年人躺卧舒适后，整理好床单位 。

4）步骤4　观察

体位转换过程中，养老护理员应随时询问老年人的感受，注意观察他的面色和表情，一旦出现异常应立即停止操作，并恢复先前的体位。

Ⅱ．帮助老年人仰卧位与坐位的体位互换实施步骤

1）步骤1　工作准备

(1) 老年人有意愿且身体状况许可。

(2) 养老护理员准备：衣着整洁，态度和蔼。

(3) 用物准备：软枕或体位垫、浴巾，必要时准备床单、衣服、尿垫等。

2）步骤2　沟通

在转换体位前，养老护理员应先向老年人解释说明所要完成的动作，明确动作的步骤，从而取得老年人的配合。

3）步骤3　协助坐起

(1) 养老护理员指导老年人双上肢置于身体两侧，双侧肘关节屈曲支撑于床面上，注意保护老年人以免其受伤。

(2) 养老护理员站在老年人的侧前方，以双手扶托其双肩并向上牵拉。指导老年人利用双肘的支撑力抬起上部躯干后，逐渐改用双手支撑身体进而坐起。调整坐姿，使老年人感觉舒适。

4）步骤4　协助躺下

(1) 老年人取坐位，用双手支撑于床面，逐渐改用双侧肘关节支撑身体，使身体缓慢向后倾倒。

(2) 养老护理员站于老年人的侧前方，用双手扶托老年人的双肩以保持其向后倾倒的速度，从而缓慢完成从坐位到仰卧位的体位转换，调整卧位姿势，使老年人能有一个舒适的体位。

5）步骤5　观察

体位转换过程中，养老护理员应随时询问老年人的感受，注意观察他的面色、表情，一旦出现异常应立即停止操作，并恢复先前的体位。

Ⅲ．帮助老年人从仰卧至床边坐起的体位转换实施步骤

1）步骤1　工作准备

(1) 老年人有意愿且身体状况许可。

（2）养老护理员准备：衣着整洁，态度和蔼。

（3）用物准备：软枕或体位垫、浴巾，必要时准备床单、衣服、尿垫等。

2）步骤2　沟通

在转换体位前，养老护理员先向老年人解释说明所要完成的动作，明确动作的步骤，以取得老年人的配合。

3）步骤3　协助老年人至侧卧位

（1）养老护理员将老年人的头偏向一侧，嘱咐老年人对手交叉放于胸腹部，使双下肢伸直或双膝屈曲，双足支撑于床面上。

（2）养老护理员站在老年人需转向的病床一侧，嘱咐老年人将身体移向远端，养老护理员一手扶托其肩部，另一手扶托其膝盖部。将老年人双膝倒向一侧，背部也偏向一侧，成侧卧位。用软枕或体位垫支撑老年人的背部，必要时在膝下、手肘处垫小软枕。使老年人躺卧舒适后，整理好床单位。

4）步骤4　协助床边坐起

养老护理员站在老年人需转向的一侧，使其两膝屈曲，协助老年人将双下肢垂放到床边，然后用双手托住老年人的肩部并将其向上牵拉，同时嘱咐老年人向上抬头，用一侧上肢支撑身体，以盆骨为轴心用力使身体转换成坐位。

5）步骤5　观察

在体位转换的过程中，养老护理员应随时询问老年人的感受，如是否有头晕、恶心等不适状况，并注意观察老年人的面色、表情，一旦出现异常应立即停止操作，并恢复先前的体位。

小贴士

（1）对留置有输液管、导尿管、引流管的老年人应先将导管妥善安置固定，翻身后要检查导管，以确保其畅通。

（2）从卧位转换成坐位时，养老护理员的动作一定要缓慢，特别是对长时间卧床的老年人最好分步完成。

（3）体位转换时要注意观察老年人受压部位的皮肤情况。

（4）使用床挡的老年人体位转换后应及时恢复床档保护，从而保证老年人的安全。

（5）为了发挥老年人的潜在能力，不要过多为其提供帮助，而要善于鼓励并耐心等待，多让老年人自己去做力所能及的事。

（6）对不能配合或体重较大的老年人，应同时由两名养老护理员配合完成体位转换操作，从而确保老年人的安全。

Ⅳ．协助老年人进行翻身拍背实施步骤

1）步骤1　工作准备

（1）养老护理员准备：着装整洁，洗净双手。

（2）老年人呈坐位或侧卧位，询问其是否需要大小便。

（3）用物准备：排痰杯、纸巾，必要时准备温水，以协助老年人漱口。

（4）环境整洁，室内温度、湿度适宜。

2）步骤2　沟通

养老护理员向老年人解释操作的目的及主要作用，征得老年人同意后以获得老年人的配合。

3）步骤3　翻身拍背促排痰

养老护理员将准备好的用物带到老年人房间内，用食指及中指夹住排痰杯的乳头部，用剩余3指握住排痰杯；叩击时放松手腕，均匀叩击，沿支气管的走向，自下而上，由外向内，有节律地进行拍背，同时嘱咐老年人做缓慢的深呼吸，叩击部位每次应重叠上次的1/3处，拍背时间每次5～15分钟。

Ⅴ．协助肢体障碍老年人进行功能训练实施步骤

1）步骤1　工作准备

养老护理员全面评估老年人的身体状况，疾病的程度等，与老年人及其家属进行充分沟通，以获得支持与配合。

2）步骤2　制定训练方案

根据老年人的情况和医生的康复计划制定适合老年人的康复训练方案，内容包括要达到的目标、每天的训练内容、训练时间等。

3）步骤3　进行康复训练

（1）养老护理员以缓慢、温和的语速告诉老年人每一项操作的步骤。

（2）把每一步的具体动作都加以分解。

（3）反复示范、指导老年人进行练习。

（4）得到老年人的反馈后再开始下一个动作训练。

4）步骤4　观察记录

（1）在康复训练的过程中，养老护理员要随时观察老年人的反应。

（2）发现异常要立即停止。

（3）老年人的表现有进步时要给予鼓励，并适当进行奖励。

(4) 随时与老年人沟通康复训练时的感受。

(5) 及时记录老年人训练的情况。

(6) 发现问题及时改进。

小贴士

(1) 依据老年人的肢体障碍情况选择不同的康复训练项目。

(2) 肢体障碍老年人的康复训练要有计划性、规律性，并持之以恒。

(3) 养老护理员要尊重、理解肢体障碍的老年人，鼓励老年人和家属主动参与、积极配合训练。

Ⅵ. 协助老年人预防压疮实施步骤

1) 步骤1　工作准备

(1) 养老护理员准备：衣着整齐，洗净并温暖双手。

(2) 老年人平卧于床上。

(3) 用物准备：软枕数个、脸盆（内盛45℃～50℃温水，1/2～2/3满）1个、毛巾1条、记录单、笔。

(4) 环境整洁，温度、湿度适宜。

2) 步骤2　评估与沟通

养老护理员评估老年人的营养状态，以及身体受压部位的皮肤情况。向老年人解释操作方法，以取得其配合。

3) 步骤3　协助侧卧

(1) 养老护理员将手伸进盖被内，轻握老年人近侧手臂将其放于近侧枕边，远侧手臂放于胸前，在盖被内将远侧下肢搭在近侧下肢上。养老护理员双手分别扶住老年人的肩和髋部向近侧翻转，使老年人呈侧卧位。

(2) 在老年人胸前放置软枕，将上侧手臂搭于软枕上，在上侧小腿中部垫软枕，保持老年人体位稳定、舒适。

(3) 掀开老年人背部的盖被及衣物，再次检查背部、臀部皮肤情况。

(4) 用温热毛巾擦拭老年人的背部、臀部，拉平上衣。用软枕支撑背部，盖好盖被。

4) 步骤4　整理床铺

整理好床铺，拉好床挡。

5）步骤5　记录

养老护理员洗净双手，进行记录。记录内容包括：翻身时间、体位、皮肤情况（有无潮湿、压红，压红消退的时间，有无水疱、破溃、感染等），发现异常及时记录并报告。

小贴士

（1）翻身时，应将老年人抬起，避免拖、拉、推、拽等动作，以免弄伤皮肤。

（2）对于卧床老年人，一般情况下应两小时翻身1次，必要时可1小时翻身1次。

思考题

李爷爷，72岁，因急性哮喘发作住院治疗，呼吸极度困难，不能平卧，表现出烦躁不安。病区护士在接收该患者入院时应如何安置患者的卧位，以减轻患者的症状。

问题与思考：应思考患者适合安置什么卧位，在安置时有哪些注意事项以确保患者的安全。

第十一章　老年人心理照护

学习任务

（1）了解老年人的心理特征。

（2）掌握为老年人进行心理慰藉的技能。

一、老年人的心理特征

1. 老年人的记忆变化

记忆是人类心理功能的重要组成部分，成年人的记忆活动随年龄的增长而发生变化，可以从与记忆相关的三个内容变化上了解老年人记忆的变化特点。

1）从记忆过程来看

瞬时记忆（即保持1～2秒的记忆）随年龄的增加而减退，短时记忆（即保持1分钟以内的记忆）变化较小，老年人的记忆衰退主要是长时记忆（即所记内容在头脑中保持超1分钟直至终生的记忆）。实证研究发现，老年人对年轻时发生的事往往记忆犹新，对中年之事的回忆能力也较好，而仅对进入老年后发生的事遗忘较快，经常记忆事实混乱，情节支离破碎，甚至张冠李戴。

2）从记忆内容来看

老年人的意义识记（即在理解基础上的记忆）保持较好，而机械识记（即靠死记硬背的记忆）减退较快，例如老年人对于地名、人名、数字等属于机械识记内容的记忆逐渐减退。

3）从再认活动来看

老年人的再认活动（即当所记对象再次出现时能够认出来的记忆）保持较好，而再现活动（即让所记对象在头脑中呈现出来的记忆）则明显减退。由此可见，老年人的记忆衰退并不是全面的，而是部分衰退，主要是长时记忆、机械识记和再现记忆衰退得较快。

记忆力的下降给老年人的生活带来了许多不便。例如，有的时候眼镜明明架在鼻梁上却到处找眼镜，出门时经常忘带钥匙，烧开水不记得关火，饭煮熟了却忘关煤气等。记忆力不好在无形中增加了老年人所处环境的危险性。

2. 老年人智力的变化

智力是一种稳定的心理特点，它是在人们具体的行为活动中显示出来的。人的智力可以分为晶态智力和液态智力两种形式。晶态智力主要是后天获得的，它与知识、文化、经验积累和领悟能力有关，包括调适能力、动机、常识、语言理解能力和社会认知等；液态智力主要与大脑、神经系统、感觉和运动器官的生理结构及功能有关，而与知识、文化背景的关系较小，包括记忆力、推理能力、计算能力和联想能力等。许多研究证实，老年人的智力并非人们所认为的那样全面退化，其退化的主要是液态智力。与此相反的是，老年人的分析能力、判断能力和思维能力等晶态智力不仅没有衰退，反而会有所提高。因此，智力是个复杂的问题，文化、职业、健康、体育锻炼和性别，以及自信心的缺失与否等因素都会影响老年人的智力水平。

3. 老年人情绪、情感的变化特点

情绪和情感是人对客观事物是否符合自己需要而产生的喜、怒、哀、乐、惧、爱、恨等内心的主观体验。进入老年期后，随着老年人生理机能的老化和健康状况的衰退，离退休后脱离了原有的工作岗位，家中子女又逐渐独立并成家立业，使老年人的生活环境和角色地位均发生了较大改变。因此，老年人的情绪和情感也呈现出新的特点。

（1）老年人关切自身健康状况的情绪活动增强。随着年龄的增长，导致健康状况日益下降，老年人变得更加关注自己的身体，对于疾病较为重视。尤其是老年女性，她们怀疑自己患病和失眠现象的情况显著多于男性。

（2）老年人对于自己的情绪表现和情感流露更倾向于控制。老年人在日常生活中常常会掩饰自己的真实情感，如遇喜事，他们不再欢呼雀跃，如遇悲事，也不易痛哭流涕。

（3）消极悲观的负面情绪逐渐开始占上风。一般来说，老年人比较多地表现出失落感、孤独感、疑虑感、抑郁感、恐惧感等消极的情绪和情感。

（4）老年人的兴趣发生变化。这种变化主要表现为对事物关注程度的淡化、对事物的关注面趋于狭窄、对新事物缺少激情等方面。一般来说，老年人的兴趣范围会随着年龄的增长而逐渐缩小，好奇心逐渐减弱，对各种事物的态度变得淡漠，对新鲜事物的探索欲望也渐趋下降，表现出心理上的“惰性”。

4. 老年人性格的变化

一般而言，性格是表现在对现实态度和相应行为方式中的一种比较稳定而持久的心理特征。但是人到老年，其性格也会发生较大的变化。例如，有些老年人变得固执、刻板、退缩、墨守成规，对人或事会产生明显的偏见，也不听从任何劝说。有些老年人会变得自私，出现以自我为中心的倾向，对周围亲友都很淡漠，不再体贴、关心别人，甚至要求别人服从他，按他的需要行事。还有些老年人变得好猜忌、多疑，总怕儿女算计自己，对周围人也不信任。所以，人们经常说一些老年人年纪越大，脾气越怪，这实际上就是因年老而出现的性格变化。

5. 老年人自我意识的变化

老年人的自我意识主要体现在他们如何看待自己和人生，以及如何正确对待即将走完的人生历程。老年期是个体老化衰退的时期，在这一阶段中，老年人如何认识和体验自己的老化和衰退，并控制由此而产生的情绪反常，构成了老年人自我意识的主要内容。因为年老体弱，大多数老年人的失落感和无助感会变得越来越强烈，这会使他们感受不到目前的幸福，以及未来的希望。随着年龄的增长，“我已经老了”这一观念会逐渐渗透到老年人的脑海中，成为自我意识的一部分。

这时，老年人会逐步表现出对生活的淡漠，以及对未来不再抱有希望，而只是对生存还有一种强烈的留恋，这更加深了老年人的衰老意识。

6. 老年人的心理需要

人的需要可以分为生物性需要和社会性需要。一般来说，进入老年期以后，人的生物性需要降低，表现在老年人对衣、食、住、行等方面的物质需求缩减，但在社会性需要或心理需要方面却出现了一些新的特点。老年人的心理需要可以归纳为以下几点。

（1）老有所养。老年人在丧失全部或部分劳动能力和经济来源时，需要有子女等后代进行赡养和照顾，老有所养是老年人最基本、最底层的心理需求。

（2）后继有人。在中国人的传统观念中，儿孙满堂被认为是老年人幸福的标志之一，即所谓“多子多福”。在当代老年人中，仍有不少人希望家庭人丁兴旺，希望儿孙长大后能有出息。

（3）老有所归。在子女纷纷“离巢”，家庭的完整性被分割后，老年人的孤独感也产生了，这时的老年人需要精神上的归属感以排解孤独。许多老年人在退休后都渴望回到自己的家乡安度晚年，这体现的就是老年人落叶归根的心理。

（4）老而有爱。人对爱的情感需求贯穿于整个人生过程中，因此，老年人也同样需要爱，这是老年人的一种精神需求。从夫妻关系来看，爱情在老年夫妻之间更多地以相敬如宾、相互扶持和照顾来表现。从亲子关系来看，如果老年人缺少子女的关爱，往往会产生孤独感和失落感。充分享受天伦之乐，拥有亲情的精神支持，是老年人最大的幸福和欣慰。

（5）老而受尊。老年人都有被尊重的心理需要，这种需要表现为别人能够听取自己的意见、看重自己的经验、肯定自己的过去。而反映在日常生活中、各种礼仪中所表现出的对其的尊重会让其获得受人尊重的心理满足。

二、老年人的心理护理

1. 一般老年人的心理护理

（1）加强老年人自身的心理保健。教育老年人树立正确的生死观，帮助老年人克服对死亡的恐惧。

（2）指导老年人正确评价自我健康状况。

（3）教育老年人正确认识离退休问题。

（4）帮助老年人树立老有所学、老有所为、老有所用的新观念。

（5）指导老年人安排好家庭生活，处理好代沟问题。

（6）指导老年人处理好家庭经济问题。

（7）指导老年人积极锻炼身体，培养良好的生活习惯。

（8）指导老年人注意劳逸适度。

（9）改善和加强全社会的老年心理卫生服务。

2. 特殊老年人的心理护理

1）老年人惧怕衰老的压力与处理

（1）表现。年龄的增长导致老年人不仅器官功能下降，而且体态容貌和多种生理功能也发生了改变，如肥胖、视物不清、听力下降、反应衰退、腿脚不灵等。对衰老这一客观事实感到无奈，由此而生出“日落西山”的凄凉感，极易导致抑郁，丧失生活的兴趣，常常自卑自责，自怨自艾，严重者可能有自杀倾向。

（2）处理方法。为了缓解老年人害怕衰老的压力，养老护理员在对老年人进行评估时，要多了解老年人的阅历，从中发现其有意义的人生价值，以尊重和欣赏的态度肯定老年人过去的辉煌经历，多讲他的成绩，告诉老年人：“我真羡慕您，我希望自己到老了，也能像您一样，那么端庄优雅、那么容光焕发、那么神采奕奕。”表扬和赞赏可以驱散阴霾，带给老年人自信和勇气。

2）老年人惧怕疾病的压力与处理

（1）表现。老年人由于各组织器官发生退行性病变，免不了会发生阵发性的头晕目眩、肩背沉重、食欲减退、腰酸腿痛、体力不支、活动时胸闷心慌、夜间睡眠不良、便秘或大便干结等症状。对疾病的恐惧，使老年人对衰退的机体极度敏感，对一般人感觉不到的身体变化或体验不到的痛苦也会有所感知，例如，对心脏的跳动、胃肠道的蠕动等身体的变化都能感觉到。而这些症状会经常使老年人感到焦虑且惶惶不可终日。由于精神长期处于紧张状态，久而久之，也会导致老年人的身体生病。

（2）处理方法。对于身体上的疾病，养老护理员一定要提醒老年人尽快进行诊断治疗，而面对仅是存在多疑害怕压力的老年人，养老护理员除了以自己的知识来解除老年人的顾虑外，还可以利用转移法，根据老年人的兴趣，把其注意力由单纯过度关注自己的身体，转移到其他事物上来。例如，启发老年人在自己能力范围内做一些其他事情，或者为他人提供服务，在这一过程中体现自己的价值，以此来排解压力。

3）老年人惧怕孤独的压力与处理

（1）表现。老年人在退休前，由于天天忙于工作，与社会接触较多，因此人际关系较广，工作中取得的成绩也为其带来了极大的成就感。而退休后的老年人逐渐远离社会，形成了孤独的生活习惯和行为模式，并默默地承受孤独带来的痛苦。这是老年人最常见的一种心理问题，其主要表现是自我评价过低、生存意识消极、经常对他人不满及抱怨。

（2）处理方法。为了摆脱老年人的孤独感，养老护理员除了在生活上给予照顾以外，还应尽量抽出时间多陪伴老年人，了解他们最需要什么，让他们听听音乐、看看电视，有条件时可以组织他们一起参加活动，让他们在活动中扩大人际交往范围，从而增添生活乐趣。

4）老年人惧怕死亡的压力与处理

（1）表现。有些老年人惧怕谈论死亡，不敢探视病人，听说有同事去世就会倍受刺激，使本已脆弱的心理更加难以承受。他们情绪悲观，怕经过墓地，怕听到哀乐，甚至害怕夜晚，害怕睡觉，感觉余生所剩时间不多，生怕一旦躺在床上就再也醒不过来，时刻缠着家人，要求有人在身旁陪伴。

（2）处理方法。面对惧怕死亡的老年人，养老护理员首先要有正确的死亡观，以平静的心态正视死亡，以高度的同情关心老年人；多讲老年人气色好、身体健康之类的赞美之词；多聊一些老年人身边的人，举一些虽然他们身患疾病，但却仍然长寿的例子；多与老年人做一些娱乐活动，以分散他们的注意力，排解他们的惧怕心理。

三、协助老年人适应养老环境

1. 协助老年人适应环境

当老年人新入住养老机构后，养老护理员应为老年人主动做好入住机构的指导工作，向老年人进行平时的护理和人员介绍、周边环境的介绍以及一些同住老年人的介绍，让新入住的老年人感到温暖亲切。在介绍完毕后，养老机构与养老护理员应为老年人提供一个优美、清新、安静、舒适、安全的居室环境，从而满足老年人的基本生活需求，让其尽快融入新的环境中。

2. 帮助老年人进行角色的转换

在护理时，养老护理员应主动与老年人进行沟通，关心、接纳、爱护老年人，让其表达出内心的想法，针对他的需求，制订护理计划，从而满足老年人的心理需求。因此，养老护理员在照顾老年人时，应根据其身体情况，在不违反护理原则的前提下，尽量让老年人做到自理，以体现他的价值，而不应让其产生无用感。

3. 保持老年人良好的形象

由于疾病和生理上的限制，进入养老机构的老年人常会处于不舒适的状态，特别是不能自理的老年人，他们常常会因感到自卑而失去自我。养老护理员在照护过程中，应主动用温和的态度与其进行交流，维护老年人的形象，主动协助老年人洗发、梳发、擦浴、更衣等，从而满足老年人的身心需要。

四、为老年人进行心理慰藉案例分析

王爷爷，79岁，退休前是某机关单位领导。老伴三年前因病去世，他因情绪激动诱发中风导致左侧偏瘫，多数时间需要坐在轮椅上。住进养老院后，生活上需要养老护理员来照顾。平日里，他喜欢弹钢琴、看书，每天都要坐轮椅去活动室练习1小时钢琴。他的姐姐和儿子每周都来探望他一次，跟他聊聊家常。但是，半年前，他姐姐因突发疾病去世，只剩下儿子来看他了。最近，他经常一个人待在屋里，晚上总是睡不着觉，白天也不去活动室练习钢琴了，平时里最喜欢看的书也堆在房间不看了。最近这两周，每到吃饭时，他总说没有胃口，饭量还不到平时的一半，体重也下降了。有时好不容易劝他到大厅去看电视消遣一下，他也总是坐在电视前发呆，甚至还会流眼泪。别人问他怎么了，他总说人老了活着没有意思。从王爷爷的表现看，他对平时酷爱的钢琴失去了兴趣，情绪比较低落，常常流泪，并且出现了失眠、食欲下降、体重减轻等生理症状，目前可能处于抑郁状态。

养老机构护理人员按照王爷爷的情况对他开展了一系列的心理疏导，具体实施步骤如下。

1）步骤1　评估与沟通

结合老年抑郁评估量表、与老年人进行交谈、平日对老年人的情绪和行为的观察等，找出老年人目前最关心、最受困扰、最需要解决的问题，从而确定优先解决问题的方案，并进一步了解问题的来龙去脉，包括问题的起因、过程、已经采取的措施等。另外，还应评估老年人的视力、听力、语言表达和理解能力。

案例中的王爷爷对平时酷爱的钢琴失去了兴趣，情绪比较低落，常常流眼泪，总说活着没有意思；出现失眠、食欲下降、体重减轻等生理症状；抑郁评估量表的评分为22分，属于中重度抑郁状态。由此判断，王爷爷需要优先解决的问题是抑郁情绪。引发抑郁情绪的原因可能有以下几方面：一是儿子工作忙，最近没来探望他，使王爷爷感到孤独，担心自己是儿子的累赘；二是王爷爷自己身体患病，多数时间需要坐在轮椅上，生活不能自理，需要别人照顾，有强烈的无用感；三是老伴和姐姐均已去世，尤其是常来看望他的姐姐上半年去世了，这对王爷爷是一个重大的打击。

2）步骤2　工作准备

（1）养老护理员准备工作。

①与其他人员进行商讨。在进行心理疏导前，养老护理员应与社会工作者、护士等专业人员进行沟通，以便制订心理疏导计划。

②安排出充足的时间。养老护理员要将自己的工作安排好，留出1小时左右的时间，避免因临时性工作而使心理疏导被打断。

（2）老年人相关情况了解准备工作。

①知晓心理疏导的目的和时间，提前与老年人就心理疏导的目标、时间和频次等

达成一致意见。

②做好疏导前的准备。避开吃饭、午睡、其他治疗和护理操作的时间，让老年人提前上厕所，以免心理疏导过程被打断。

（3）环境准备工作。选择一间光线明亮、安静、整洁、气氛轻松的独立房间，房间最好不要太大。房间内至少有一张桌子、两把椅子或一张沙发，沙发的高度最好为40～50厘米，沙发两侧应有扶手。房间内可摆放一些绿色植物或色彩鲜艳的花。实施前，关闭房间内的音响设备，调节好房间的温度，以22～24℃为宜。实施过程中不要有人员走动。如果老年人住在单间，也可在老年人自己的房间实施心理疏导。

（4）物品准备。物品有记录单、笔、一盒纸巾。

3）步骤3　制订计划

针对评估结果，与社会工作者、护士等专业人员共同制订心理疏导计划，包括心理疏导的目标、形式与方法、时间与频次、内容提纲、效果评价时间和方法等。

（1）目标。应与老年人共同制定目标，最好双方达成一致。目标应具体、可行、积极，使双方都能够接受，可以被评估。同时，注意近期目标与远期目标相结合。对于王爷爷，可设定近期目标为睡眠和饮食恢复到以前水平，抑郁评估量表得分降至正常范围；远期目标为能运用所学的应对方法调适情绪状态。

（2）形式与方法。可采用一对一心理疏导、团体心理疏导、心理健康知识宣教、安排参加休闲娱乐活动等形式进行心理疏导。对于王爷爷，可选择一对一心理疏导，辅以放松训练、参加休闲娱乐活动的形式。

（3）时间与频次。通常每周1～2次，每次60分钟。对于王爷爷，每周可安排1次心理疏导，时间为40～60分钟；同时，每周去活动室进行1～2次钢琴活动。进行4次心理疏导后，再进行效果评估。

（4）内容提纲。列出每次心理疏导时的内容提纲，以使心理疏导能够紧扣主题，从而提高效率，尽量设置开放式问题，以引导老年人充分表达内心的感受。对于王爷爷，其第一次心理疏导的内容提纲可拟订如下：您觉得自己最近为什么心情不好；您以前心情不好的时候，会怎么做等。

（5）效果评价时间和方法。分别在每次心理疏导结束和完成4次心理疏导后进行效果评价。评价的方法包括量表评估、观察情绪和生理症状的变化、老年人的自我评估。

4）步骤4　实施计划

按照制订好的计划实施心理疏导。

（1）开始阶段。在心理疏导的开始阶段，要通过各种方式努力与老年人建立信任关系。在制订心理疏导计划时，应让老年人共同参与，并达成一致意见；在每次心理疏导之前，均应提前告知其时间和地点。准备舒适、整洁、温馨、私密、熟悉的房间，以营造舒适、安全、轻松的氛围。

（2）进行阶段。充分利用各种语言和非语言疏导技巧，如恰当的空间距离、明确的表达方式、全神贯注的倾听、适时的反应、开放式的提问、恰当的身体姿势、鼓励的目光和面部表情等，调动老年人的积极性；启发和引导老年人表达内心的感受，发现自身的问题及解决问题的方法；鼓励和支持老年人，提高老年人解决问题的信心与能力。

①启发、引导。启发和引导老年人探索解决自身问题的方式，做到授之以“渔”，而非授之以“鱼”，包括启发和引导老年人认识存在的问题、纠正错误的认知、学会接纳现实、构建新的行为模式。在人际交往过程中通过恰当的空间距离、目光接触、适时的反应等方式，对老年人表达关心；通过开放式提问、重复和澄清等技巧的运用，调动老年人的积极性，引导老年人把内心的真实感受表达出来，从而发现自身的问题，并发掘自身解决问题的潜力。

②支持、鼓励。老年人已经体验到了自身问题所带来的困扰和痛苦，内心可能有改变自我的愿望，但往往缺乏改变自我的信心和力量。通过支持和鼓励，可提升老年人解决自身问题的信心，激发老年人改变自我的内在力量。在心理疏导过程中，通过全神贯注的倾听、适时的反应、恰当的身体姿势、适时的身体触摸、鼓励的目光和面部表情等，理解老年人的感受，提供情感上的支持和鼓励。同时，指导老年人学会放松训练的技巧。

（3）结束阶段。在每次心理疏导结束时，都要提前告诉老年人，让其有一个心理准备，不要突然中止谈话；在谈话快要结束时，尽量不要再提出新的问题；要简要总结会谈的重点内容，提出下次会谈的时间和重点；对老年人的合作表示感谢，并安排其休息。

5）步骤 5 效果评价

（1）每次心理疏导后的总结。在每次心理疏导后，都应注意观察老年人心理和情绪的变化，反思自己在心理疏导过程中的言行是否恰当，对老年人问题的把握是否准确。同时，请老年人总结在这次心理疏导之后，自己发生了哪些变化，引起变化的原因是什么。通过双方的反思与总结，及时发现新的问题，以确定下一次心理疏导的重点。

（2）最终效果评价。在完成 4 次心理疏导之后，进行最终的效果评价。评价方法包括：

①采用量表进行评估；

②观察情绪症状、生理症状的改善情况；

③老年人自身对效果的评估。

如果未见改善，应与社会工作者、护士等专业人员讨论该个案的情况以便调整心理疏导计划。对于心理问题严重的老年人，应及时进行转介，寻求社会工作者或精神科专业人员的帮助。

6）步骤6 记录存档

记录每次进行心理疏导的时间、地点、参加者、内容、疏导过程中的异常情况等，并将心理评估结果、心理疏导计划和实施记录进行存档。

小贴士

（1）尊重老年人自己的意愿。心理疏导方案应尽量与老年人达成一致的意见。每次心理疏导前，均应征得老年人的同意；在心理疏导过程中，如果老年人出现情绪过于激动的情况，应适时终止。

（2）注意保护老年人的隐私。有些老年人认为抑郁是一件不光彩的事情。因此，要注意保护老年人的隐私。每次进行心理疏导时，都应注意环境的私密性，并对相关资料做好保密工作。

项目三
意外事件的处理

学习目标

（1）掌握老年人创伤出血的急救操作。

（2）掌握老年人烫伤的处理方法。

（3）掌握老年人坠床和跌倒初步处理的正确方法；掌握骨折的现场处理和心肺复苏的操作要点。

（4）掌握用海姆立克急救法帮助老年人清楚卡在喉咙或气管内异物的方法。

第十二章　创伤出血处理

学习任务

（1）了解出血的分类。

（2）掌握创伤出血的急救方法。

一、救助目的及救助者的责任

1. 救助目的

（1）维持生命。养老护理员实施急救的首要目的就是保证发生意外的老年人要活着，只有活着，才能为后面的医护人员进行进一步的治疗赢得宝贵的时间。

（2）防止伤势恶化。养老护理员的职责是救不是治，其目的是给发生意外的老年人止血、固定、包扎以及保证老年人的安全等，治疗是医生的事，养老护理员做到防止伤势恶化即可。

（3）促进恢复。养老护理员用正确的方法对发生意外的老年人进行救助，为医生的治疗赢得时间，以促进老年人恢复。

2. 救助者的责任

（1）发现老年人发生意外，首先要排除环境危险因素。

（2）要迅速辨别老年人病情严重的程度。

（3）要尽快寻求帮助和呼叫医护人员。

（4）运用学过的基础救助知识，采取正确、迅速的方法，尽快对老年人实施救助。

（5）遇到群体意外时，养老护理员要迅速分辨病情，根据先抢后救、先重后轻的原则对所有老年人进行救助。

二、出血的分类及特点

1. 内出血

受伤后体表看不见出血，但老年人出现面色苍白、脉搏细弱、四肢冰凉、全身大汗、呼吸浅弱、神志不清、血压下降等休克症状。

2. 外出血

（1）动脉出血。动脉出血其血色鲜红，呈喷射状，与脉搏节律相同。

（2）静脉出血。静脉出血其血色暗红，出血如泉涌状或徐徐外流。

（3）毛细血管出血。毛细血管出血其血色鲜红，血液从伤口缓慢渗出。

三、出血的应急处理

1. 内出血的应急处理

养老护理员不要轻易搬动老年人，应立即呼叫医护人员进行处理，或者请示领导拨打“120”急救电话，送医院进行抢救。

2. 外出血的应急处理

（1）指压止血法。用手指、手掌或拳头按压伤口近心端的动脉，阻断血液流通，达到临时止血的目的，见图 12－1。

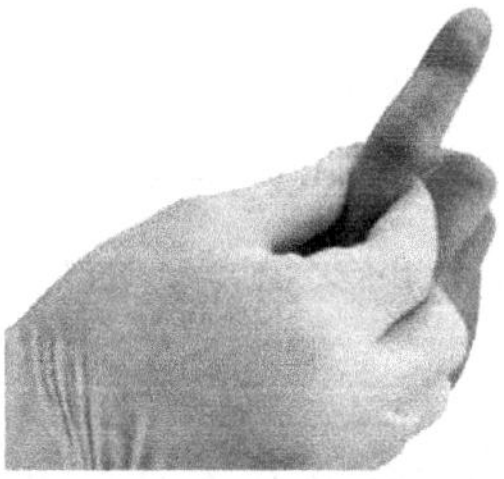

图 12－1　指压止血

（2）屈肢加垫止血法。当前臂或小腿出血时，可在肘窝、膝窝垫以纱布或毛巾等，屈曲关节，用三角巾做“8”字形固定。注意骨折或关节脱位者不能使用。见图12－2。

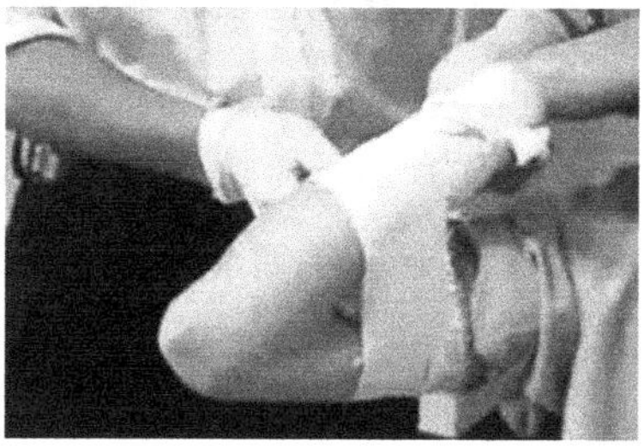

图 12－2　屈肢加垫止血法

（3）填塞止血法。将消毒的纱布、棉垫等填塞、压迫在创口内，外用绷带、三角巾包扎，松紧度以达到止血目的为宜。见图 12－3。

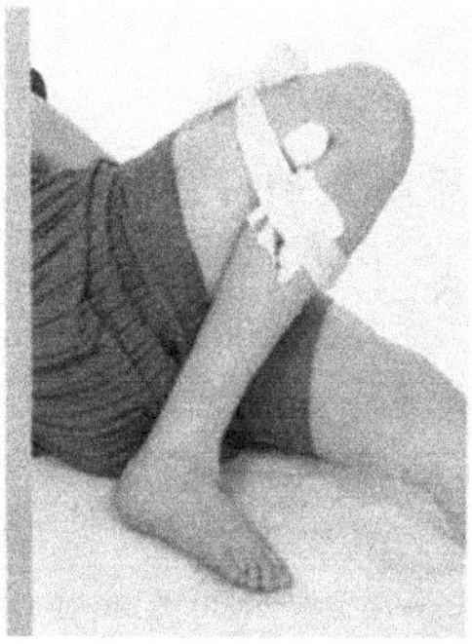

图 12－3　填塞止血法

（4）绞紧止血法。把三角巾折成带形，打一个活结，取一根小棒穿在带子外侧绞紧，将绞紧后的小棒插在活结小圈内固定。见图 12－4。

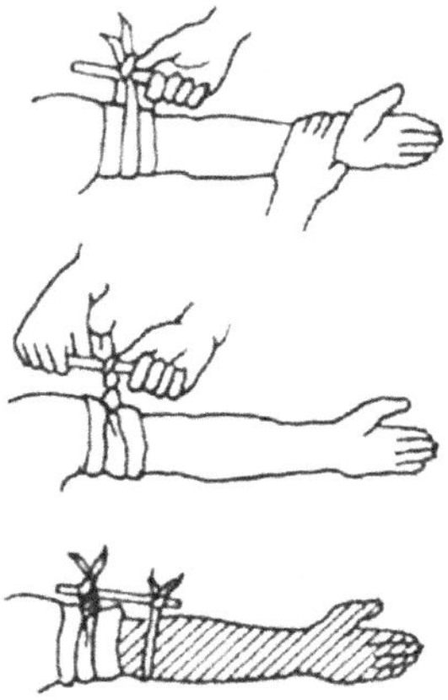

图 12－4　绞紧止血法

小贴士

(1) 指压止血法是简便而有效的急救措施，但不能持久，故应同时结合伤口的加压包扎止血法，钳夹或结扎止血法。

(2) 止血带部位要准确，应扎在伤口的近心端，并尽量靠近伤口。注意前臂和小腿不适宜用止血带，因动脉常走行于两骨（前臂尺，桡骨、小腿胫、腓骨）之间，所以止血效果不佳。

第十三章 烫伤急救处理

学习任务

(1) 了解导致老年人烫伤的原因及如何预防。

(2) 掌握烫伤的应急处理要求。

一、老年人烫伤的原因及表现

1. 老年人烫伤的原因

(1) 在为老年人取暖时，将热水袋或热宝长时间放置于一个部位，使局部慢性受热，造成烫伤。

(2) 在为老年人泡脚时，泡脚水过热导致脚被烫伤。

(3) 在为老年人沐浴时，洗澡水过热导致老年人皮肤被烫伤。

(4) 老年人拿暖水瓶取水，因动作不灵或臂力不足，将热水洒在身上造成烫伤。

(5) 老年人打翻热水或热饭，造成烫伤。

(6) 在为老年人拔罐或艾灸时，因操作不当造成烫伤。

(7) 老年人躺在床上吸烟引燃被褥，造成烫伤。

(8) 老年糖尿病患者由于皮肤老化、变薄、脆性增大、感觉迟钝等原因，容易被烫伤。

2. 烫伤程度分辨

烫伤是指机体直接接触高温液体、高温固体或高温蒸汽等的热辐射所致的皮肤损伤。

（1）Ⅰ度烫伤：皮肤灼红，痛觉敏感，干燥无水疱。

（2）浅Ⅱ度烫伤：局部红肿疼痛，有大小不等的水疱。

（3）深Ⅱ度烫伤：有水疱，痛觉迟钝，有拔毛痛感。

（4）Ⅲ度烫伤：在皮下、脂肪、肌肉、骨骼都有烫伤损伤，颜色呈灰或红褐色。

二、烫伤的急救处理

1. 迅速脱离热源

烫伤发生后应立即使老年人迅速脱离热源，以免导致进一步的损伤。

2. 各类烫伤的处理原则

1）Ⅰ度烫伤

立即将伤处浸在凉水中，进行冷却治疗。凉水有降低余热损伤、减轻肿胀、止痛、防止起疱等作用；如有冰块，把冰块敷于伤处，其止痛效果更佳，冷却 30 分钟左右就能完全止痛。随后用烫伤膏涂于烫伤部位，3～5 天便可治愈。

2）Ⅱ度烫伤

不要弄破水疱，先进行冷却治疗，并立即报告医生，迅速就医。

3）Ⅲ度烫伤

立即用清洁的被单或衣服进行简单包扎，避免引起感染和再次损伤，创伤面不要涂抹药物，而应保持清洁，立即报告医生，迅速就医。

3. 老年人烫伤的初步急救实施步骤

1）步骤 1　工作准备

（1）用物准备：冰块数个、手帕一条、烫伤膏、记录单、笔。

（2）养老护理员迅速协助老年人脱离热源，有衣物者，切勿脱去衣物。

2）步骤 2　冷却治疗

用冷水冲洗或浸泡，或用手帕包裹冰块冰敷伤处，冷却超过 30 分钟。

3）步骤 3　涂皮肤保护剂

在皮肤红肿处涂烫伤膏等皮肤保护剂（先擦干皮肤水分再涂烫伤膏）。

4）步骤 4　寻求救援和报告

拨打急救电话寻求进一步的医疗救治，报告医护人员和老年人家属。

5）步骤 5　记录

记录烫伤的原因、伤处的面积、程度及处理过程、时间，执行者签名。

三、预防老年人烫伤的方法与要求

（1）使用热水袋时，盛水量应不多于容量的3/4，要塞好活塞，检查热水袋有无泄漏及破裂，并套上袋套。在老年人使用过程中应加强巡视。

（2）为老年人泡脚时，泡脚水的温度维持在45℃左右即可。

（3）为老年人沐浴时，要先放冷水，再加热水调节水温，即使有水温加热调节装置，也要让热水先充分流出，测试水温为45℃左右后再冲洗老年人的身体。

（4）对动作不灵便或臂力不足的老年人，其身旁禁止放置热水瓶，所用热水应由养老护理员定时帮助解决。

（5）在老年人面前摆放热水或饭菜，温度应保持在45℃左右。养老护理员打热水或饭菜时要避开老年人。

（6）严禁老年人在床上吸烟，避免引燃被褥造成烫伤，更要避免引起火灾。

（7）严格控制糖尿病老年人的取暖和用水温度。

小贴士

（1）若穿着衣裤或鞋袜的部位被烫伤，千万不要急于脱去烫伤部位的衣裤或鞋袜，以免造成表皮随同衣裤、鞋袜一起脱落。应先用冷水或食醋（食醋有收敛、散痛、消肿、杀菌、止痛作用）隔着衣裤或鞋袜浇到伤处及周围，然后脱去衣裤或鞋袜，并进行冷却治疗，必要时可剪掉衣服。

（2）在进行冷却治疗期间，要为老年人保暖，以免着凉。

（3）冷却治疗的浸泡时间越早、水温越低，其效果越好，但水温不能低于5℃，以免导致冻伤。

（4）若伤处水疱已破，则不可实施浸泡，以防感染。可用无菌纱布或干净手帕包裹冰块，冷敷伤处周围，以减轻疼痛，并立即报告就医。

（5）烫伤后不能用民间偏方（如抹酱油、食油、牙膏、紫药水等）治疗患处。

第十四章　坠床和跌倒急救处理

学习任务

（1）能够掌握老年人坠床和跌倒的原因及预防措施。

（2）能够掌握老年人坠床和跌倒的急救处理手段。

（3）能够掌握老年人摔倒骨折时的现场急救处理。

一、老年人跌倒的常见因素及预防急救措施

1. 老年人跌倒的常见因素

1）生理因素

（1）步态和平衡功能。步态的稳定性下降和平衡功能受损是引发老年人跌倒的主要原因。一方面，老年人为弥补其活动能力的下降，可能会更加谨慎地采取缓慢踱步行走的方式，导致其步幅变短、行走不连续、脚不能抬到一个合适的高度，从而增加跌倒的风险。另外，老年人中枢控制能力下降，对比感觉降低，躯干摇摆幅度加大，反应能力下降，反应时间延长，平衡能力、协同运动能力下降，也会导致跌倒风险的增加。

（2）感觉系统。老年人的视力、视觉分辨率、视觉的空间或深度感及视敏度下降，并且随年龄的增长而急剧衰退，从而增加跌倒的风险；老年性耳聋甚至耳垢堆积也会影响老年人的听力。有听力问题的老年人很难听到有关跌倒危险的警告声音，即使听到声音后其反应的时间也会延长，从而增加跌倒的风险。老年人触觉下降，前庭功能和本体感觉退行性减退，导致老年人平衡能力降低，也会增加跌倒的风险。

（3）中枢神经系统。中枢神经系统的退变往往影响智力、肌力、肌张力、感觉反应能力、反应时间、平衡能力、步态及协同运动能力，使老年人跌倒的风险增加。

（4）骨骼、肌肉系统。老年人骨骼、关节、韧带及肌肉的结构、功能损害和退化是引发跌倒的常见原因。骨骼、肌肉系统功能退化会影响老年人的活动能力、步态的敏捷性、力量和耐受性，使老年人行走时抬脚不高、行走缓慢、行动不稳，进而导致跌倒风险的增加。老年人骨质疏松会使其跌倒后骨折的风险相应增加。

2）病理因素

老年人的一些疾病也可导致跌倒风险的增加。例如，老年人因泌尿系统疾病或其他原因伴随尿频、尿急、尿失禁等症状而匆忙去洗手间，排尿性晕厥等也会增加跌倒的风险。

3）药物因素

很多药物会影响老年人的神智、精神、视觉、步态、平衡等方面，进而引起跌倒。可能引起老年人跌倒的药物包括：精神类药物（安定类、抗焦虑药等）、心血管类药物（抗高血压药等）、其他类药物（降糖药、镇痛药、抗帕金森药等）。

4）心理因素

沮丧可能会削弱老年人的注意力，一些不良的心理状态会引起老年人不安，这

些都会导致老年人对环境危险因素的感知和反应能力下降。另外，害怕跌倒也使老年人行为能力降低，行动受到限制，从而影响步态和平衡能力，进而增加跌倒的风险。

5）环境因素

昏暗的灯光，湿滑、不平坦的路面，步行途中的障碍物，不合适的家具高度和摆放位置，楼梯、台阶、卫生间没有扶栏、把手等都会增加老年人跌倒的风险，不合适的鞋子和行走辅助工具也会增加跌倒的风险。室外的危险因素，如台阶、人行道年久失修，雨雪天气、拥挤等都有可能导致老年人跌倒。

6）社会因素

老年人的教育和收入水平、卫生保健水平、享受社会服务和卫生服务的途径、室外环境的安全设计，以及老年人是否独居、与社会的交往和联系程度等因素都会影响其跌倒发生的概率。

2. 老年人跌倒的危害

老年人跌倒死亡率随年龄的增加而上升。跌倒除了可能导致老年人因脑血管意外等原因而直接死亡外，还可能因骨折或其他损伤而导致残疾和长期卧床，继而并发肺部感染、压疮等严重后果。跌倒后数月死亡的老年人在跌倒老年人中比较常见。跌倒严重影响老年人的身心健康，如恐惧心理可能会影响老年人的活动能力，使其活动范围受限，生活质量下降。

3. 如何预防老年人跌倒

1）上下床跌倒的预防措施

（1）提供安全的环境。

①保持居室、走廊、厕所、洗漱间的灯光明亮及地面干燥。

②清除居室、床旁、走道的障碍。

③将床固定并调至适宜的高度。

④将床头柜、垃圾袋、便盆及生活用品放置于老年人伸手可及之处。

⑤活动区备有“小心滑倒”的警示牌，以便随时取用。

（2）加强对高危人群的重点防范。

①对于容易发生跌倒或坠床的老年人，应预先给予告知，床尾挂警示牌，告知注意事项，做好每天的床边交接工作。

②对于长期卧床的老年人下床活动时应有专人陪护，并向其告知循序渐进活动的原则。

③放置床挡，必要时使用保护性约束工具。

（3）养老护理员的注意事项有以下几点。

①养老护理员应随时陪伴老年人。

②注意对轮椅、便盆及座椅的固定。

③向老年人提供呼叫及寻求帮助的方法，指导其学会使用呼叫铃。

④指导老年人用正确的方法移位及上下床。

⑤指导老年人在床上正确使用便盆及尿壶。

2）上下楼梯跌倒的预防措施

如果条件允许，要尽量减少老年人上下楼梯的次数，必须上下楼时，要掌握一定的技巧，做到宁斜勿直、宁慢勿快。

（1）宁斜勿直。从物理学的角度来说，斜着上楼梯会使步幅变大，而上升幅度却不变，这使每单位步长的上升幅度相对变小了，可以达到省力的效果。另外，斜着上楼梯会使坡度减缓，使人体用于保持身体平衡的力减少，因此可以感觉轻松、省力。

（2）宁慢勿快。“慢”字应该是老年人生活中的主旋律，而慢走楼梯更有益健康。首先，老年人体力有限，剧烈运动容易加剧心脏负担，有发生意外的风险。其次，老年人的反应速度较慢，中枢神经控制力差。例如，明明是想把脚放在楼梯台阶上，可行动起来却只是把脚悬在了半空，当意识到不对时，又不能及时加以纠正。而慢动作可以有效规避以上风险。老年人不要以跨步的方式上楼梯，而要等双脚全部站在一个台阶上后，再走下一步，以减少关节的承重力，这点对患有骨质疏松的老年人尤为重要，它可以大大降低跌倒及发生骨折的概率。

（3）侧身下楼。正面下楼时，人的身体几乎是垂直的，很容易迎面摔下。而侧身下楼，身体会有一个倾斜度，如发生头晕、误判等意外，可以有充分的反应时间。即便发生意外，伤害也可避免或减小。

3）如厕或洗浴跌倒的预防措施

（1）保持浴室地面干燥状态。老年人洗完澡后，养老护理员一定记得把地上的水拖干净，并经常保持浴室地面的干燥。

（2）浴室安装一个扶手，地上放一个防滑垫。尤其是老年人洗澡的时候，脚底放防滑垫非常重要。由于地面有水会打滑，所以浴室里还要安装一个扶手以防老年人绊倒，这样老年人就可以更放心、安全地洗澡了。

（3）防滑拖鞋。给老年人准备一双防滑拖鞋，也可以尽量避免他们跌倒。

（4）家具摆放位置合理。不要把屋里的家具摆放得杂乱无章，以免老年人半夜起床上厕所撞到家具。应把家具摆放在合适的位置，以便留出一条安全走廊，让老年人走起路来更加顺畅。

4. 老年人跌倒的现场急救处理实施步骤

1）步骤1　沟通与评估

（1）当照护人员发现老年人跌倒时，应立即来到老年人身边，安慰老年人，给予心理支持。

（2）照护人员应立即评估老年人的意识、性别、年龄、身体状况，是否能够坐起或站立。

2）步骤2　分情况处理

（1）意识不清者的现场急救处理。若老年人跌倒后意识不清或虽意识清醒，但初步判断情况较严重，应立即拨打急救电话，在电话中清楚说明求救者的信息、出事缘由、出事时间和地点、伤病员性别和现状、已经做过哪些处理和求救者的联系方式。

①若老年人有外伤、出血情况，应立即采取止血、包扎措施。

②保持呼吸道畅通，若老年人有呕吐症状，应将他的头偏向一侧，并清理口、鼻腔内的呕吐物，以保证其呼吸通畅。

③若老年人有抽搐的情况，应将其移至平整、柔软的地面或在身下垫软物，防止其碰伤、擦伤，必要时可在其牙齿间垫上被角或较厚的衣服等，防止其舌头被咬伤。不要硬掰抽搐者的肢体，防止对肌肉、骨骼造成损伤。

④如老年人的呼吸、心跳停止，应立即进行胸外心脏按压、口对口人工呼吸等急救措施。

⑤如需搬动受伤的老年人，应尽量保证平稳，尽量呈平卧姿势。

（2）意识清楚者的现场急救处理。对于跌倒后确认意识完全清醒的老年人，在救护过程中要随时观察老年人的意识状态，识别异常情况并及时报告，酌情处理。不随意扶起或搬动老年人，若需搬动，保证平稳，尽量平卧休息。

①询问老年人跌倒情况及对跌倒过程是否有记忆，如不能记起跌倒过程，可能出现晕厥或脑血管意外，应立即通知医护人员或拨打急救电话。

②询问是否有剧烈头痛或观察是否有口角歪斜、言语不利、手脚无力等提示脑卒中的情况，如有上述情况，应立即拨打急救电话，而不可立即将其扶起。因为这样做可能会加重其脑出血或脑缺血症状，使病情加重。

③如有外伤、出血情况时，应立即止血、包扎并通知医护人员。

④若老年人试图自行站起，可协助其缓慢起立，或让其坐、卧休息并进行观察。

⑤查看有无肢体疼痛、畸形、关节异常、肢体位置改变等提示骨折的情形，若有或无法判断，则不要轻易搬动老年人，以免加重病情，并立即拨打急救电话。

⑥查看有无腰、背部疼痛，双腿活动感觉异常或大小便失禁等提示腰椎损害伤的情况。若有或无法判断，则不要轻易搬动老年人，以免加重病情，并立即拨打急救电话。

二、老年人坠床的常见原因及预防急救措施

1. 老年人坠床的常见原因

（1）有意识障碍的老年人，因为躁动不安，在自主或不自主的活动中坠床。

（2）在护理过程中，因翻身不当造成老年人坠床。

2. 老年人坠床的预防

1）加强防范

对意识障碍老年人应加床挡，或者在床旁用椅子进行挡护；对翻身幅度较大的老年人，必要时可在两侧床挡拴上保险带以预防坠床。

2）加强巡视

在老年人睡眠时，养老护理员要经常巡视，发现睡眠中的老年人睡在靠近床沿处时，要及时加以挡护，必要时为其向床内侧翻身，以防止老年人坠床。

3）加强协作

对体重较大、身材较高的老年人进行翻身或转移护理时，最好由两人协作完成。

3. 老年人坠床的现场急救处理实施步骤

1）步骤 1　判断意识

养老护理员应立刻判断老年人的意识是否清楚，在不清楚老年人受伤程度的情况下暂时不要移动老年人。

2）步骤 2　询问

询问老年人有何不适。

3）步骤 3　处理外伤

如有外伤出血等，应先处理外伤。

4）步骤 4　协助移动或就医

无不适的老年人可协助其起立，并坐、卧休息；对外伤严重的老年人不可随意搬动，而是要立即就医或寻求医护人员的帮助。

5）步骤 5　观察记录

观察老年人有何异常及不适，并记录其跌倒的原因、过程及处理流程。

三、老人骨折的急救处理

老年人一旦发生骨折，养老护理员要叮嘱老年人不要惊慌。如果老年人没有发生大出血、心脑血管疾病，一般不会危及生命，但须做紧急处理。

1. 老年人骨折的常见原因

（1）机体负荷量及负荷类型的变化。

（2）骨头结构的改变，如老年人通常会骨质疏松等。

（3）用力不当、摔跤、坠床等。

2. 初步判断和急救原则

（1）初步判断。当受伤的老年人受外力作用后，肢体某个部位发生疼痛剧烈、畸形或活动受限、可听到骨擦音，基本可以判断有骨折的可能。

（2）骨折急救原则。

①抢救生命。优先处理危及生命的并发症，如大出血、休克、脏器损伤等。同时需注意避免骨折端在移动时导致更多的软组织、血管、神经或内脏损伤。

②骨折固定。应迅速使用夹板固定老年人的骨折部位。可把两块木板垫上棉布或软毛巾，用细带或软绳对其患处加以固定。如果不加以固定，可能会引起骨折断端的错位，使那里的神经和血管受到损伤，甚至会造成肢体的麻痹。但是，由于骨折部位常有内出血和不断肿胀的情况，所以对患处的固定不应过紧，否则会压迫血管引起肢体缺血。

③紧急送医院。应及时将老年人送往医院诊治，送医途中要注意老年人局部保暖。老年人发生意外时要及时进行处理，因为相对于年轻人而言老年人更不容易康复，所以应尽快处理以避免伤害加深。

小贴士

（1）如需搬动老年人，应保证平稳，尽量使其平卧休息。

（2）若老年人有肢体疼痛、畸形、关节异常、肢体位置异常等说明有骨折情形；腰、背部疼痛，双腿活动或感觉异常及大小便失禁等则说明有腰椎损伤情形。若出现现场无法判断的情况，不要随便搬动老年人，以免加重病情，应立即拨打急救电话。

四、心搏骤停时心肺复苏术操作过程

（1）检查老年人的反应。

①轻拍重喊。发现老年人倒地后，养老护理员应跪在老年人右侧，轻拍其双肩，同时伏在老年人耳边大声呼唤，以判断其是否有意识。若无反应，要立即呼救，以寻求帮助。

②协助老年人去枕并平卧于坚实表面（地面或垫板）。如果老年人处于俯卧位，要将其转为平卧位，即复苏体位。移动时，要保持老年人头、颈、脊柱整体移动。

③把老年人的领口、腰带松开，暴露胸腹部。

④判断颈动脉搏动及呼吸，时间小于10秒。一手食指和中指并拢放置于颈动脉搏动处（找到气管的正中位置，男性可以先触及喉结，然后向一旁滑移2～3厘米，至胸锁乳突肌内侧缘凹陷处），同时采取一听（听有无呼吸的声音）、二视（看胸廓有无起伏）、三感觉（感觉口鼻是否有呼吸）的方法检查老年人是否有生命体征。

（2）胸外按压的处理方法。

若老年人无呼吸、心跳则实施胸外心脏按压：养老护理员跪在老年人右侧，两膝分开，身体位于其右肩部，将左手掌根部紧贴患者胸骨中下1/3处，两手重叠，五指翘起，双臂伸直，垂直用力下压，按压深度在4～5厘米，每次按压后使胸廓完全恢复，放松时手不应离开胸壁，频率为100～120次/分。应确保按压速度及深度，按压与放松时间基本相等，尽量减少中断，且中断时间不超过10秒。

（3）打开气道，清除口腔及气道异物，有义齿的须取出，采取仰头抬颌法、仰头抬颈法、托下颌法来打开老年人的气道。

（4）采取人工呼吸的方法。吹气时，保持老年人的气道充分开放，养老护理员一手捏住老年人的鼻孔，深吸气，用力向患者口内吹气，然后放松鼻孔，每次送气700～1 000 ml，频率为10～12次/分。注意护理员的口要包住老年人的口，吹气时应看到胸部有起伏，说明人工呼吸有效。

（5）胸外按压和人工呼吸之比为30:2，反复5个循环后（约持续2分钟），判断复苏是否有效，触摸是否有颈动脉搏动，判断自主呼吸是否恢复、散大的瞳孔是否缩小、末梢血液循环是否改善（如口唇红润等）。若患者状况无改善，继续循环做胸外按压和人工呼吸至专业救护人员到达开展进一步生命救援。

（6）如果复苏成功，可将老年人恢复至右侧卧位，继续陪护观察，等待医护人员的到来。

（7）医疗人员到达现场后，养老护理员向其汇报病情，并将老年人交给医护人员，此时养老护理员的基本救助任务完成。

思考题

许奶奶今年85岁，一天上午在去活动室的路上被异物绊倒，一旁的照护人员立刻来到许奶奶身边，发现许奶奶呼之不应，面色发青，经查看未能看到胸廓起伏，掐人中也没有反应，照护人员初步判断许奶奶可能发生了心搏骤停。

问题与思考：如果你是这名照护人员，接下来你将会采取哪些措施来对许奶奶实施紧急救助？

第十五章 噎食、误吸的急救处理

学习任务

（1）了解导致老年人噎食、误吸的原因及预防措施。

（2）掌握噎食、误吸的应急处理要求。

（3）掌握海姆立克急救法。

一、导致老年人噎食、误吸的常见原因

（1）老化引起神经反射活动衰退；咀嚼功能不良、消化功能降低、唾液分泌减少，引起吞咽障碍。

（2）脑血管病变使老年人的吞咽肌群互相不协调，造成吞咽动作不协调。

（3）进餐时情绪激动，引起食管痉挛。

（4）进食大块食物，尤其是肉类或汤圆，未嚼碎就吞咽。

（5）进食过快。

（6）喂食不当而造成噎食或误吸。

二、预防老年人噎食、误吸的方法与要求

噎食和误吸是指食物堵塞喉咙部或卡在食管的狭窄处甚至误吸入气管，引起呼吸抑制，从而危及生命。

预防老年人噎食、误吸，除了要及时治疗各种诱因疾病之外，还应注意做到“四宜”：即食物宜软、进食宜慢、饮酒宜少、心宜平静。80%的老年人噎食事故发生在家中，致使病情急重。抢救噎食能否成功，关键在于是否及时识别诊断，能否分秒必争

地进行就地抢救，如果抢救得当，可使50% 的老年人脱离危险。

三、噎食、误吸的现场判断和急救处理

1. 现场判断

当老年人在进食时突然不能说话、严重呛咳、呼吸困难甚至呼吸停止，表现为缺氧、面色青紫、双眼直瞪、双手乱抓、四肢抽搐，严重时可导致意识丧失、全身瘫痪、四肢苍白发冷、大小便失禁、呼吸和心跳停止。

2. 现场急救处理

（1）对意识尚清醒的老年人，可采用立位或坐位，养老护理员站在老年人背后，双臂环抱老年人腰间，左手握拳，使拇指掌关节突出点顶住其腹部正中线脐上部位；另一只手的手掌压在拳头上，连续快速向内、向上推压冲击 6 ~ 10 次（注意不要伤其肋骨）。

（2）对昏迷倒地的老年人采用仰卧位，养老护理员骑跨在老年人髋部，按上法推压冲击肚脐上部位。这样冲击上腹部，等于突然增大了腹内压力，可以抬高膈肌，使气道压力瞬间迅速加大，肺内空气被迫排出，使阻塞气管的食物（或其他异物）上移并被驱出。这一急救法又被称为“余气冲击法”。

（3）如果此时无效，隔几秒钟后，可重复操作一次，造成人为的咳嗽，将堵塞的食物团块冲出气道。

3. 海姆立克急救法实施步骤

（1）工作准备。养老护理员评估老年人的身体情况，有无意识不清，能否站立或坐起。

（2）摆体位。依据老年人身体情况为其摆好站位或坐位，叮嘱其低头、口朝地面。

（3）反复适力挤压。养老护理员站在老年人身后，两手臂从其身后绕过伸到老年人肚脐与肋骨中间的地方，一手握成拳，另一手包住拳头，然后快速有力向内、向上方冲击。

（4）取出异物。叮嘱老年人张口吐出异物或看到异物排出及时用手帮其取出。

（5）观察就医。若无法缓解或有其他异常情况应立即就医。

小贴士

（1）在操作时要掌握好力度。

（2）使用此操作方法成功抢救老年人后，应询问其有无不适，检查其有无并发症的发生。

项目四 老年人常见疾病的症状及应急处理

学习目标

（1）掌握老年人常见疾病的症状。

（2）能够为慢性病老年人提供基本的日常照护。

第十六章 高血压症状及护理要点

学习任务

（1）认识高血压的症状。

（2）能够为有高血压的老年人提供对应的照护。

一、高血压的症状

高血压是持续血压过高的疾病，会引起中风、心脏病、血管瘤、肾衰竭等。高血压是一种以动脉压升高为特征，可伴有心脏、血管、脑和肾脏等器官功能性或器质性改变的全身性疾病，有原发性高血压和继发性高血压之分。高血压发病的原因很多，可分为遗传和环境两个方面。在未用抗高血压药的情况下，收缩压≥139 mmHg 和/或舒张压≥89 mmHg，按血压水平将高血压分为 1、2、3 级。收缩压≥140 mmHg 和舒张压＜90 mmHg 单列为单纯性收缩期高血压。患者既往有高血压史，目前正在用抗高血压药，血压虽然低于 140/90 mmHg，亦应该诊断为高血压。

1. 一般表现

1）缓进型高血压

（1）早期表现：早期多无症状，偶尔体检时发现高血压或血压增高，或精神紧张、情绪激动或劳累后有头晕、头痛、眼花、耳鸣、失眠、乏力、注意力不集中等症状，可能系高级精神功能失调所致。早期血压仅暂时升高，随病程进展血压持续升高，脏器受累。

（2）脑部表现：头痛、头晕常见，多由情绪激动、过度疲劳、气候变化或停用降压药引发。血压急骤升高还可能导致剧烈头痛、视力障碍、恶心、呕吐、抽搐、昏迷、一过性偏瘫、失语等。

（3）心脏表现：早期，心功能代偿，症状不明显；后期，心功能失代偿，发生心力衰竭。

（4）肾脏表现：长期高血压致肾小动脉硬化。肾功能减退时，可引起夜尿、多尿、尿中含蛋白、管型及红细胞。尿浓缩功能低下，酚红排泄及尿素廓清障碍。出现氮质血症及尿毒症。

（5）动脉改变。

（6）眼底改变。

2）急进型高血压

急进型高血压也称恶性高血压，占高血压病的1%，可由缓进型突然转变而来，也可起病。恶性高血压可发生在任何年龄，但以30～40岁为最多见。血压明显升高，舒张压多在17.3 KPa（130 mmHg）以上，有乏力、口渴、多尿等症状。视力迅速减退，眼底有视网膜出血及渗出，常有双侧视神经乳头水肿。迅速出现蛋白尿、血尿及肾功能不全。也可发生心力衰竭、高血压脑病和高血压危象，病程进展迅速，多死于尿毒症。

3）高血压病分期

（1）第一期：血压达确诊高血压水平，临床无心、脑、肾损害征象。

（2）第二期：血压达确诊高血压水平，并有下列一项者：①体检、X线、心电图或超声心动图示左心室扩大；②眼底检查，眼底动脉普遍或局部狭窄；③蛋白尿或血浆肌酐浓度轻度增高。

（3）第三期：血压达确诊高血压水平，并有下列一项者；①脑出血或高血压脑病；②心力衰竭；③肾功能衰竭；④眼底出血或渗出，伴或不伴有视神经乳头水肿；⑤心绞痛、心肌梗死、脑血栓形成。

4）高血压危害

血压突然升高，在200/120 mmHg以上；病情急剧恶化并在短时间内发生不可逆性生命器官损害，如抢救不及时可导致死亡。

二、高血压老年人护理要点

1）保证充足的睡眠

轻度高血压老年人坚持正常生活，适当参加体力活动；中度高血压老年人适当休息，保证充足睡眠；严重高血压，尤其是舒张压在 110 mmHg 以上的老年人宜卧床休息。

2）饮食护理

指导老年人进食清淡、易消化、低热量、低脂肪、低胆固醇、低盐（每日食盐量以不超过 6 克为宜）、适当蛋白质的饮食；避免过饱餐，体重超重者应控制食量；戒烟酒；多食蔬菜和水果，补充钾、钙、铁等多种矿物质。

3）指导康复锻炼

指导老年人循序渐进、量力而行进行锻炼。总的训练时间为每次 30～60 分钟，每日 1 次。训练效果的产生至少需要 1 周的时间，要达到较显著的降压效果则需要 4～6 周。训练方式主要如下。

（1）有氧训练。①一般性运动，如步行、慢跑、骑车、游泳、爬楼梯、慢节奏的交谊舞等。②球类运动，如排球、篮球等。③家务劳动，如擦窗户或地板、园艺活动、扫雪、扫树叶等。活动强度越大，越要注重准备活动和结束活动。运动时心率应维持在 100～125 次/分，50 岁以上者运动心率一般不要超过 120 次/分，停止活动后心率应在 3～5 分钟内恢复正常。

（2）循环抗阻训练。在一定范围内，中低强度的抗阻运动可产生良好的降压作用，而且并不引起血压的过分升高。常采用最大一次收缩力的 40% 作为运动强度，做大肌群的抗阻收缩，每节运动重复 10～30 秒，10～15 节为 1 个循环，每次训练 1～2 个循环，每周 3 次，8～12 周为 1 个疗程。

（3）放松训练。指导老年人使用放松术，如拳操（常用降压舒心操、太极拳和其他形式的拳操）、缓慢呼吸、放松性按摩、穴位按摩、音乐疗法等。

（4）用药护理。遵医嘱给予降压药治疗，用药后观察血压，以判断疗效，并注意副作用。养老护理员应掌握老年人所用降压药的种类及剂量，尤其在服首剂药物或加量或几种降压药合用时，更要注意血压的变化，防止直立性低血压。一旦出现此症状应立即叮嘱老年人取头低足高位平卧，大多数情况下均能恢复正常，一般不需应用血管收缩药进行治疗。降压的原则是力求稳妥，一般血压应维持在 150/100 mmHg。

（5）心理护理。主要有支持性心理治疗、情绪治疗、松弛疗法、音乐疗法等。及时消除老年人的悲观情绪，关心和体贴老年人，使其树立战胜疾病的信心，并积极配合治疗，以利于血压经常保持在正常或接近正常的水平。

第十七章　糖尿病症状及护理要点

学习任务

（1）认识糖尿病的症状。

（2）能够为有糖尿病的老年人提供适宜的照护。

一、糖尿病的症状

糖尿病是由遗传因素、免疫功能紊乱、微生物感染及其毒素、自由基毒素、精神因素等各种致病因子作用于机体导致胰岛功能减退、胰岛素抵抗等而引发的糖、蛋白质、脂肪、水和电解质等一系列代谢紊乱综合征，临床上以高血糖为主要特点，典型病例可出现多尿、多饮、多食、消瘦等表现，即“三多一少”症状，糖尿病（血糖）一旦控制不好会引发并发症，导致肾、眼、足等部位的衰竭病变，且无法治愈。

1. 多尿

多尿是由于血糖过高，超过肾糖阈（8.89～10.0 mmol/L），经肾小球滤出的葡萄糖不能完全被肾小管重吸收，形成渗透性利尿，血糖越高，尿糖排泄越多，尿量越多，24 h 尿量可达5000～10000 mL，但老年人和有肾脏疾病者，肾糖阈增高，尿糖排泄障碍，在血糖轻中度增高时，多尿可不明显。

2. 多饮

多饮主要由于高血糖使血浆渗透压明显增高，加之多尿，水分丢失过多，发生细胞内脱水，加重高血糖，使血浆渗透压进一步明显升高，刺激口渴中枢，导致口渴而多饮，多饮进一步加重多尿。

3. 多食

多食的机制不十分清楚，多数学者倾向是葡萄糖利用率（进出组织细胞前后动静脉血中葡萄糖浓度差）降低所致，正常人空腹时动静脉血中葡萄糖浓度差缩小，刺激摄食中枢，产生饥饿感，摄食后血糖升高，动静脉血中浓度差加大（大于0.829 mmoL/L），摄食中枢受抑制，饱腹中枢兴奋，摄食要求消失，然而糖尿病人由于胰岛素的绝对或相对缺乏或组织对胰岛素不敏感，组织摄取利用葡萄糖能力下降，虽然血糖处于高水平，但动静脉血中葡萄糖的浓度差很小，组织细胞实际上处于“饥饿状态”，从而刺激摄食中枢，引起饥饿、多食。另外，机体不能充分利用葡萄糖，大量葡萄糖从尿中排泄，机体实际上处于半饥饿状态，能量缺乏亦引起食欲亢进。

4. 体重下降

糖尿病患者尽管食欲和食量正常，甚至增加，但体重仍会下降，主要是由于胰岛素绝对或相对缺乏，机体不能充分利用葡萄糖产生能量，致脂肪和蛋白质分解加强，消耗过多，呈负氮平衡，体重逐渐下降，乃至出现消瘦。一旦糖尿病经合理的治疗，获得良好控制后，体重下降可控制，甚至有所回升，如糖尿病患者在治疗过程中体重持续下降或明显消瘦，提示可能代谢控制不佳或合并其他慢性消耗性疾病。

5. 乏力

乏力在糖尿病患者中亦是常见的，由于葡萄糖不能被完全氧化，即人体不能充分利用葡萄糖和有效地释放出能量，同时组织失水，电解质失衡及负氮平衡等，因而感到全身乏力，精神萎靡。

6. 视力下降

不少糖尿病患者在早期就诊时，主诉视力下降或模糊，这主要是高血糖导致晶状体渗透压改变，引起晶体屈光度变化所致，早期一般多属功能性改变，一旦血糖获得良好控制，视力可较快恢复正常。

二、糖尿病老年人护理要点

1. 饮食疗法

饮食疗法的原则是摄取适量的热量，保持营养均衡及正确而规律的饮食习惯。宜给予低精、低脂、高维生素、富含蛋白质和纤维素的饮食。养老护理员在护理前要向老年人介绍饮食疗法的目的、意义以及具体实施方法，以取得老年人的配合。具体包括以下几方面。

1）控制每日总热量

对每日总热量的限制以维持理想的体重为原则，肥胖者应严格限制总热量，而消瘦者可适当放宽，老年人比成年人的热量摄入要低。可通过老年人的身高计算标准体重，（标准体重（千克）= 身高（厘米）- 105）根据标准体重和活动情况计算每日所需的总热量。

2）三大营养物质的适当比例和摄入量

（1）碳水化合物：占总热量的 55% ~ 65%，并严格限制单糖和双糖的摄入。

（2）蛋白质：为每日每千克理想体重 1.0 克左右，占总热量的 10% ~ 20%。

(3) 脂肪：为每日每千克理想体重0.6～1.0克，占总热量的20%～25%，其中饱和脂肪酸（动物性脂肪）应少于1/3，并以不饱和脂肪酸（植物性脂肪）为主。

3）维生素和微量元素的补给

均衡摄入动植物食品、乳制品、新鲜蔬菜和水果以补充维生素和微量元素。

4）食物的选择

增加膳食纤维的摄入，主食应多食麦麸、南瓜、玉米、豆类食品，副食应多吃芹菜、卷心菜、黄瓜、西红柿等含糖少的蔬菜。

5）食品的交换

食品的交换是指在热量相等的情况下，老年人可以按照食品的营养成分进行相互替换。由养老机构的营养师根据老年人每日所需膳食总热量制定老年人的食谱。

计算饮食量要结合老年人平日的饮食量、心理特点、平日活动量等个体差异，而不能单纯应用理论计算。要充分尊重老年人的个人饮食习惯、经济条件和市场条件，尽量争取老年人能与家属一起进餐。要注意老年人进餐与血糖、尿糖变化的规律，如血糖和尿糖增高，饮食要适当减少，而当胰岛素用量较大时，两餐间或晚睡前应加餐，以防止低血糖反应的发生。

2. 运动疗法

运动疗法主要适用于2型糖尿病、无并发症的肥胖和超重老年人及病情稳定、1型糖尿病血糖控制良好、无酮症酸中毒的老年人。

应根据老年人的工作和生活习惯、个体差异及病情而制订运动计划。运动持续的时间可以根据个体的耐受能力而定，一般以每次20～30分钟为佳，每天运动1次或每周运动3～4次。糖尿病老年人最适宜的是低至中等强度的有氧运动，如步行、慢跑、爬楼、游泳、划船、有氧体操及球类等活动，也可利用活动平板、功率自行车等。

运动前应随身携带糖尿病急救卡或者手环（注明姓名、疾病、地址、电话号码），携带饼干或糖果，并随时补充水分。运动实施前后要有热身和放松活动，以避免心脑血管疾病的发生或肌肉关节的损伤。

病情控制不佳、有急性并发症、慢性并发症在进展期的老年人均不宜参加运动。老年人运动训练的时间最好安排在餐后1～2小时，清晨空腹时不宜运动；用胰岛素治疗的老年人在药物作用的高峰时也应避免运动。胰岛素注射部位应以腹壁脐旁为宜，尽量避开运动肌群，以免加快该部位胰岛素吸收从而引起低血糖反应。在运动过程中，如出现胸痛、胸闷症状，应立即停止运动，原地休息并舌下含服硝酸甘油，如不能缓解症状应立即就医。最好与他人一起运动，以保证发生意外时能得到及时救助。若发生低血糖反应应立即停止运动，并口服含糖饮料或食品；若不能缓解症状，应立即就医。运动后不宜立即洗冷水浴或热水浴，并仔细检查有无足部皮肤损伤。适当参与家务劳动，但需提醒老年人的是，一般的家务劳动并不能代替运动治疗。糖尿病老年人应避免激烈运动，刚开始运动时，应尽量在医护人员的监护下实施，然后逐渐过渡到在自我监护下完成运动。要定期进行复查，并根据饮食、药物治疗等情况调整运动量，如在运动后感到神清气爽、体力增进、血糖和血脂下降则为康复运动有效果；反之，若多饮、多食、多尿症状加重，血糖和尿糖增高或并发症出现则应减量直至停止运动。

3. 药物疗法

在饮食治疗和运动治疗的基础上，根据病情需要选择胰岛素制剂以及其他药物，同时要监测血糖。

4. 心理干预

采取有效的心理疏导措施，减少对老年人的各种不良刺激。有计划、有目的地与老年人进行交流，倾听其对病情的诉说，耐心向其讲解糖尿病的有关知识，采用音乐疗法、座谈会、观光旅游等形式，使老年人正确认识疾病，消除不良的心理因素，保持情绪的稳定。

5. 糖尿病足的防治

减轻足部压力，使用治疗性鞋袜，穿合体鞋（不穿高跟鞋），鞋袜要舒适透气；正确修剪趾甲，经常检查足部有无外伤与破损；若伤口在 2 ~ 3 天后仍未愈合应尽早就医；避免使用碘酒等强烈刺激性的消毒剂和紫药水等深色消毒剂；不要用刀削足部鸡眼，不使用鸡眼膏等腐蚀性药物以免发生皮肤溃疡；冬季注意足部保暖；平时可进行下肢伸直抬高运动、踝关节屈伸活动、足趾背屈和跖屈活动等，但不宜长时间行走或跑步。

6. 指导老年人自我监测

协助观察和记录老年人病情，包括每天饮食，精神状态，体力活动，胰岛素注射及血糖、尿糖、尿酮的检查结果等。指导老年人掌握有关血糖及尿糖监测检测的具体要求和方法，或在医护人员的指导下协助老年人完成自我监测。

第十八章　脑卒中症状及护理要点

学习任务

（1）认识脑卒中的症状。

（2）能够为有脑卒中的老年人提供对应的照护。

一、脑卒中的症状

脑卒中又称中风、脑血管意外。是一种急性脑血管疾病，是由于脑部血管突然破裂或因血管阻塞导致血液不能流入大脑而引起脑组织损伤的一组疾病，包括缺血性和出血性卒中。缺血性卒中的发病率高于出血性卒中，占脑卒中总数的60%～70%。颈内动脉和椎动脉闭塞和狭窄可引起缺血性脑卒中，年龄多在40岁以上，男性较女性多，严重者可引起死亡。出血性卒中的死亡率较高。

2021年7月，中国卒中学会在第七次学术年会期间正式发布了识别卒中早期症状的“BE FAST口诀”，前5个字母各代表一个早期症状，最后1个字母是提醒一旦发现卒中症状，就要马上拨打急救电话，立刻就医。

“B”——Balance是指平衡，平衡或协调能力丧失，突然出现行走困难；

“E”——Eyes是指眼睛，突发的视力变化，视物困难；

“F”——Face是指面部，面部不对称，口角歪斜；

“A”——Arms是指手臂，手臂突然无力感或麻木感，通常出现在身体一侧；

“S”——Speech是指语言，说话含混、不能理解别人的语言；

“T”——Time是指时间，上述症状提示可能出现卒中，请勿等待症状自行消失，立即拨打120获得医疗救助。

1. 脑动脉硬化的临床症状及护理要点

1）临床症状

（1）头晕。有时是一过性的，常在突然下蹲或起立时出现，有时是持续性的。

（2）头痛。头痛多为持续性钝痛或搏动性胀痛，部位多在额部两旁的太阳穴和后脑勺，常在早晨睡醒时发生，活动及饭后症状逐渐减轻。

（3）健忘。表现为注意力不集中，近期记忆减退，对过去发生的事却记忆犹新。

（4）麻木。常见手指、足趾麻木，颈背部肌肉紧张、酸痛，或皮肤有蚁行感。

（5）出血。动脉脑硬化使血管弹性减退，脆性增加，在血压增高时容易破裂出血，其中以鼻出血多见，其次是结膜出血、眼底出血、脑出血等。据统计，在鼻出血的老年人中，大约有80%患高血压病。

2）机构照护人员护理要点

（1）合理饮食。禁忌多饮多食，要控制总热量，控制胆固醇，避免食用过多动物性脂肪。

（2）补充维生素。饮食清淡，多食新鲜蔬菜和水果。

（3）限制食盐。食盐摄入量每天控制在6克以内。

（4）适当运动。帮助老年人适当运动，如进行散步、慢跑、打太极拳等活动。

（5）戒烟限酒。烟是百害而无一利，酒是一把双刃剑，多喝有害，少喝有益。

（6）治疗相关疾病。在医生指导下，及时服药治疗相关疾病，如高血压、糖尿病、高脂血症、痛风、肝病、肾病等。

2. 短暂性脑缺血发作的症状及护理要点

1）临床症状

（1）突然发病。老年人突然出现一侧肢体麻木、无力、失灵、瘫痪、吞咽困难、失语、失算、失读、失用，或大小便失禁等症状。

（2）短时恢复。局限性神经功能缺失发生在数秒、数分、数小时内，最长不超过24小时。

2）机构照护人员护理要点

（1）低脂饮食。尽量食用植物油，禁食动物油，避免脂肪过多的食物，禁食油炸甜腻的食物。

（2）稳定情绪。帮助老年人保持良好的生活习惯，按时作息，避免劳累，增添生活情趣，保持良好心态。

（3）适当运动。运动可减少脂肪堆积，降低血糖，提高心肺功能，加速血液循环，促进新陈代谢，提高身体的综合素质。

（4）预防发作。定时为老年人复查血压、血脂和血糖，在医生的指导下，及时为老年人服药，保持血压稳定。

（5）加强保护。平时注意老年人精神和身体的变化，一旦发现病情发作，要加强保护，避免意外发生。

3. 脑梗死和脑出血的症状及护理要点

1）脑梗死的临床症状

（1）过去有脑动脉硬化或短暂性脑缺血发作病史，常在安静或睡眠时发病。

（2）症状体征。常有意识障碍、视力障碍、语言障碍、吞咽障碍、运动失调、一侧肢体感觉障碍、偏瘫或两侧瘫痪等症状。

2）脑出血的临床症状

（1）大多在活动中突然发病，起病急骤，病情凶险，死亡率非常高。

（2）症状体征。脑出血的症状与出血的部位、出血量、出血速度、血肿大小以及老年人的一般情况有关，通常有突发性头痛、喷射性呕吐、双目向对侧同向凝视、言语不清或失语、小便失禁、四肢瘫痪、高烧、昏迷等，常合并肺部感染、上消化道出血等症状。

3）脑梗死和脑出血的护理要点

（1）饮食护理。发病与不良生活习惯密切相关，发病后以饮食清淡、易消化为原则，戒烟戒酒，多吃蔬菜水果。

（2）心理护理。老年人突然由正常人变为生活不能自理者，容易出现焦虑、悲观的情绪。养老护理员对待老年人要关心体贴，加强沟通，进行安抚，让老年人以良好的心态接受治疗，从而促进康复。

（3）口腔护理。老年人在肢体瘫痪的同时，也会发生面瘫，出现口角歪斜、吞咽困难、口水不断等症状。保持老年人口腔清洁是避免肺部感染、胃肠道感染的良好措施。为老年人擦洗口腔时，要用血管钳夹紧棉球，防止棉球遗留在口腔内，棉球蘸漱口水不可过湿，以防止老年人将溶液误吸入呼吸道。

（4）皮肤护理。老年人发生偏瘫或全瘫后，会导致长期卧床不能翻身，如果发生压疮则会影响疾病的康复。在护理过程中，养老护理员应为老年人保持床铺清洁、平整、松软、舒适，还要密切观察老年人受压部位的情况，每隔两小时翻身一次，避免皮肤受压，从而预防压疮的发生。

（5）体位护理。为了预防瘫痪老年人的关节畸形，要为其正确变换体位，让老年人患侧卧位、仰卧位、健侧卧位交替使用。定时翻身是刺激全身的反应与活动、抑制痉挛和减少患肢受压最有治疗意义的护理。患侧卧位是所有体位中最重要的体位，有利于刺激传入神经和患肢感觉功能恢复。

（6）排尿护理。若老年人发生尿潴留，医生要给予留置导尿，并进行膀胱冲洗和导尿管更换的处理。养老护理员要鼓励老年人多喝水以利于排尿，避免尿管堵塞和尿路炎症。老年人小便失禁时要勤换尿布，每次便后应用温水擦洗干净，以保持会阴部的清洁干燥。

（7）排便护理。偏瘫或全瘫老年人大多有不同程度的便秘，养老护理员要鼓励老年人多饮水，多吃粗杂粮、蔬菜和水果等含纤维素多的食物，以保持大便通畅，必要时可在医生指导下服用导泻药或给予人工排便。

（8）用药护理。因大部分老年人同时伴有高血压、高血脂的原始病变，脑梗死或脑出血后，仍需要继续治疗。养老护理员要严格遵照医嘱，及时为老年人服用降压、降脂和相关药物，同时要严密观察药物疗效及副作用，及时向医护人员反馈。

（9）预防肺炎护理。为防止老年人发生坠积性肺炎，除了每隔 2 小时翻身 1 次外，还要进行拍背护理，每次 10 分钟左右，以协助老年人咳痰、净化呼吸道。

（10）功能训练护理。为防止关节挛缩和避免发生废用性肌肉萎缩，养老护理员可协助或指导家属对老年人患肢进行按摩。老年人病情好转，能进行自主活动时，应协助其进行患肢功能训练，如床上活动、坐位及站立保持平衡、步行及上下楼梯等。肢体训练的程序是：被动运动+辅助运动+主动运动。被动运动需要养老护理员帮助训练，辅助运动需要借助康复器械，主动运动恢复后，老年人可自行运动。每次训练时间以训练后不感到疲劳为宜。

第十九章 冠心病症状及护理要点

学习任务

（1）认识冠心病的症状。

（2）能够为有冠心病的老年人提供对应的照护。

一、冠心病的临床症状

冠状动脉粥样硬化性心脏病是冠状动脉血管发生动脉粥样硬化病变而引起血管腔狭窄或阻塞，造成心肌缺血、缺氧或坏死而导致的心脏病，常常被称为“冠心病”。但是冠心病的范围可能更广泛，还包括炎症、栓塞等导致管腔狭窄或闭塞。世界卫生组织将冠心病分为无症状心肌缺血（隐匿性冠心病）、心绞痛、心肌梗死、缺血性心力衰竭（缺血性心脏病）和猝死5种临床类型。临床中常常分为稳定性冠心病和急性冠状动脉综合征。

1. 冠心病的临床症状

1）典型胸痛

因体力活动、情绪激动等诱发，突感心前区疼痛，多为发作性绞痛或压榨痛，也可为憋闷感。疼痛从胸骨后或心前区开始，向上放射至左肩、臂，甚至小指和无名指，休息或含服硝酸甘油可缓解。胸痛发散的部位也可涉及颈部、下颌、牙齿、腹部等。胸痛也可出现在安静状态下或夜间，由冠脉痉挛所致，也称变异型心绞痛。如胸痛性质发生变化，如新近出现的进行性胸痛，引起疼痛的最低刺激量逐步下降，以至从事少量体力活动或情绪激动甚至休息或熟睡时亦可发作。疼痛逐渐加剧、变频，持续时间延长，祛除诱因或含服硝酸甘油不能缓解，此时往往怀疑不稳定心绞痛。

国际上一般采用CCSC加拿大心血管协会分级法对心绞痛分级。

Ⅰ级：日常活动，如步行、爬梯，无心绞痛发作。

Ⅱ级：日常活动因心绞痛而轻度受限。

Ⅲ级：日常活动因心绞痛发作而明显受限。

Ⅳ级：任何体力活动均可导致心绞痛发作。

发生心肌梗死时胸痛剧烈，持续时间长（常常超过半小时），硝酸甘油不能缓解，并可有恶心、呕吐、出汗、发热，甚至发绀、血压下降、休克、心衰。

2）需要注意

一部分患者的症状并不典型，仅仅表现为心前区不适、心悸或乏力，或以胃肠道症状为主。某些患者可能没有疼痛，如老年人和糖尿病患者。

3）猝死

约有1/3的患者首次发作冠心病表现为猝死。

4）其他

可伴有全身症状，合并心力衰竭的患者可出现。

二、冠心病老年人的护理要点

1. 常备药物

老年人身边常备缓解心绞痛的药物，如硝酸甘油、速效救心丸等，以便随时服用。若服药后心前区疼痛不能很快缓解，应立即向医护人员报告。

2. 注意保暖

注意保暖，避免寒冷导致的体表小血管收缩痉挛、血流速度减慢、血液黏滞度增高、冠状动脉痉挛，从而诱发心绞痛或急性心肌梗死。

3. 节制饭量

注意节制饭量，控制体重，减少胆固醇的摄入量，切忌多饮多食，尤其注意晚饭不宜吃得过饱，以免增加心脏负担，从而使血脂、血黏度突然增高而诱发心绞痛或急性心肌梗死。

4. 限制食盐

限制食盐的摄入量，以每日6克以下为宜。

5. 生活规律

养成良好的生活习惯，饮食、睡眠、运动都要有规律，避免精神紧张或精神亢奋，保证睡眠充足和大便通畅。

第二十章　慢性阻塞性肺病症状及照护要求

学习任务

（1）认识慢性阻塞性肺病的症状。

（2）能够为有慢性阻塞性肺病的老年人提供对应的照护。

一、慢性阻塞性肺病的临床症状

慢性阻塞性肺疾病是一种具有气流阻塞特征的慢性支气管炎和（或）肺气肿，可进一步发展为肺心病和呼吸衰竭的常见慢性疾病。与有害气体及有害颗粒的异常炎症反应有关，致残率和病死率很高，全球40岁以上发病率已高达9%～10%。它是一种常见的以持续气流受限为特征的可以预防和治疗的疾病，气流受限进行性发展，与气道和肺脏对有毒颗粒或气体的慢性炎性反应增强有关。慢性阻塞性肺病的临床症状有以下几种。

1. 慢性咳嗽

慢性咳嗽常为最早出现的症状，随病程发展可终身不愈，常晨间咳嗽明显，夜间有阵咳或排痰。当气道严重阻塞，通常仅有呼吸困难而不表现出咳嗽。

2. 咳痰

一般为白色黏液或浆液性、泡沫性痰，偶可带血丝，清晨排痰较多。急性发作期痰量增多，可有脓性痰。

3. 气短或呼吸困难

早期在活动时出现，后逐渐加重，以致在日常活动甚至休息时感到气短，是慢性阻塞性肺病的标志性症状。但由于个体差异常，部分人可耐受。

4. 喘息和胸闷

部分老年人特别是重度老年人或急性加重时会出现喘息和胸闷。

5. 其他

晚期老年人有体重下降、食欲减退等症状。

二、慢性阻塞性肺病老年人护理要点

1. 饮食护理

了解老年人喜爱的食物及饮食习惯，给予其高热量、高蛋白质、高维生素的易消化饮食，以提高机体的抵抗力。避免食用过冷、过热、产气食物或易引起便秘的食物，以防因腹胀而影响膈肌运动。协助老年人进餐，在饥饿和休息得最好的时间段进餐，餐前至少休息 30 分钟，餐前和进餐时避免过多饮水，餐前和咳嗽后漱口，餐后避免平卧。

2. 休息

急性发作期应以卧床休息为主，协助老年人取舒适体位，晚期老年人宜采取身体前倾位，使用辅助呼吸机参与呼吸。每日评估老年人的体力状况，生活上给予照顾，协助老年人床上被动运动或指导其主动运动。视病情安排适当的活动量，活动以老年人不感到疲劳、不加重症状为宜。级解期可根据病情合理安排休息与活动量。

3. 生活环境

各居室应注意定时通风换气，保持室内空气清新，调节适宜的温度、湿度，冬季注意保暖，避免老年人直接吸入冷空气。

4. 对症护理

如有发热可协助给予药物或物理降温；如喘息严重，应协助及时吸入气雾剂、氧气。

5. 促进排痰

指导老年人多饮水或协助进行超声雾化吸入以湿化气道，协助老年人进行背部叩击和体位引流，指导老年人有效咳痰。慢性阻塞性肺病老年人容易疲劳，充分休息对有效咳痰十分必要。

6. 氧疗护理

对于呼吸困难伴低氧血症的老年人，养老护理员应遵医嘱协助给予氧疗，一般采用鼻导管持续低流量吸氧，氧流量为 1 ~ 2 升/分钟。氧疗有效的指标是老年人呼吸困难减轻、频率减慢、发绀减轻、心率减慢、活动耐力增加。

7. 呼吸功能锻炼

指导老年人进行缩唇呼吸或腹式呼吸，以加强呼吸肌肌力和耐力，改善呼吸功能。缩唇呼吸或腹式呼吸，每日训练 3 ~ 4 次，每次重复 8 ~ 10 次。

8. 病情观察

协助监测体温、脉搏、血压和呼吸四大生命体征，观察咳嗽、咳痰及呼吸困难的程度。

9. 用药护理

遵医嘱用抗生素、支气管舒张药和祛痰药物，指导老年人正确使用气雾剂和定时定量使用其他药物，注意观察疗效及不良反应。

10. 并发症预防与护理

慢性阻塞性肺病常见的并发症是呼吸衰竭，预防的关键在于净化呼吸道、改善通气。

11. 心理护理

引导老年人适应慢性病并以积极的心态对待疾病，培养老年人的兴趣爱好，如听音乐等，以分散其注意力、减少孤独感、级解焦虑和紧张的精神状态。

第二十一章　认知症的症状及照护要求

学习任务

(1) 能及时辨别认知症的临床症状。

(2) 能掌握指导老年人预防认知症并能为认知症老年人提供护理。

一、认知症的临床症状

认知症也称认知障碍，一般会出现记忆障碍的症状。患者首先会出现近事记忆减退，常将日常所做的事和常用的一些物品遗忘，随着病情的发展还会出现远期记忆减退的症状，其次中度患者除记忆障碍继续加重以外，原已掌握的知识和技能也会出现明显衰退。临床症状有以下几种。

1. 起病隐匿，进行性加重，无缓解

由发病至死亡，平均病程 8 ~ 10 年，有些认知功能减退的老年人可持续 15 年或以上。

2. 轻度认知障碍

轻度认知障碍是介于正常衰老和痴呆之间的一种中间状态，可以分为遗忘型轻度认知障碍和非遗忘型轻度认知障碍两种。遗忘型轻度认知障碍常见的症状是记忆力下降，日常生活当中丢三落四。非遗忘型轻度认知障碍主要表现为性情异常，容易焦虑、易怒等情况，这类患者要在生活中注意自己的情绪。这种状态在老年人中普遍存在，个人生活基本尚能自理，仅出现人格改变，例如，缺乏主动性、活动减少、孤独、自私、对周围兴趣减少、对周围人冷淡、对亲人漠不关心、情绪不稳、易激惹、对新环境难以适应等。

3. 中度认知障碍

患者不能独立生活，表现为日益严重的记忆障碍，尚能记住自己的名字，但忘记自己的家庭住址及亲友的姓名；常因记忆减退而出现错构和虚构，不认识自己的亲人和朋友，不认识镜子中自己的影像；不能正确以手势表达自己的意愿，无法作出连续的动作；不能工作，难以完成家务劳动；情绪波动不稳定，怀疑被他人偷窃，怀疑配偶不忠；出现幻听、幻视、幻觉；发生睡眠障碍，白天思睡，夜间不宁；行为紊乱，常藏污纳垢，乱拿他人东西；也可表现为本能活动亢进，如当众裸体，有时出现攻击行为等。

4. 重度认知障碍

记忆力、思维及认知功能受损，忘记自己的姓名和年龄，不认识亲人；语言表达能力进一步退化，只有自发言语，内容单调或反复，发出不可理解的声音，最终丧失语言功能；活动逐渐减少，逐渐丧失行走能力，甚至不能站立，最终只能终日卧床；大、小便失禁。重症老年人可有原始反射，表现为肌张力增高，肌体屈曲，最后发展为严重认知功能障碍，常因压疮、骨折、肺炎、营养不良等继发性疾病而死亡。

二、认知症老年人护理要点

1. 服药

（1）服药时必须有人在旁陪伴，帮助老年人将药物全部服下，以免遗忘或错服。

（2）对伴有抑郁症、幻觉和自杀倾向的老年人，养老护理员一定要把药品管理好。把药品放到老年人拿不到或找不到的地方。

（3）认知症老年人往往不承认自己有病，常因幻觉、多疑而认为养老护理员给他吃的是毒药。为了让其服药，养老护理员需要耐心说服，可以将药研碎，拌在饭中服用，并看着他把药吃下后让其张开嘴，观察其是否咽下，防止老年人在无人看管时将药吐掉。

（4）认知症老年人服药后常不能诉说其不适，养老护理员要细心观察其有何不良反应，并及时报告医生，以调整治疗方案。

（5）卧床、吞咽困难的老年人不宜吞服药片，最好将药研碎后溶于水中服用。

（6）昏迷的老年人可通过鼻饲由胃管注入药物。

2. 生活护理

（1）起居要有规律，不能变化无常，一般要早睡早起。

（2）对入睡困难的老年人，可在医生指导下口服镇静药物。

（3）饮食强调“三定、三高、三低和两戒”，即定时、定量、定质，高蛋白、高不饱和脂肪酸、高维生素，低脂肪、低热量、低盐和戒烟、戒酒。

（4）多食富含卵磷脂的食物，以促进神经细胞的代谢修复，如豆制品、蛋黄、蘑菇和鱼等。

（5）多食富含亚油酸的食品，以促进对神经细胞的保护，如花生、核桃、芝麻、松子、榛子、葵花籽等。

（6）帮助老年人定时排便，保持大便通畅。

3. 精神护理

（1）对认知症老年人要尊重，并减少不良刺激，应定时安排听音乐、读书、看报等适当的益智活动，以稳定他们的情绪。

（2）鼓励轻症老年人多参加社会活动和运动，通过多动手动脑，进行力所能及的体力劳动以延缓病情的进展。

4. 认知症老年人走失的应急处理

在养老机构中，若发现患有认知症的老年人不慎走失，养老护理员应立即上报老年人所住楼层的护士，同时上报机构负责主管。

（1）询问楼层的养老护理员尤其是当日负责护理老年人的养老护理员，是否有人陪同或看到老年人的活动方向。

（2）由区域主管进行下一步行动的指示与协调，使用对讲机呼叫秩序维护部人员调查相关楼层的监控以及园区出入口、地下停车场的监控，查看老年人的活动路线。

（3）当天的值班人员在确保满足其他老年人需求的情况下，调派出其他可用的养老护理员，分路线进行寻找，并请秩序维护部的同事进行协助。

（4）找到老年人后第一时间通知部门主管及护士，由护士通知其他在外寻找老年人的相关人员，另外通知秩序维护部人员。

（5）将老年人带回楼层，检查其身体有无外伤等，如没有，则可安置老年人进行休息。

（6）当日值班人员，尤其是老年人主责的养老护理员应填写“异常事件上报记录单”，将事件进行描述与记录，并请部门主管及其他领导签字。

（7）预防老年人走失应做到以下两点。

①加强安全管理。养老护理员经常巡视老年人房间。

②认知症老年人禁止外出，如需外出必须有家属或者工作人员陪同。

三、认知症的预防

（1）认知症的预防要从中年开始做起。

（2）保持合理用脑，劳逸结合，保护大脑，保证充足的睡眠，注意脑力活动多样化。

（3）培养广泛的兴趣、爱好和开朗的性格。

（4）培养良好的卫生饮食习惯，多吃富含锌、锰、硒类的健脑食物，如贝壳类、鱼类、乳类、豆类、坚果类等，适当补充维生素 E。

（5）戒烟限酒。

（6）尽量不用铝制炊具，过酸过咸的食物在铝制炊具中存放过久，会使铝深入食物而被人体吸收。

（7）积极防治高血压、脑血管病、糖尿病等慢性病。

（8）按摩或针灸任脉的神阙、气海、关元，督脉的命门、大椎、膏肓、肾俞、志室，胃经的足三厘穴（双），均有补肾、填精、助阳、防止衰老和预防痴呆的效果。研究表明，按摩太阳、神庭、百会、四神聪等穴位可有效提升认知功能或延缓认知功能的衰退。

（9）许多药物都能引起中枢神经系统的不良反应（包括精神错乱和倦怠）。应尽可能避免使用镇静剂和抗胆碱药物，如苯二氮䓬类药物、某些三环类抗抑郁药、抗组胺制剂、抗精神病药物以及甲磺酸苯扎托品等。

项目五
安宁疗护

学习目标

（1）了解安宁疗护的含义。

（2）掌握安宁疗护的基本技能。

（3）掌握安宁疗护的心理护理技能。

第二十二章　安宁疗护技能要求

学习任务

（1）了解安宁疗护的定义。

（2）掌握正确实施安宁疗护的技能。

一、终期老年人与安宁疗护

1. 终期老人

终期老年人是指由于机体衰老、疾病、不治之症等使人体重要器官功能衰竭，生命难以维持，预期只能存活 3 ~6 个月的老年人。普遍表现为以下几方面。

（1）呼吸方面，开始出现的是呼吸费力、呼吸急促、呼吸困难，慢慢就变成了呼吸浅慢、深大呼吸。随着呼吸的改变，血氧饱和度也逐渐下降，从正常的 90% 以上逐渐下降，从而出现呼吸停止的症状。

（2）心率，开始是代偿性的心率增快，随着心脏的逐渐疲劳以及缺氧的加重，可以出现心率的逐渐下降，最终导致心跳为零。

（3）神志，一开始出现嗜睡，慢慢的是浅昏迷，最后呈深昏迷状态。

（4）饮食，开始能吃流质的食物，慢慢滴水不进，不能吃饭，只能靠输液维持营养。

2. 安宁疗护

安宁疗护是指为疾病终末期或老年患者在临终前提供身体、心理、精神等方面的照料和人文关怀等服务，控制痛苦和不适症状，提高生命质量，帮助患者舒适、安详、有尊严地离世。安宁疗护、临终关怀、安宁和缓医疗、姑息疗法等具有相似之处。国家卫生健康委员会将临终关怀、舒缓医疗、姑息治疗等统称为安宁疗护。

二、晚期病人的不同发展阶段及护理方法

临终老年人的心理可分五期，他们的心理反应过程也因人而异，这五个阶段发生的顺序和时间并没有一定的规律性，有时会同时发生，有时会重复发生，或停留在某个阶段。

1. 否认期

老年人不承认自己病情已经恶化的事实，认为是医生搞错了。此时养老护理员要充分给予理解和体谅，不要反驳老年人或与其争辩，对一些心照不宣且内心痛苦的老年人应尽量以同情的态度给予安慰。

2. 愤怒期

老年人知道自己预后不佳，但不能理解，无法接受自己即将逝去这一现实，因此常迁怒于别人，训斥周围人员。养老护理员此时应采取理解与宽容的态度，不能因老年人的愤怒而影响自己的情绪和行为，更不能与老年人发生争执，应用老年人能接受的语气，好言相劝，微笑相待。

3. 协议期

老年人经过一段时间的心理适应，由愤怒转为平静，此时护理上应细心照料，尽量解除其生理上的痛苦和心理上的负担。

4. 抑郁期

老年人因知道自己生命垂危而情绪极为伤感。养老护理员在此阶段应尽量满足老年人的要求，安排其与亲朋好友见面、相聚，重温昔日亲情，并尽量让家属陪伴在身旁。

5. 接受期

老年人在心理上会感到自己已经没有什么悲哀和痛苦了，于是开始接受即将面临死亡的事实。此阶段老年人相当平静，表现出惊人的坦然，他们不再抱怨命运，喜欢

独处，睡眠时间增加，情感减退。养老护理员在此阶段应积极主动地帮助老年人了却未完成的心愿，继续给予关心和支持，尊重老年人，不要强迫对方交谈，给予老年人安静、舒适的环境，减少外界干扰。加强基础护理，使老年人平静、安详、有尊严地离开人间。

三、安宁照护过程中的护理技巧

（1）试着让患者保持自己最舒服的情绪，有助于帮助他们减轻临终过程中的心理压力，在护理即将辞世的人时，应当把关注点放在缓解疼痛上，而不必担心长期使用阵痛药物可能会带来药物依赖或者药物滥用的问题。

根据世界卫生组织癌痛三阶梯止痛治疗指南，药物止痛治疗五项基本原则包括：口服给药；按阶梯用药；按时用药；个体化给药。注意具体细节如下。

①阿片类药物是急性重度癌痛及需要长期治疗的中、重度癌痛治疗的首选药物。长期使用时，首选口服给药，有明确指征时可选用透皮吸收途径给药，也可临时皮下注射给药，必要时患者自控镇痛泵给药。

②镇痛药物使用后，要注意预防药物的不良反应，及时调整药物剂量。结合病情给予必要的其他药物和或非药物治疗，确保临床安全及镇痛效果。同时要避免突然中断阿片类药物引发戒断综合征。

（2）简单的肢体接触，握着手，碰触或者轻轻地按摩就能让患者觉得自己和爱的人联系在一起。

（3）在生命末期，呼吸困难是很常见的现象。可以试着把躺在床上的老年人头部垫高，打开窗户，使用雾化加湿器或使用风机使室内空气循环。

（4）嘴唇和眼睛等面部部位的干燥是造成不适感的常见原因。润唇膏可以防止情况变得更糟。闭上眼睛，在上面放一块湿布也可以缓解干燥。如果口腔内看起来很干，可以用湿布、棉球或者经过特殊处理的药签擦拭口腔，也会有所帮助。

（5）临终患者在脱水的缺乏营养的状态下，会造成血液内酮体的积聚，这时候会产生一种止痛药的效应，给病人舒适感，此时要避免葡萄糖的摄入。

（6）为临终患者减轻担心，减少遗憾。临终的人可能会担心自己离世后谁来照料自己的遗物或者家人。因此，我们要争取能帮助他们解决他们所挂心的实际事务，来解除其内心的挂碍。

第二十三章　安宁疗护心理照护要求

学习任务

（1）了解安宁疗护心理照护的定义。

（2）掌握正确实施安宁疗护心理照护的技能。

一、终期老人的心理剖析

终期老年人及其治疗通常都会引起他们的心理波动，这些波动会让老年人和家属无所适从，而心理问题又反映到身体上，出现生理反应，使得本来就很复杂的治疗变得更为复杂。因此，在关注终期老人躯体症状的同时必须给予及时的、合理的“心药”，这就是为什么社会心理照顾对终期老人及其家属尤为重要。面对终期老人，人们通常只关注躯体的疼痛，却忽略了其他方面的痛苦，这些痛苦还可能来自以下这些方面。

1. 心理的痛

心理的痛包括焦虑、孤独、沮丧、受伤、愤怒。有的人会对自己的病情担忧，会因为第二天的手术而十分焦虑，有的人认定自己得了不治之症而闷闷不乐；有些人会表现得脾气很暴躁或者对别人的话语很敏感，容易受到伤害。

2. 社会的痛

社会的痛包括被社会孤立，人际关系的未竟之事。很多终期老人害怕周围的人会用异样的眼光或态度对待自己，而不敢与关系亲近的人接触，担心走近别人会引起反感从而自我封闭，与他人隔绝。

3. 心灵的痛

个人依其宗教、种族、文化背景会有不同程度的心灵痛苦，比如自己的行为和言语违背了自己宗教的信条，心灵就会有恐惧与悔恨。我国的老年人中有宗教信仰的人数较少，更多表现在文化传统对心灵的影响，比如有人笃信因果报应，患病之后开始不停思索自己做错过的事并因此而悔恨，甚至会发展成严重的焦虑抑郁情绪。

二、护理要求和注意事项

终期老人心理上的痛苦不仅会加重躯体的疼痛，更有甚者在躯体疼痛得到足够的治疗后心理痛苦仍然无法缓解。就像医学上针对躯体症状要采取“对症治疗，对症用药”一样，心理问题也是如此，“心病还需心药医”，而这“心药”并不是装在瓶子里的药片，是需要心理医生、社会工作者、患者家属和朋友，甚至患者本人给自己开的药方。作为机构护理人员，在面对终期老人的心理护理上要做到以下几点。

（1）尽最大努力，最大限度地减轻临终老年人的痛苦，缓和其面对死亡的恐惧与不安，维护其尊严，提高尚存的生命质量，使临终老年人在亲切、温馨的环境中离开世界。

（2）为临终老年人提供良好的个人仪态，做好个人卫生和居室环境卫生。结合老年人平日卫生习惯和身体状况，帮助临终老年人做好个人卫生，使老年人树立信心，认为自己和正常人是一样的。

①帮助老年人保持仪态整洁。养老护理员每日帮助老年人做必要的梳理，只要条件允许就要鼓励女性老年人化妆。老年人的衣着要清洁、舒适。亲友来探望时，更要注重其衣着容貌，注意床具的清洁干净，以维护临终老年人的尊严。

②做好老年人的个人卫生。不要因为老年人处在临终阶段，就忽略其个人卫生。养老护理员要帮助老年人做好个人卫生工作，定时为其洗浴或擦身，定时更换床单、枕巾或其他床上用品，帮助老年人洗脸、梳头、洗脚、剪指（趾）甲、剃须等。对于即将逝去的老年人来说，做好皮肤护理，避免发生压疮尤为重要。

③保持室内清洁卫生。室内要经常清洁、打扫，随时更换床单，定时开窗，适时消毒，若条件允许可摆放鲜花。

（3）遵医嘱治疗，减轻老年人痛苦。在医护人员的指导下做好老年人的病情观察工作，按时使用止痛药物，保持引流管通畅等。

（4）做好生活护理，增进舒适感。调节温度、湿度，保持舒适卧位，进行抚触、按摩等。

（5）每天陪伴老年人，与其进行沟通交流，讲述社会上发生的新鲜事情，引导老年人回忆人生中美好的事情，协助完成未了心愿，安排遗愿，促进心理安宁。

（6）做好家属的心理辅导。协助、鼓励家属参与临终老年人护理，让其表达心声、宣泄情绪。协助家属安排老年人的身后事宜。

三、心理安宁疗护实施步骤

1. 工作准备

（1）养老护理员衣着整洁，保持良好心态。

（2）房间安静、清洁，光线柔和，床单位整洁。

（3）老年人衣物整洁，取舒适体位。

2. 沟通

养老护理员应与老年人进行沟通，关心、询问其感觉及有何不适，以拉近与老年人的距离。

3. 聆听倾诉

养老护理员耐心、认真聆听老年人的倾诉，并作出理解、宽容、积极的回应。

4. 安抚

利用肢体语言安抚老年人，握住老年人的手或抚摸他，使其感到有人在陪伴、支持自己。

5. 与家属沟通

与家属交流同老年人所沟通的内容，将其遗愿告知家属，以满足老年人的愿望。

四、对临终老年人家属的心理关怀

1. 临终关怀

临终关怀是通过医护和家属的照顾和安慰让临终的老年人在有限的生命中感受到更多的温情，能够安详、舒适、有尊严地离开人世。最终达到逝者无憾、生者无愧的目的。在家属照顾临终老年人的过程中，会面对以下几种压力。

（1）经济上的压力。由于老年人在生病到临终这段时间里生活不能完全自理，加上需要就医治病，所以家属需要支付相关的医疗费用、看护费用、营养费用等，家庭会面临经济条件的改变。

（2）压力增加，社会活动减少。家属在长期照顾临终老年人的过程中，减少了与亲友、同事甚至子女之间的交流互动，从而带来社交生活的失衡。

（3）即将失去亲人的情绪压力。家属面对生病的老年人，会产生既希望老年人继续生存又不愿意看到老年人长期饱受病痛的折磨，从而陷入欲其生又欲其死的矛盾之中，这种心理通常会引起家属的内疚感和负罪感，情绪陷入不稳定的状态。

2. 安慰临终老年人家属的方法

养老护理员除了要帮助临终老年人度过这段特殊的时光外，还需要协助老年人的家属在合理的时间，在保证身心健康的前提下释放正常的悲伤情绪，以更快地重新开始正常生活。其终极目标是协助家属处理与逝者之间因为不舍和失落引发的各种情绪困扰并完成未尽事务。

帮助悲伤者舒缓情绪的有效办法是和他们保持真诚理解的关系，让临终老年人的家属有说话的机会，能毫无顾忌地谈及与临终老年人有关的事情。在交谈过程中千万不要说一些空洞的表面话语，如“节哀顺变、时间会治愈一切、出去旅游散散心就好了”等。在交谈中，要以倾听他们讲话为主，要用关切的神情、温柔的目光、体贴的动作、得体的语言对待他们，让他们感受到温暖，使他们能尽情发泄情绪，以减轻他们的悲伤，要注意以下几个方面。

（1）在帮助临终老年人家属舒缓悲伤情绪的过程中，养老护理员要容忍和谅解家属的过激言行，始终同临终老年人及其家属保持良好的人际关系，树立养老护理员的良好形象。

（2）养老护理员要鼓励并耐心指导家属照顾好老年人，使家属在照顾老年人的过程中获得心理慰藉，同时也让临终的老年人感受到亲情的温暖，有助于减轻老年人的病痛。

（3）养老护理员应鼓励家属跟临终老年人多进行交谈，可以根据老年人的身体状况和心理需求安排一些家庭团聚活动（如一同进餐、一起看电视等），营造温馨的家庭生活氛围。

（4）满足家属和老年人的合理需求，帮助他们安排并解决家属照顾临终老年人期间的生活及其他困难。

临终老年人及其家属的心理关怀贯穿着临终老年人护理过程的始终，对老年人和其家属的关怀与支持，会协助他们解决有关心理、社会交往、经济等方面的问题，这是临终关怀的重点。临终关怀能够保证临终老年人有尊严并且舒适地度过人生最后一个阶段的痛苦历程，同时也能体现养老护理员的人道主义精神。

小贴士

（1）养老护理员要有足够的耐心，认真聆听临终老年人的遗愿。

（2）鼓励家属共同运用肢体语言慰藉老年人。

附　录

社会参与评估量表

二级指标	评分标准	得分
生活能力	0 分，除个人生活自理外（如饮食、洗漱、穿戴、二便），能料理家务（如做饭、洗衣）或当家管理事务	
	1 分，除个人生活自理外，能做家务，但欠好，家庭事务安排欠条理	
	2 分，个人生活能自理；只有在他人帮助下才能做些家务，但质量不好	
	3 分，个人基本生活事务能自理（如饮食、二便），在督促下可洗漱	
	4 分，个人基本生活事务（如饮食、二便）需部分帮助或完全依赖他人帮助	
工作能力	0 分，原来熟练的脑力工作或体力技巧性工作可照常进行	
	1 分，原来熟练的脑力工作或体力技巧性工作能力有所下降	
	2 分，原来熟练的脑力工作或体力技巧性工作明显不如以往，部分遗忘	
	3 分，对熟练工作只有一些片段保留，技能全部遗忘	
	4 分，对以往的知识或技能全部磨灭	
时间/空间定向	0 分，时间观念（年月日时）清楚；可单独出远门，能很快掌握新环境的方位	
	1 分，时间观念有些下降，年、月、日清楚，但有时相差几天；可单独来往于近街，知道现住地的名称和方位，但不知回家路线	
	2 分，时间观念差，年、月、日不清楚，可知上半年或下半年；只能单独在家附近行动，对现住地只知道名称，不知道方位	
	3 分，时间观念差，年、月、日不清楚，可知上午或下午；只能在左邻右舍间串门，对现住地不知名称和方位	
	4 分，无时间观念；不能单独外出	
人物定向	0 分，知道周围人们的关系，知道祖孙、叔伯、姑姨、侄子、侄女等称谓的意义；可分辨陌生人的大致年龄和身份，可用适当称呼	
	1 分，只知家中亲密近亲的关系，不会分辨陌生人的大致年龄，不能称呼陌生人	
	2 分，只能称呼家中人，或只能照样称呼，不知其关系，不辨辈分	
	3 分，只认识常同住的亲人，可称呼子女或孙子女，可辨熟人和生人	
	4 分，只认识保护人，不辨熟人和生人	
社会交往能力	0 分，参与社会，在社会环境有一定的适应能力，待人接物恰当	
	1 分，能适应单纯环境，主动接触人，初见面时难让人发现智力问题，不能理解隐喻语	
	2 分，脱离社会，可被动接触，不会主动待人，谈话中很多不适词句，容易上当受骗	
	3 分，勉强可与人交往，谈吐内容不清楚，表情不恰当	
	4 分，难以与人接触	

社会支持评定量调查（SSRS）

指导语：下面的问题主要反映了您在社会上所能获得的支持程度。

1. 您有多少关系密切，可以得到支持和帮助的朋友（只选一项）

①一个也没有；②1～2个；③3～5个；④6个或6个以上

2. 近一年来您（只选一项）

①远离家人，且独居一室；②住处经常变动，多数时间和陌生人住在一起；③和同学、同事或朋友住在一起；④和家人住在一起

3. 您与邻居（只选一项）

①相互不交往，只是点头之交；②遇到困难可能稍微关心；③有些邻居很关心您；④大多数邻居都很关心您

4. 您与同事（只选一项）

①相互不交往，只是点头之交；②遇到困难可能稍微关心；③有些同事很关心您；④大多数同事都很关心您

5. 从家庭成员得到的支持和照顾（在合适的框内画“√”）

	全力支持		
	无	**极少**	**一般**
A. 夫妻（恋人）			
B. 父母			
C. 儿女			
D. 兄弟姊妹			
E. 其他成员（如嫂子）			

6. 过去，在您遇到急难情况时，曾经得到的经济支持或解决实际问题的帮助的来源有

①无任何来源；

②下列来源（可选多项）：

A. 配偶；B. 其他家人；C. 朋友；D. 亲戚；E. 同事；F. 工作单位；G. 党团工会等官方或半官方组织；H. 宗教、社会团体等非官方组织；I. 其他（请列出）

7. 过去，在您遇到急难情况时，曾经得到的安慰和关心的来源有

①无任何来源；

②下列来源（可选多项）：

A. 配偶；B. 其他家人；C. 朋友；D. 亲戚；E. 同事；F. 工作单位；G. 党团工会等官方或半官方组织；H. 宗教、社会团体等非官方组织；I. 其他（请列出）

8. 您遇到烦恼时的倾诉方式（只选一项）

①从不向任何人诉述；

②只向关系极为密切的几个人诉述；

③如果朋友主动询问您会说出来；

④主动讲述自己的烦恼，以获得支持和理解

9. 您遇到烦恼时的求助方式（只选一项）

①只靠自己，不接受别人帮助；

②很少请求别人帮助；

③有时请求别人帮助；

④有困难时经常向家人、亲友、组织求援

10. 对于团体（如党团组织、宗教组织、工会、学生会等）组织活动，您（只选一项）

①从不参加；

②偶尔参加；

③经常参加；

④主动参加并积极活动

计分：

一、量表条目计分方法

（1）第1~4，8~10条，选择1，2，3，4项分别计1，2，3，4分。

（2）第5条分A，B，C，D四项计总分，每项从无到全力支持分别计1~4分。

（3）第6、7条如回答“无任何来源”则计0分，回答“下列来源”者，有几个来源就计几分。

二、量表分析方法

（1）总分：即十个条目计分之和。

（2）客观支持分：2、6、7条评分之和。

（3）主观支持分：1、3、4、5条评分之和。

（4）对支持的利用度：第8、9、10条。

基本生活功能指数评定表

进食 指用餐具将食物由容器送到嘴里、咀嚼、吞咽等过程	分	10分，可独立进食（在合理的时间内独立进食准备好的食物）
		5分，需部分帮助（进食过程中需要一定帮助，如协助把持餐具）
		0分，需极大帮助或完全依赖他人，或有留置营养管
洗澡	分	5分，准备好洗澡水后，可自己独立完成洗澡过程
		0分，在洗澡过程中需他人帮助
修饰（指洗脸、刷牙、梳头、刮脸等）	分	5分，可自己独立完成
		0分，需他人帮助
穿衣（指穿脱衣服、系扣、拉拉链、穿脱鞋袜、系鞋带）	分	10分，可独立完成
		5分，需部分帮助（能自己穿脱，但需他人帮助整理衣物、系扣/鞋带、拉拉链）
		0分，需极大帮助或完全依赖他人

（续）

大便控制	分	10 分，可控制大便
		5 分，偶尔失控（每周 <1 次），或需要他人提示
		0 分，完全失控
小便控制	分	10 分，可控制小便
		5 分，偶尔失控（每天 <1 次，但每周 >1 次），或需要他人提示
		0 分，完全失控，或留置导尿管
如厕（包括去厕所、解开衣裤、擦净、整理衣裤、冲水）	分	10 分，可独立完成
		5 分，需部分帮助（需他人搀扶去厕所、需他人帮忙冲水或整理衣裤等）
		0 分，需极大帮助或完全依赖他人
床椅转移	分	15 分，可独立完成
		10 分，需部分帮助（需他人搀扶或使用拐杖）
		5 分，需极大帮助（较大程度上依赖他人搀扶和帮助）
		0 分，完全依赖他人
平地行走	分	15 分，可独立在平地上行走 45 米
		10 分，需部分帮助（因肢体残疾、平衡能力差、过度衰弱、视力等问题，在一定程度上需他人搀扶或使用拐杖、助行器等辅助用具）
		5 分，需极大帮助（因肢体残疾、平衡能力差、过度衰弱、视力等问题，在较大程度上依赖他人搀扶，或坐在轮椅上自行移动）
		0 分，完全依赖他人
上下楼梯	分	10 分，可独立上下楼梯（连续上下 10～15 个台阶）
		5 分，需部分帮助（需他人搀扶，或扶着楼梯、使用拐杖等）
		0 分，需极大帮助或完全依赖他人
日常生活活动总分	分	上述 10 个项目得分之和
日常生活活动分级		0 级，能力完好：总分 100 分 1 级，轻度受损：总分 65～95 分 2 级，中度受损：总分 45～60 分 3 级，重度受损：总分≤40 分

疾病状况评估表

一类疾病	心血管系统	□冠心病 □高血压 □风湿性心脏病 □心绞痛 □心律失常（一般性）□心力衰竭（Ⅰ～Ⅱ级）□主动脉瘤/动脉夹层 □动脉粥样硬化动脉狭窄 □缺血性心病 □其他：
	呼吸系统	□慢性阻塞性肺疾病 □肺气肿 □支气管哮喘 □支气管扩张 □慢性支气管炎 □其他：
	代谢和内分泌系统	□甲亢/甲减 □糖尿病 □类风湿性关节炎 □营养不良 □高尿酸血症和痛风 □骨质疏松症 □代谢综合征 □高脂血症 □其他：
	消化系统	□消化性溃疡 □肝硬化 □其他消化系统疾病 □其他：
	骨/关节/脊柱	□骨折（下肢、上肢）□关节炎 □颈椎病 □腰椎病 □其他：
	神经系统	□帕金森综合征 □癫痫 □脑出血/脑梗死 □后循环缺血 □抑郁症（轻型）□其他：
	泌尿生殖系统	□慢性肾功能不全（非尿毒症期）□前列腺疾病 □其他：
	血液系统	□贫血 □骨髓异常综合征 □其他：
	肿瘤	□肿瘤早期 □肿瘤中期
	其他	
二类疾病	□痴呆 □肿瘤（晚期）□严重心律失常 □压疮 □慢性心力衰竭（心功能Ⅲ～Ⅳ级）□慢性肾功能衰竭（尿毒症期） □多器官功能衰竭 □蛋白质能量营养不足（重度）□慢性阻塞性肺疾病（肺心病心功能Ⅲ～Ⅳ级）□呼吸衰竭 □脑血管意外合并吞咽障碍 □其他：	
疾病状况分级	□ 级	0 级：无上述第一、第二类疾病
		1 级：患有 1～2 种第一类疾病
		2 级：患有 3 种及以上第一类疾病
		3 级：患有第二类疾病

微型营养评定简表（MNA－SF）

身高：________m；体重________kg；身体质量指数（BMI）：________kg/m^2	0分：BMI <19 1分：19≤BMI<21 2分：21≤BMI<23 3分：BMI≥23
小腿围________cm（如无法获得BMI，用小腿围）	0分：<31cm 3分：≥31cm
过去3个月内有没有因为食欲减退、消化问题、咀嚼或吞咽困难而减少食量	0分：食量严重减少 1分：食量中度减少 2分：食量没有减少
过去3个月内体重下降的情况	0分：大于3kg 1分：不知道 2分：1～3kg 3分：体重没有下降
活动能力	0分：需长期卧床或坐轮椅 1分：可以下床或离开轮椅，但不能外出 2分：可以外出
过去三个月内有没有受到心理创伤或患急性疾病	0分：有 2分：没有
精神心理问题	0分：严重痴呆或抑郁 1分：轻度痴呆 2分：没有精神心理问题
评级结果：________分	

老年人精神心理健康状况评估量表

1. 老年人基本信息

姓名________ 性别________ 年龄________

2. 认知评估（需老人自答不可代答）进行方式：依下表所列问题，询问老人并将结果记录下来

	事项评分	1分	2分	3分	4分
学习	□国家主席、□总理、□村（居）委会主任分别是谁？				
	最近□本市、□（村）居委、□邻居发生什么新鲜事？				
常识	□今天是哪一年？□什么季节？□星期几？（看日历说出也算）				
	□春节、□中秋节、□国庆节是哪一天？				
	3件常用物品的辨认（命名）□笔 □钱币 □手表				
记忆	□您多大年龄？（±2说出生肖也算）□您生日是哪天？				
	□这是什么地方？□旁边的人是谁？□说出配偶名字				
	回忆3件已辨认的物品，□笔 □钱币 □手表				
操作	10元－3元－3元－3元＝ 元？（不可提醒） □用左手拿纸 □将纸对折 □放在右腿上				
事项说明：以上各事项中对3题1分对2题2分对1题3分 3题都错4分					
总分：资料来源：□本人 □其他：					
评分参考值	□初中及以上组□文盲组 ≤14分≤16分 轻度15分～19分 17～21分 中度20分～24分 22～26分 重度≥25分≥27分	参数项目等级判断	正常□ 轻度□ 中度□ 重度□		
评估结论说明：					

3. 行为评估（可向亲属或护理人员了解）

事项评分	没有	偶尔有	有时有	经常有
1. □不顾安危独自离家不回 □游走	0	1	2	3
2. □日夜颠倒 □随处大小便	0	1	2	3
3. □藏污纳垢 □乱拿他人之物占为己有□乱翻东西	0	1	2	3
4. □躁动不安 □毁物伤人	0	1	2	3
5. □动作行为迟缓 □畏缩 □无动作行为	0	1	2	3
6. □手淫 □当众裸体 □非礼	0	1	2	3
7. □有危险用火记录或倾向	0	1	2	3
8. □身体侵犯 □言语侵犯 □自我伤害	0	1	2	3
9. □喃喃自语 □胡言乱语 □怪叫（大声）	0	1	2	3
10. □怀疑老伴有外遇 □怀疑有人要偷自己的东西 □怀疑有人要欺负自己 □说自己身上有异物	0	1	2	3
总分：资料来源：□亲属 □其他：注：总分≥10分建议转至专科医院诊断介入				
评分参考值	正常0分～2分 轻度3分～9分 中度10分～16分 重度≥17分	参数项目等级判断	□正常 □轻度 □中度 □重度	
评估结论说明：				

4. 情绪评估（可向亲属或护理人员了解）

事项评分	没有	偶尔有	有时有	经常有
1. 担心、担忧（反复叙说健康等问题）	0	1	2	3
2. 焦虑不安、心神不定	0	1	2	3
3. 觉得一切都不好，好像要发生不幸	0	1	2	3
4. 异常欣快	0	1	2	3
5. 情绪起伏易变	0	1	2	3
6. 易怒的（激惹）	0	1	2	3
7. 迟滞的	0	1	2	3
8. 情绪低落	0	1	2	3
9. 表情比较淡漠	0	1	2	3
10. 感到紧张或容易紧张	0	1	2	3
总分：资料来源：□本人 □其他：				
焦虑判断分数如下：总分≥11 分，建议转至心理卫生中心介入				
评分参考值	正常 0～3 分　轻度 4 分～10 分 中度 11 分～17 分　重度≥18 分	参数项目等级判断	□正常　□轻度 □中度　□重度	
评估结论说明：				

5. 抑郁评估。上一个礼拜中，您是否有下面的情形和感觉？（需老人自答不可代答）

事项评分	没有	偶尔有	有时有	经常有
1. 觉得做任何事都很费力	0	1	2	3
2. 睡不安稳	0	1	2	3
3. 觉得很孤单、寂寞	0	1	2	3
4. 觉得人人都不友善（对自己不好）	0	1	2	3
5. 觉得很悲哀	0	1	2	3
6. 觉得别人不喜欢自己	0	1	2	3
7. 做任何事都提不起劲	0	1	2	3
8. 做事无法集中注意力	0	1	2	3
9. 觉得比不上一般的人	0	1	2	3
10. 觉得生活得没意义	0	1	2	3
总分：资料来源：□本人□其他：				
忧郁判断分数：≥13 分建议转至心理卫生中心介入				
评分参考值	正常 0～3 分　轻度 4 分～12 分 中度 13 分～20 分　重度≥21 分	参数项目等级判断	□正常　□轻度 □中度　□重度	
评估结论说明：				

评估员签名：　　　　　日期：__________

感知觉与沟通评估表

意识水平	分	0分，神志清醒，对周围环境警觉
		1分，嗜睡，表现为睡眠状态过度延长。当呼唤或推动其肢体时可唤醒，并能进行正确的交谈或执行指令，停止刺激后又继续入睡
		2分，昏睡，一般的外界刺激不能使其觉醒，给予较强烈的刺激时可有短时的意识清醒。醒后可简短回答提问，当刺激减弱后又很快进入睡眠状态
		3分，昏迷，处于浅昏迷时对疼痛刺激有回避和痛苦表情；处于深昏迷时对刺激无反应（若评定为昏迷，直接评定为重度失能，可不进行以下项目的评估）
视力：若平日戴老花镜或近视镜，应在佩戴眼镜的情况下评估	分	0分，能看清书报上的标准字体
		1分，能看清楚大字体，但看不清书报上的标准字体
		2分，视力有限，看不清报纸大标题，但能辨认物体
		3分，辨认物体有困难，但眼睛能跟随物体移动，只能看到光、颜色和形状
		4分，没有视力，眼睛不能跟随物体移动
听力：若平时佩戴助听器，应在佩戴助听器的情况下评估	分	0分，可正常交谈，能听到电视、电话、门铃的声音
		1分，在轻声说话或说话距离超过2米时听不清
		2分，正常交流有些困难，需在安静的环境或大声说话才能听到
		3分，讲话者大声说话或说话很慢，才能部分听见
		4分，完全听不见
沟通交流：包括非语言沟通	分	0分，无困难，能与他人正常沟通和交流
		1分，能够表达自己的需要及理解别人的话，但需要增加时间或给予帮助
		2分，表达需要或理解有困难，需频繁重复或简化表达
		3分，不能表达需要或理解他人的话
感知觉与沟通分级		□0级，能力完好：意识清醒，且视力和听力评为0或1，沟通评为0； □1级，轻度受损：意识清醒，但视力或听力中至少一项评为2，或沟通评为1； □2级，中度受损：意识清醒，但视力或听力中至少一项评为3，或沟通评为2或嗜睡，视力或听力评定为3及以下，沟通评定为2及以下； □3级，重度受损：意识清醒或嗜睡，但视力或听力中至少一项评为4，或沟通评为3或昏睡/昏迷

汉密尔顿焦虑评估量表（HAMA）

请在下表中符合近1周来您具有的身心症状的分数后打钩：

0无症状　1轻微　2中等　3较重　4严重

圈出最适合病人情况的分数					
焦虑心境	0	1	2	3	4
紧张	0	1	2	3	4
害怕	0	1	2	3	4
失眠	0	1	2	3	4
认知功能	0	1	2	3	4
抑郁心境	0	1	2	3	4
躯体性焦虑：肌肉系统	0	1	2	3	4
躯体性焦虑：感觉系统	0	1	2	3	4
心血管系统症状	0	1	2	3	4
呼吸系统症状	0	1	2	3	4
胃肠道症状	0	1	2	3	4
生殖泌尿系统症状	0	1	2	3	4
自主神经系统症状	0	1	2	3	4
会谈时行为表现	0	1	2	3	4

HAMA没有工作用评分标准，14个条目所评定的症状如下。

（1）焦虑心境：担心、担忧，感到有最坏的事情将要发生，容易激惹。

（2）紧张：紧张感、易疲劳、不能放松，情绪反应，易哭、颤抖、感到不安。

（3）害怕：害怕黑暗、陌生人、一人独处、动物、乘车或旅行及人多的场合。

（4）失眠：难以入睡、易醒、睡得不深、多梦、梦魇、夜惊、醒后感疲倦。

（5）认知功能：或称记忆、注意障碍。注意力不能集中，记忆力差。

（6）抑郁心境：丧失兴趣、对以往爱好缺乏快感、抑郁、早醒、昼重夜轻。

（7）肌肉系统症状：肌肉酸痛、活动不灵活、肌肉抽动。肢体抽动、牙齿打战、声音发抖。

（8）感觉系统症状：视物模糊、发冷发热、软弱无力感、浑身刺痛。

（9）心血管系统症状：心动过速、心悸、胸痛、血管跳动感、昏倒感、心搏脱漏。

（10）呼吸系统症状：胸闷、窒息感、叹息、呼吸困难。

（11）胃肠道症状：吞咽困难、嗳气、消化不良（进食后腹痛、胃部烧灼感。腹胀、恶心、胃部饱感）、肠动感、肠鸣、腹泻、体重减轻、便秘。

（12）生殖泌尿系统症状：尿意频繁、尿急、停经、性冷淡、过早射精、勃起不能、阳痿。

（13）自主神经系统症状：口干、潮红、苍白、易出汗、易起“鸡皮疙瘩”、紧张性头痛、毛发竖起。

（14）会谈时行为表现：①一般表现：紧张、不能松弛、忐忑不安、咬手指、紧紧握拳、摸弄手帕、面肌抽动、不停顿足、手发抖、皱眉、表情僵硬、肌张力高、叹息样呼吸、面色苍白；②生理表现：吞咽、打嗝、安静时心率快、呼吸快（20次/分以上）、腱反射亢进、震颤、瞳孔放大、眼睑跳动、易出汗、眼球突出。

老年抑郁评估量表（GDS）

老年抑郁量表（GDS）

老年抑郁量表由 Brink 等人于 1982 年编制，作为专用于老年人的抑郁筛查表。
整个量表包括 30 个条目，代表了老年抑郁的核心，选项包含情绪低落、活动减少、易激惹、退缩痛苦的想法，对过去、现在与将来的消极评价等。每个条目都是问话形式，要求受试者回答“是”或“否”。下面请根据您一周以来的感受进行选择。

题目编号	题目名称	选项
1	你对生活基本上满意吗？	选项：是，分数：0 | 选项：否，分数：1 |
2	你是否已经放弃了许多活动和兴趣？	选项：是，分数：1 | 选项：否，分数：0 |
3	你是否觉得生活空虚？	选项：是，分数：1 | 选项：否，分数：0 |
4	你是否常感到厌倦？	选项：是，分数：1 | 选项：否，分数：0 |
5	你觉得未来有希望吗？	选项：是，分数：0 | 选项：否，分数：1 |
6	你是否因为脑子里有一些想法摆脱不掉而烦恼？	选项：是，分数：1 | 选项：否，分数：0 |
7	你是否大部分时间精力充沛？	选项：是，分数：0 | 选项：否，分数：1 |
8	你是否害怕会有不幸的事落到你头上？	选项：是，分数：1 | 选项：否，分数：0 |
9	你是否大部分时间感到幸福？	选项：是，分数：0 | 选项：否，分数：1 |
10	你是否常感到孤立无援？	选项：是，分数：1 | 选项：否，分数：0 |
11	你是否经常坐立不安，心烦意乱？	选项：是，分数：1 | 选项：否，分数：0 |
12	你是否希望待在家里而不愿意去做些新鲜事？	选项：是，分数：1 | 选项：否，分数：0 |
13	你是否常常担心将来？	选项：是，分数：1 | 选项：否，分数：0 |
14	你是否觉得记忆力比以前差？	选项：是，分数：1 | 选项：否，分数：0 |
15	你是否觉得现在生活很惬意？	选项：是，分数：0 | 选项：否，分数：1 |
16	你是否常感到心情沉重、郁闷？	选项：是，分数：1 | 选项：否，分数：0 |
17	你是否觉得像现在这样生活毫无意义？	选项：是，分数：1 | 选项：否，分数：0 |
18	你是否常为过去的事忧愁？	选项：是，分数：1 | 选项：否，分数：0 |
19	你觉得生活很令人兴奋吗？	选项：是，分数：0 | 选项：否，分数：1 |
20	你开始一件新的工作困难吗？	选项：是，分数：1 | 选项：否，分数：0 |
21	你觉得生活充满活力吗？	选项：是，分数：0 | 选项：否，分数：1 |
22	你是否觉得你的处境毫无希望？	选项：是，分数：1 | 选项：否，分数：0 |
23	你是否觉得大多数人比你强很多？	选项：是，分数：1 | 选项：否，分数：0 |
24	你是否常为些小事伤心？	选项：是，分数：1 | 选项：否，分数：0 |
25	你是否常觉得想哭？	选项：是，分数：1 | 选项：否，分数：0 |
26	你集中精力困难吗？	选项：是，分数：1 | 选项：否，分数：0 |

（续）

题目编号	题目名称	选项
27	你早晨起来很快活吗？	选项：是，分数：0 ｜ 选项：否，分数：1 ｜
28	你希望避开聚会吗？	选项：是，分数：1 ｜ 选项：否，分数：0 ｜
29	你做决定很容易吗？	选项：是，分数：0 ｜ 选项：否，分数：1 ｜
30	你的头脑像往常一样清晰吗？	选项：是，分数：0 ｜ 选项：否，分数：1 ｜
新增题目		
结论序号	分数	结论
1	0～10	经过检测您【无抑郁症状】，希望您继续保持良好的心态。（以上测试结果仅供参考）
2	11～20	经过检测您为【轻度抑郁】，为了您和家人的幸福，建议您联系我们，进行更专业的检测。（以上测试结果仅供参考）
3	21～30	经过检测您为【中重度抑郁】，为了您和家人的幸福，建议您联系我们，进行更专业的检测。（以上测试结果仅供参考）

汉密尔顿抑郁评估量表（HAMD）

项目	分值	分数
（1）抑郁情绪	0分＝没有； 1分＝只在问到时才诉述； 2分＝在访谈中自发地表达； 3分＝不用言语也可以从表情、姿势、声音或欲哭中流露出这种情绪； 4分＝病人的自发言语和非语言表达（表情，动作）几乎完全表现为这种情绪	
（2）有罪感	0分＝没有； 1分＝责备自己，感到自己已连累他人； 2分＝认为自己犯了罪，或反复思考以往的过失和错误； 3分＝认为目前的疾病是对自己错误的惩罚，或有罪恶妄想； 4分＝罪恶妄想伴有指责或威胁性幻觉	
（3）自杀	0分＝没有； 1分＝觉得活着没有意义； 2分＝希望自己已经死去，或常想与死亡有关的事； 3分＝消极观念（自杀念头）； 4分＝有严重自杀行为	

（续）

项目	分值	分数
（4）入睡困难（初段失眠）	0分＝没有； 1分＝主诉入睡困难，上床半小时后仍不能入睡（要注意平时病人入睡的时间）； 2分＝主诉每晚均有入睡困难	
（5）睡眠不深（中段失眠）	0分＝没有； 1分＝睡眠浅，多噩梦； 2分＝半夜（晚12点钟以前）曾醒来（不包括上厕所）	
（6）早醒（末段失眠）	0分＝没有； 1分＝有早醒，比平时早醒1小时，但能重新入睡，应排除平时习惯； 2分＝早醒后无法重新入睡	
（7）工作和兴趣	0分＝没有； 1分＝提问时才诉述； 2分＝自发地直接或间接表达对活动、工作或学习失去兴趣，如感到没精打采，犹豫不决，不能坚持或需强迫自己去工作或劳动； 3分＝活动时间减少或成效下降，住院患者每天参加病房劳动或娱乐不满3小时； 4分＝因目前的疾病而停止工作，住院者不参加任何活动或者没有他人帮助便不能完成病室日常事务，要注意不能凡住院就打4分	
（8）阻滞（指思维和言语缓慢，注意力难以集中，主动性减退）	0分＝没有； 1分＝精神检查中发现轻度阻滞； 2分＝精神检查中发现明显阻滞； 3分＝精神检查进行困难； 4分＝完全不能回答问题（木僵）	
（9）激越	0分＝没有； 1分＝检查时有些心神不定； 2分＝明显心神不定或小动作多； 3分＝不能静坐，检查中曾起立； 4分＝搓手、咬手指、头发、咬嘴唇	
（10）精神性焦虑	0分＝没有； 1分＝问及时诉述； 2分＝自发地表达； 3分＝表情和言谈流露出明显忧虑； 4分＝明显惊恐	
（11）躯体性焦虑（指焦虑的生理症状，包括口干、腹胀、腹泻、打嗝、腹绞痛、心悸、头痛、过度换气和叹气，以及尿频和出汗）	0分＝没有； 1分＝轻度； 2分＝中度，有肯定的上述症状； 3分＝重度，上述症状严重，影响生活或需要处理； 4分＝严重影响生活和活动	

（续）

项目	分值	分数
（12）胃肠道症状	0分=没有； 1分=食欲减退，但不需他人鼓励便自行进食； 2分=进食需他人催促或请求和需要应用泻药或助消化药	
（13）全身症状	0分=没有； 1分=四肢、背部或颈部沉重感，背痛、头痛、肌肉疼痛、全身乏力或疲倦； 2分=症状明显	
（14）性症状（指性欲减退、月经紊乱等）	0分=没有； 1分=轻度； 2分=重度； 3分=不能肯定，或该项对被评者不适合（不计入总分）	
（15）疑病	0分=没有； 1分=对身体过分关注； 2分=反复考虑健康问题； 3分=有疑病妄想； 4分=伴幻觉的疑病妄想	
（16）体重减轻	（1）按病史评定； 0分=没有； 1分=患者诉说可能有体重减轻； 2分=肯定体重减轻 （2）按体重记录评定： 0分=1周内体重减轻0.5kg以内； 1分=1周内体重减轻超过0.5kg； 2分=1周内体重减轻超过1kg	
（17）自知力	0分=知道自己有病，表现为忧郁 1分=知道自己有病，但归咎伙食太差、环境问题、工作过忙、病毒感染或需要休息； 2分=完全否认有病	
（18）日夜变化（如果症状在早晨或傍晚加重，先指出哪一种，然后按其变化程度评分）	0分=早晚情绪无区别； 1分=早晨或傍晚轻度加重； 2分=早晨或傍晚严重	
（19）人格解体或现实解体（指非真实感或虚无妄想）	0分=没有； 1分=问及时才诉述； 2分=自发诉述； 3分=有虚无妄想； 4分=伴幻觉的虚无妄想	

（续）

项目	分值	分数
（20）偏执症状	0分＝没有； 1分＝有猜疑； 2分＝有牵连观念； 3分＝有关系妄想或被害妄想； 4分＝伴有幻觉的关系妄想或被害妄想	
（21）强迫症状（指强迫思维和强迫行为）；	0分＝没有； 1分＝问及时才诉述； 2分＝自发诉述	
（22）能力减退感	0分＝没有； 1分＝仅于提问时方引出主观体验； 2分＝病人主动表示有能力减退感； 3分＝需鼓励、指导和安慰才能完成病室日常事务或个人卫生； 4分＝穿衣、梳洗、进食、铺床或个人卫生均需要他人协助	
（23）绝望感	0分＝没有； 1分＝有时怀疑“情况是否会好转”，但解释后能接受； 2分＝持续感到“没有希望”，但解释后能接受； 3分＝对未来感到灰心、悲观和绝望，解释后不能排除； 4分＝自动反复诉述“我的病不会好了”或诸如此类的情况	
（24）自卑感	0分＝没有； 1分＝仅在询问时诉述有自卑感不如他人； 2分＝自动诉述有自卑感； 3分＝病人主动诉说自己一无是处或低人一等（与评2分者只是程度的差别）； 4分＝自卑感达妄想的程度，例如“我是废物”或类似情况	
总分		

老年人跌倒环境危险因素评估表

序号	评估内容	评估方法	选项（是/否/无此内容）	
			第一次	第二次
地面和通道				
1	地毯或地垫平整，没有褶皱或边缘卷曲	观察		
2	过道上无杂物堆放	观察（室内过道无物品摆放，或摆放物品不影响通行）		
3	室内使用防滑地砖或经防滑处理	观察防滑性		
4	未养猫或狗	询问（家庭内未饲养猫、狗等动物）		
客厅				
1	室内照明充足	测试、询问（以室内所有老年人根据能否看清物品的表述为主，有眼疾者除外）		
2	取物不需要使用梯子或凳子	询问（老年人近一年内未使用过梯子或凳子攀高取物）		
3	沙发高度和软硬度适合起身	测试、询问（以室内所有老年人容易坐下和起身作为参考）		
4	常用椅子有扶手	观察（观察老年人习惯用椅）		
卧室				
1	使用双控照明开关	观察		
2	躺在床上不用下床也能开关灯	观察		
3	床边没有杂物影响上下床	观察		
4	床头装有电话	观察（老年人躺在床上也能接打电话）		
厨房				
1	排风扇和窗户通风良好	观察、测试		
2	不用攀高或不改变体位可取用常用厨房用具	观察		
3	厨房内有电话	观察		
卫生间				
1	地面平整，排水通畅	观察、询问（地面排水通畅，不会存有积水）		

（续）

序号	评估内容	评估方法	选项（是/否/无此内容）	
			第一次	第二次
2	不设门槛，内外地面在同一水平	观察		
3	马桶旁有扶手	观察		
4	浴缸/淋浴房使用防滑垫	观察		
5	浴缸/淋浴房旁有扶手	观察		
6	洗漱用品可轻易取用	观察（不改变体位，直接取用）		
	风险等级	□低风险：3项以下评为“否”； □中风险：3～8项评为“否”； □高风险：9项以上评为“否”。		

压疮危险因素评估量表（Braden）

评估项目	1分	2分	3分	4分
感觉	完全受限	非常受限	轻度受限	未受损
潮湿	持续潮湿	潮湿	有时潮湿	很少潮湿
活动力	限制卧床	可以坐椅子	偶尔行走	未受限
移动力	完全无法移动	严重受限	轻度受限	未受限
营养	非常差	可能不足够	足够	非常好
摩擦力和剪切力	有问题	有潜在问题	无明显问题	
评价总分	________分			
分级	□低风险：15～18分 □中风险：13～14分 □高风险：12分以下			

管道管理风险评估表

	特殊照护类别	结果	
1	鼻胃管留置护理	□ 无	□ 有
2	中心静脉导管维护	□ 无	□ 有
3	氧气治疗	□ 无	□ 有
4	呼吸器或呼吸机	□ 无	□ 有
5	气管切开护理	□ 无	□ 有
6	留置导尿管护理	□ 无	□ 有
7	肠造护理	□ 无	□ 有
8	膀胱造/肾造/输尿管造护理	□ 无	□ 有
9	伤引流管护理	□ 无	□ 有
10	伤护理、换药（不包括压疮伤的处置）	□ 无	□ 有
11	其他	□ 无	□ 有
风险等级		□ 低风险：均无 □ 中风险：有 2 项以下 □ 高风险；有 3 项以上或有潜在感染风险	

参考文献

[1] 吴玉霞. 养老机构服务规范和质量标准管理［M］. 银川：阳光出版社，2015.

[2] 王德文，谢良地. 社区老年人口养老照护现状与发展对策［M］. 厦门：厦门大学出版社，2013.

[3] 刘祚燕，吴琳娜. 老年康复护理实践［M］. 成都：四川大学出版社，2017.

[4] 吴仕英，肖洪松. 老年综合健康评估［M］. 成都：四川大学出版社，2015.

[5] 李国宏. 60 项护理技术操作流程［M］. 南京：东南大学出版社，2015.

[6] 胡英娣. 老年人心理与行为［M］. 北京：海洋出版社，2017.

[7] 王晓娟，戴秀英. 老年慢性病防治与家庭护理 400 问［M］. 北京：中国中医药出版社，2017.

[8] 臧少敏，王友顺. 老年营养与膳食保健［M］. 北京：北京大学出版社，2013.

[9] 于卫华，戴夫，潘爱红. “医养结合”老年护理实践指南［M］. 合肥：中国科学技术大学出版社，2018.

[10] 张振香，许梦雅，陈素艳，等. 失能老人生活重建康复护理指导［M］. 郑州：河南科学技术出版社，2022.

Project 1
Position cognition and literacy requirements of institutional elderly care

Learning target

(1) Master the concepts of aging, population aging, healthy life expectancy, healthy aging, and geriatric nursing.

(2) Understand the position cognition and literacy requirements of elderly care in nursing institutions.

(3) Understand the career development prospects of nursing staff.

Chapter 1 Position cognition of institutional elderly care

Learning tasks

① Understand the career orientation of positions in elderly care institutions.

② Memorize the physiological and psychological characteristics of the elderly, and distinguish the actual needs of the elderly according to their daily performance.

③ Be proficient in the working process of elderly care staff, and be able to complete independent nursing work.

Elderly care institutions refer to all public, private and community elderly care service institutions that meet the provisions of the Civil Affairs Bureau. They can be independent legal entities, or a department or branch affiliated to medical institutions, enterprises and institutions, social organizations, or comprehensive social welfare institutions. Elderly care institutions with an important organizational form of socialized elderly care, can provide the elderly with comprehensive services such as diet, daily life, cleanliness, life care, health management, sports and entertainment activities. Its services include healthy, disabled, and dementia elderly people. At present, China's elderly care institutions mainly include the following categories: social welfare homes for the elderly, nursing homes, apartments for the elderly, hospice care institutions, etc.

Elderly care aims, mainly through life and technological nursing skills, to provide the elderly with daily life care, medical care, rehabilitation, disease prevention, health care and psychological nursing. Modern elderly care emphasizes on "providing professional assistance, taking their physiological and psychological status and social adaptability into consideration, allowing them to maintain personal independence and dignity. For those with physical dysfunction who have lost or partially lost self-care abilities, modern elderly care is expected to provide services in health, personal care and social services."

1 Introduction to the career of elderly care nursing staff

(1) The concept of elderly care nursing staff

Elderly care is developed on the basis of the classification system of clinical nursing, and there is no unified standard on its definition. Rated care for the elderly refers to the use of objective tools to conduct comprehensive and scientific evaluation of the elderly under the guidance of scientific theories, and to provide precise care with different content according to the level of the elderly. The basic task of elderly care is to provide the elderly with daily life care, disease care, psychological care and other common nursing techniques, according to the daily life and psychological characteristics and social needs. From the perspective of the development trend of the industry, all the personnel engaged in geriatric care work in the future need pass professional training and obtain the qualification certificate before taking up the post. Elderly care staff can mainly work in hospitals, community medical departments, nursing homes and private medical institutions, and provide holistic nursing services for the elderly. With the accelerating increase of the aging population in China and the change of people's concept of elderly care, more and more elderly people choose to enter the elderly care institutions.

(2) The prospects of career development of elderly care nursing staff

Elderly care staff are engaged in life care and nursing services for the elderly. With the increase of China's aging population, the demand for health care is also increasing. As of 2019, there were only less than one million elderly care staff in China, creating a huge gap. The Ministry of Civil Affairs and the National Development and Reform Commission printed and released the *14 th Five-year Plan of Civil Career Development and Planning* ([2021]51) to point out: we must strengthen the team construction of the elderly care service personnel and train elderly care, nursing home leaders, and elderly social workers in a large scale. We must try to realize the goal that one thousand elderly people and one hundred beds in elderly care institutions have one social worker. We will vigorously develop the levels of elderly care staff, launch a campaign to improve the professional skills of elderly staff, and train 2 million elderly care staff by the end of 2022. We will promote to establish and improve a system for identifying the vocational skill levels of elderly care staff.

(3) Introduction of the elderly care modes

The job of the elderly care is to serve the elderly, the elderly institutions and the society. At present, based on the current situation of the "9073 pattern" in China (90% of the elderly choose home-based elderly care, 7% of the elderly choose community elderly care, and 3% of the elderly choose institutional elderly care). The workplaces of the elderly care attendants are mainly distributed in the institutions, but they will provide door-to-door services for the elderly involved in home-based elderly care. There are several common elderly care models as follows.

a. Institutional elderly care

Institutional elderly care refers to the provision of food, cleanliness, life care and health care for the elderly in elderly care institutions.

The elderly care mode of comprehensive services such as sports and entertainment activities can meet the requirements of the elderly due to their own diseases or the degradation of others in order to maintain their normal life function. The vast majority of elderly care institutions are non-profit private management institutions. Being different from other services, elderly care service is a kind of whole-person, all-staff and whole-process service. The so-called whole-person service means that elderly care institutions should not only meet the need of basic life care such as clothing, food, housing and transportation, but also meet the need of medical care, disease prevention, nursing and rehabilitation, as well as spiritual culture, psychological and social needs. In order to meet the above need of the elderly, it requires the joint efforts of all the staff of the elderly care institutions, which might be the so-called full service. The vast majority of the elderly live in the elderly care institutions as the final destination of their life. From the day the elderly move in, the staff of the elderly care institutions should be prepared to accompany them through the last journey of their life, which is the so-called full service.

b. Community elderly care

Community elderly care, with the family as the core, with the community as the support, with day care, life care, domestic service and spiritual comfort as the main content, with door-to-door service and community day care as the main form, is a form of elderly care which introduces elderly services as professional as those in elderly care institutions.

c. Home-based elderly care

Home-based elderly care with the family as the core, with the community and professional services as support, provides social services for the elderly living at home and helps solve the daily life difficulties. The services include life care, medical services and spiritual care services. There are two main forms of service: professionally trained service staff make house calls to provide services for the elderly; and day service centers in the community provide day care services for the elderly.

Elderly care service industry is a high-risk industry with large investment, long return cycle and fierce market competition. The average age of the elderly living in elderly care institutions is mostly over 75 years old. Facing the coexistence of aging and disease, the high rate of accidents, accidental injury, sudden death of high-risk groups, further increase the operation risk of elderly care institutions. In order to make the elderly care institutions better serve for the elderly, as the nursing staff of the elderly care institutions, they should serve in elderly care institutions with a highly responsible attitude.

(4) The characteristics of the elderly

a. Physical characteristics of the elderly

Various tissues and organs of the elderly have changed to different degrees with various ages, showing different characteristics with the young period.

(a) Changes in sensory perception

① Aging of vision. Most elderly vision would gradually decline, astigmatism and presbyopia, reduced sensitivity to strong and weak light.

② Aging of hearing. The change of hearing of the elderly is often known as tinnitus or deafness. Presbycusis is hearing loss in high-pitched sounds, which is the most common senile hearing problem. Tinnitus is a special hearing impairment seen in the elderly, similar to the continuous high-frequency bells or whistles, which is the main problem in the elderly hearing.

③ Aging of taste and smell. The taste of the elderly will become dull because of the large decrease in the number of taste buds, which is first manifested in the atrophy of sweet and salty taste buds. The shrinkage of bitter and spicy buds is relatively slow, so the elderly often feel the food tasteless, taste heavier. Olfaction is one of the last feelings of aging and degeneration of the elderly. The ability to identify various odors will decrease with increasing age, and the lack of olfaction will also have a great impact on the elderly.

④ Aging of skin sensation. Skin sensation is divided into touch sensation, pain sensation and temperature sensation. The absence of touch does not pose a big problem for older people. The lack of pain perception makes the elderly insensitive to pain and easy to cover up the condition, such as they are not sensitive to collision, which can not find skin rupture in time. The elderly are not sensitive to the feeling of temperature changes, so they are prone to cold and heat stroke due to weather changes.

(b) Changes in brain and nervous system

① Aging of the brain. The brain has both left and right hemispheres. The outermost layer of the brain is the cerebral cortex, which is the most important part of the brain. With increasing age, the cerebral cortex is more vulnerable to damage, and its plasticity becomes worse.

② Aging of the nervous system. The brain contains a series of changing neurons, also known as nerve cells, which is the basic unit of the brain and nervous system. As age increasing, nerve cells begin to apoptosis, atrophy and weaken, the weight of the brain gradually decreases, and the normal function of nerve cells is affected.

(c) The "five needs"

① Taking precious good care of. The various functions of the elderly decline, and their self-care ability is poor, so they need to be taken good care of (such as eating, dressing, turning over, bathing, assisting urine and feces, etc.).

② Give someone extra help. Elderly people have decreased sensory perceptual function and need special care.

③ Security precautions. The aging of brain and nervous system of the elderly leads to the increase of unsafe factors (such as being easy to fall, choking, aspiration, scald, lost, falling from bed, etc.), requiring safety precautions.

④ Intensive care. The immune function of the elderly is reduced, prone to infectious diseases (such as respiratory system infection, urinary system infection, oral cavity infection, etc.), so they need to strengthen care.

⑤ Careful observation. The elderly body reaction ability decreases. The disease is hidden and not easy to be found (such as pneumonia, myocardial infarction, etc.), so they need careful observation.

b. Psychological characteristics of the elderly

(a) Cognitive characteristics

The decline of cognitive function of the elderly is a problem that cannot be ignored, including intelligence, memory, and the ability to solve problems. As a result of the decline of cerebral nerve function, the elderly fluid intelligence will slowly decline, such as memory, directional force, reasoning and other abilities. And product intelligence decreased later, such as common sense, vocabulary, etc.

(b) Personality characteristics

Personality is stable to a large extent, and has a certain continuity, but the elderly have their own personality changes, like memories, introverted, lonely, less adaptability, strong dependence, lack of flexibility, love grumbling, slovenly, etc.

(c) Emotional characteristics

① Positive emotions. Some studies have found that negative emotions such as restlessness, boredom, loneliness, unhappiness, and depression will decrease with a person's age. At the same time, positive emotions such as excitement, fun, pride, and a sense of accomplishment remain stable in old age.

② Negative emotions. The common negative emotions of the elderly include the sense of loss, loneliness, inferiority complex, confusion, depression, and fear. In fact, the emotions of the elderly are not all negative.

③ Emotional control ability. Old people have good emotional control, and conflict decreases as social reach decreases, which is seen as a good thing. There are great individual differences in the way of emotional expression of the elderly, such as some of the elderly are more implicit, some have a little happy cheer, and some have a little sad things cry. However, most elderly can not only see both the bad side of the good thing, but also see the good side of the bad thing, so being "not happy" and "lost but not sad" are often the performance of the emotional state of the elderly.

(d) The "four more"

① More love is needed.

② More care is needed.

③ More company is needed.

④ More communication is needed.

c. Characteristics of the elderly diseases

The elderly have the following characteristics of diseases: long course of disease, severe illness, slow recovery, many complications, coexistence of various diseases, atypical symptoms, different responses to treatment, being easy to cause dysfunction, consciousness disorders, psychological disorders, water and electrolyte disorders and complications. Their specific performances are as follows.

(a) The elderly have a high prevalence of chronic diseases, a high proportion of the coexistence of multiple diseases, prolonged conditions, hidden symptoms, and difficulty in diagnosis and differentiation.

(b) At the same time, the treatment of multi-system diseases is prone to adverse drug reactions, and even affect the function of the heart, liver and kidney.

(c) The symptoms of some acute diseases in the elderly are not typical, which can easily lead to the missed diagnosis or misdiagnosis, such as pneumonia, acute myocardial infarction, etc.

(d) The elderly have rapid onset and progress, with low organ reserve function. Once being is sick, it is easy to involve other organs, leading to multiple organ failure.

(e) The elderly are prone to water and electrolyte disorders after illness. If they are not corrected in time, it can lead to serious consequences.

(f) The elderly are extremely prone to complications and sequelae after illness, such as occumulative pneumonia, constipation, muscle atrophy, orthostatic hypotension, limb contracture, osteoporosis, pressure ulcers and so on.

d. Characteristics of the elderly drug use

The survey data show that 80% of the elderly over 65 years old need drug treatment, among which about 25% of the elderly take 4 to 6 drugs at the same time, which are used for a long time. In order to ensure their safe and rational use of drugs, the elderly care staff must master the basic knowledge of drug use for the elderly to assist them in the correct drug use.

(a) Many kinds of drugs and adverse drug reactions

The elderly often have more diseases, with combined drugs. The drug metabolism ability of the elderly is weakened. The drug excretion function is reduced. The drug half-life is prolonged. They result in increased blood concentration and high adverse reaction rate.

(b) Poor medication compliance

Elderly people have memory loss. They are lack of medication knowledge, Their cognitive and comprehension abilities decline. They result in unreasonable application of drugs or drug abuse.

(c) Many medication errors

The elderly are prone to randomly add drugs, reduce drugs, change drugs, change drugs, stop drugs, miss drugs, take drugs together, believe that tonic drugs, new drugs, expensive drugs and drug advertising, drug manufacturers publicity and other phenomena.

(d) Prophylactic or long-term application of antibiotics

Long-term use of antibiotics of the elderly increases microbial resistance, resulting in increased chances of double infection.

2 Post requirements of elderly care staff

(1) Professional rules

a. Respect the elderly and put people first

Respecting the elderly is a traditional virtue of our nation. The legitimate rights and interests of the elderly should be protected in accordance with laws and regulations. Respecting the elderly should not only give support and care to the elderly in material life, but also care for the elderly spiritually and help them to maximize their ability to take care of themselves. Nursing workers undertake the front-line work of taking care of the elderly. So they should not only consciously perform their job responsibilities, but also let the whole society develop an atmosphere of respecting and caring for the elderly and safeguarding the legitimate rights and interests through their own services.

b. Advocate filial piety and promote virtue

Filial piety and love relatives require the elderly caregivers to have the elderly in their hearts, respect the elderly as their parents, solve the problems for them, and understand and solve the problems of the elderly with greater patience. Since ancient times, China has advocated filial piety for the old. Elderly care staff should implement these virtues into their daily nursing work, and carry forward the traditional virtues of filial piety and love.

c. Abide by the law, and make self-disciplined dedication

The qualified nursing staff must have strong legal awareness, and master the relevant legal provisions. At the same time they have correct understanding of their own legal status, legal rights and legal responsibility. They should know the law and abide by the law. In the process of serving the elderly, the elderly cares staff should think for the elderly everywhere, be strict with themselves, actively enterprise, strive for perfection, constantly improve the level of elderly care services, abandon all the thoughts and behaviors that are not conducive to doing their own work, consciously and actively fulfill their duties in their posts.

d. Service first and love

Providing quality service is the first priority of elderly care staff. Only by establishing the concepts of "service first" and "the elderly first", can we do a good job and win the recognition and praise of the society. Elderly care position is ordinary, but of great responsibility. In the work, the elderly nursing staff should establish a correct career view, work hard, study hard, and constantly improve their professional knowledge and skills, in order to win the recognition of the elderly and the society.

(2) Work process of elderly care staff

The workflow of elderly care staff is shown in Figure 1 – 1.

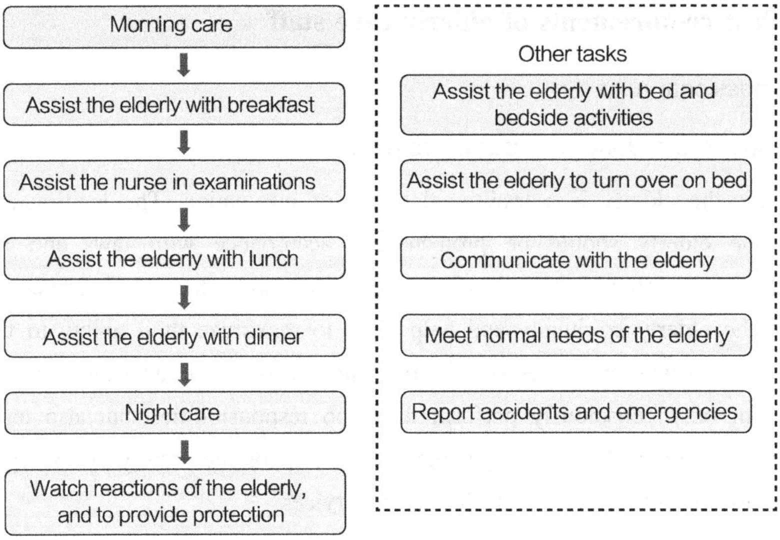

Figure 1 – 1 Workflow of elderly care staff

(3) Work content of elderly care staff

a. Cleaning and nursing

Cleaning care includes both personal hygiene and environmental sanitation. Personal hygiene includes changing clothes for the elderly, changing bed sheets, washing hair and face, bathing, perineal washing, urine and feces treatment, etc. Environmental sanitation includes the elderly bedroom of the items sorting, ground cleaning, clothes cleaning, kitchen hygiene and so on.

b. Food services

Food services include guiding or assisting the elderly in dietary selection, cooking, nasal feeding, etc.

c. Assistance in the treatment

Assistance in treatment includes helping the elderly to take medicine according to the doctor's advice, observing the condition and adverse reactions of the drug, contacting medical staff, etc.

d. Assistance in rehabilitation training

Assistance in rehabilitation training includes passive limb exercise, urging and assisting the elderly to self-train the affected limb and other self-care functions, such as brushing teeth, washing face, bathing, combing hair, etc., and using wheelchairs and other walking AIDS.

e. Assistance in bed activities

Helping bed activities includes the elderly turn over, getting up and other positions.

f. Psychological support

Psychological support includes chatting with the elderly, conducting psychological counseling, and giving psychological support and encouragement.

g. Observing and recording

The body temperature, respiration, pulse, blood pressure, urine and feces should be observed and recorded every day.

h. Other instructions from relevant medical staff

Other relevant medical staff orders include indwelling catheter care, artificial anal bag care, nasal feeding tube care, wound observation, prevention of pressure ulcers, etc.

Chapter 2 Literacy requirements of institutional elderly care

Learning tasks

(1) Learn and master the psychological quality, health and safety requirements that the elderly nursing staff should have.

(2) Master the communication methods and skills of elderly care staff.

(3) Understand the service etiquette of the elderly care staff.

1 The psychological quality requirements of the elderly nursing staff

The psychological quality requirements of the elderly care refer to that the elderly care should have the psychological state and characteristics required by the occupation, including observation, memory, emotion, judgment, character and expression.

(1) Observation

Observation is people's purposeful cognitive ability to perform on objective things. With the growth of age, the elderly will have physiological changes such as weakened perceptual function, slow response, memory decline and so on, which will bring various difficulties to their life, especially after they are disabled due to illness. Their language expression ability is limited, and it is difficult to clearly express their wishes. In order to keep abreast of the situation of the elderly, the nursing staff must learn the skills of observation. Therefore, the observation ability of the elderly care staff is very important.

(2) Memory

Memory is the process in which the human brain maintains and recognizes or recalls the past experience and knowledge. The nursing work of the elderly involves clothing, food, housing, transportation and medical care, etc. Good and accurate memory is an important condition for the nursing staff to ensure the smooth completion of the work, which is also the ability that every nursing staff must have. To this end, nursing staff should adopt scientific memory method for things that need a long time to remember. They can use transcripts and other methods to help remember.

(3) Emotion

Emotion is a special form of people reflecting on the objective world, which is people's experience of whether things meet their own needs. People's emotions can influence each other through rendering. Therefore, elderly care staff need to infect the elderly through their own positive and optimistic emotions, and help them establish optimistic and positive emotions.

(4) Judgment

Judgment is people's ability to analyze, and synthesize. In the face of various situations of the elderly, the elderly care staff should be able to synthesize the situation. After analysis, they quickly make whether there are abnormal conditions and possible adverse consequences, so as to solve the problems timely and correctly, and to ensure the smooth progress of elderly care work.

(5) Character

Character is the stable individual's attitude towards the objective reality and the behavior accustomed to it. Elderly care staff should have good personality characteristics, including respect for others, generosity to others, love of the collective, integrity, industry, sincere enthusiasm, aggressiveness, dignified behavior, compassion for the elderly, voluntary dedication of love for the elderly.

(6) Expression

Expression is the ability of people to use language to express their will in the process of communicating with others. Therefore, the correct uses of language and the appropriate expressions of their wishes are essential basic skills of nursing staff.

2 Service etiquette of elderly care staff

(1) Hygiene and dress etiquette of elderly care staff

a. Health requirements of elderly care staff

(a) Daily hygiene

Elderly care staff should develop good hygiene habits, insist on brushing their teeth every day, soaking their feet every night, often bathing, and keep their mouth and body without odor.

(b) Hair hygiene

The hair should be cleaned and trimmed, with bangs over eyebrows and hair length over shoulders. If they want to have long hair, they should use hair accessories to bundle it in the back.

(c) Facial hygiene

Elderly care staff can apply a little light makeup. They should keep the face clean, refreshed, avoid the mouth, nose, eye secretions, no heavy makeup.

(d) Hand hygiene

Nursing staff should use the "seven-step method" to wash their hands regularly (see detailed steps on the seven-step washing technique skills in Project 2). They should wash hands before meals, after using the toilet, after cleaning up the toilet, after sorting out the supplies for the elderly, and after caring for the elderly. Scientific seven-step washing technique is the key to cleaning hands and preventing intestinal infectious diseases in life.

(e) Other health

Elderly care staff should pay attention to maintain general hygiene. They need to change underwear every day and keep it dry, but also pay attention to menstrual hygiene, to avoid infection and odor.

b. Dress code for elderly care staff

(a) Clean and tidy

The work clothes of the nursing staff should be clean and smooth, simple and generous.

The collar and cuffs should be simple and neat. The buttons should be neat. And the trouser corner should be on the flat foot above the heel.

(b) Elegant colors

The whole color of the dress of nursing nurse should be elegant. The collocation of jacket and trousers should be reasonable, avoiding the colors of red, rhubarb, purple which may stimulate the elderly, and avoiding color that seems dull for the elderly. Apron and sleeves should match.

(c) Proper coordination

The work clothes of the nursing staff should be fit, elegant, in line with the season, not too small, too tight, and can not be too large, too loose. Women should not dress short, explicit and transparent ones. Summer nurses should wear skirts below the knee. They can not wear only underwear, pajamas and shorts to work.

(d) Light shoes and socks

Shoes require soft bottom, light, while socks should be close to skin color. When wearing sandals or boots, they should not be barefoot, and can not wear slippers engaged in nursing work.

(e) Decoration ornament

Smart wearing ornaments can add color to people. And elderly caregivers can decorate some ornaments that are not easy to cause harm to the elderly. But it is strictly prohibited to wear a ring during working time.

3 Health and safety of elderly care staff

(1) Risk avoidance of work for elderly care staff

(a) Strengthen the sense of responsibility, update the knowledge, and provide active service

(b) Strengthen the concept of legal system, fulfill the obligation of notification, be familiar with the relevant national laws and regulations, implement work standards, and abide by various work systems

(c) Prevent injuries arising from the elderly

① Strengthen prevention. Some elderly people may suffer from Alzheimer's disease or have psychological disorders. When they are irritable, they may fall things, hit people or other situations. Before nursing for the elderly with similar diseases, they should first do a good job of assessment and strengthen prevention to avoid their own injuries.

② Pay close attention to the dangerous goods. Elderly care staff should find out whether the elderly have thrown things and hit people in time. They should pay attention to the elderly room that may not store glass products, metal products and other products that are easy to cause self-injury or other injuries.

③ Examine language and observe countenance. Before serving the elderly, the nursing staff should first observe their emotions. If they found the phenomenon of confrontation, they need to avoid provoking them as far as possible, persuade, and strive for their cooperation. If the elderly are very irritable, the nursing staff can temporarily stop the service, report to the doctor, and continue to complete the nursing work when they are emotionally stable.

④ Security constraints. For the elderly who have the habit of beating people, the appropriate safety constraints should be carried out when necessary, so as to limit the activities of the body and a certain part of the elderly. The restraint belt (shoulder restraint belt, knee restraint belt, wide bandage) can be used to restrain the elderly. They should pay attention to the implementation of safety constraints, communicate with the family members to obtain their consent, and sign the informed consent before the restraint.

(d) Injury and treatment by the families of the elderly

① Keep your hair on. Once conflict occurs between the staff and the family of the elderly, the staff must keep calm and try to avoid being hurt. the staff should keep a certain distance from them or temporarily leave the scene, in case the situation worsens. The staff must avoid quarrel with the family of the elderly, and not have physical contact with them.

② Report to the leaders. The staff quickly call colleagues to deal with, or inform the relevant leaders of the matter and ask them to help solve the problem.

③ Call "110". If the family members of the elderly do not listen to the dissuasion, and resort to force in the work area, the staff can call "110" and ask the police for help. The staff should pay attention to explain the location of the accident and the name of the caller.

④ Protect the site. In case of injury, the staff pay attention to protect the scene, wait for the arrival of the police, and maintain order at the scene.

⑤ Report the problem truthfully. After the police arrive, the staff should cooperate with their work, answer the questions related to the case with facts, the staff provide the situation and clues to the police, and cooperate with the police to solve the conflict.

(2) Occupational disease prevention and work safety protection

a. Prevent falls

Nursing the staff should keep healthy, service carefully, wear shoes fit for feet, work in good light and make the floor clean.

b. Prevent muscle strain

Elderly care the staff should arrange sports reasonably, pay attention to local protection, and make timely treatment after injury.

c. Prevent lumbar sprain

Elderly care staff should pay attention to physical exercise, and avoid cold waist, sedentary and overwork.

d. Deal with common pressures at work

Elderly care staff should correctly understand aging, disease and death, and correctly understand the importance of cooperation with family members.

4 Communication methods and skills of elderly care staff

Communication is a process of transmission and feedback of thoughts and feelings between people and groups, in order to reach a consensus of thoughts and feelings of smooth. The main types of communication include linguistic communication and non-verbal communication.

Communication is a tool. Nursing staff can improve the quality of life of the elderly by improving their communication skills to meet the physical and psychological needs of the elderly. Aging itself is a process of outgroup, and the changes of the body and age of the elderly will also put forward higher requirements on the nursing level of the elderly nursing staff. Therefore, the elderly nursing staff need to learn special communication and skills to improve the communication skills with the elderly.

(1) Factors affecting communication with the elderly

a. Personal factors

(a) The physiological factors

Many physiological factors of the individual can affect communication, such as age, disease, hearing, etc. When people are in a state of fatigue and pain, it is difficult to enter the state of communication. Because of deafness, poor appetite and other symptoms, communication will also have certain difficulties.

(b) Emotional factor

Human emotions can affect the transmission of information, such as anger, unwilling to speak in anxiety, slow reaction, excitement with emotion, talking fast. These factors will affect the effect of communication.

(c) Knowledge level

The different educational levels between the two parties, the different languages used, and the different understandings of the same thing, will all affect the communication effect.

(d) Cultural factors

People of different professions and different nationalities have different ways of understanding things, beliefs and values, living habits, thoughts, feelings and opinions, which will lead to many misunderstandings and failures of communication smoothly.

The individual characteristics, self-image and subjective initiative of both parties are also important factors affecting the communication.

b. Environmental factors

(a) Physical environment

Physical environment mainly refers to the comfort of the environment, including light, temperature, noise, cleanliness and concealment. A comfortable, safe, quiet and clean environment which is conducive to protecting the privacy of the elderly is suitable for communication between both parties. Otherwise, it is not conducive to communication.

(b) Social environment

Social environment includes the surrounding atmosphere, interpersonal relationship, communication distance, etc. Good interpersonal relationship, harmonious atmosphere, appropriate communication distance, etc. will promote the smooth progress of communication.

(c) The following negative factors

① Change the subject. In the process of communication with the elderly, if the elderly caregivers are impatient with the meaningless part of the conversation between them, they will quickly change the topic, which will prevent the elderly from saying meaningful things and give them the feeling of not being willing to listen to themselves.

② Subjective judgment or hasty conclusions. When nursing staff make subjective judgments regardless of the feelings of the elderly, or make conclusions and explanations about the questions of the elderly, the communication is often interrupted.

③ Provide false or inappropriate warranties. When the elderly are afraid or anxious about illness, treatment or nursing, the elderly care staff, in order to make them relax, will say some superficial wide heart words, to give a false guarantee. The false, inappropriate comfort or not strong targeted explanation, will give the elderly to cause a perfunctory and irresponsible sense.

④ Give too much criticism. Too much criticism to the elderly is also one of the factors that affect their normal communication. In the nursing work, if the nursing staff do not timely affirm and praise the progress of the elderly, it will frustrate their enthusiasm to continue to work hard. And too much criticism and blame to the elderly will hinder their further communication enthusiasm.

(2) Language communication skills

With the gradual decline of the auditory and visual functions of the elderly, there will be different degrees of communication barriers when talking with them. In order to promote communication, the elderly caregivers should respect the elderly, ask questions in a caring and considerate tone, slow down speech, clear pronunciation, choose easy to understand language, and pay attention to timely pause and repetition. Appropriate use of patient listening, touching, closing the space distance, paying attention to the observation of non-verbal information and other skills, may enhance the emotional communication with the elderly.

a. Language communication mode

(a) Good at guiding the elderly to talk

When talking with the people, we should address each other with respectful language and address to make them feel cordial. To excite the elderly in conversation, the nursing staff ask them to speak of their former affairs, to avoid controversy, to teach them some knowledge, to talk of his extraordinary life or successful experience, and to create a easy atmosphere of conversation.

(b) Pay attention to feed back information

When talking with the elderly, the nursing staff should give timely feedback on what they understand, such as timely reply "um" and "yes", to show that they are listening carefully and understand. Similarly, when transmitting information to the elderly, they can also use eye contact and simple questions to test whether the other party is interested in listening or understanding, so as to decide whether the conversation will continue and how to talk. Only in this way, can the conversation remain harmonious without a deadlock.

(c) Focus on communication

When talking with the elderly, it is impolite if the elderly care is absent-minded, or casually interrupt the conversation, or casually speak. When listening, the caregivers should pay attention, listen to what the elderly talk about, and even hear the implication. In the process of conversation, the staff should let the other party see themselves, especially for the elderly. because they have a narrow vision. If they talk with them face to face, the effect will be better.

(d) Silence

Silence itself is also a means of information exchange, and sometimes it can even play the role of "silence at this time. "When talking with the elderly, the nursing staff can also use appropriate silent means to exchange information. But they should pay attention to the long silence which will make the feelings of both sides separated. So it should be avoided. The easiest way to break the silence is to ask questions timely.

b. Common communication language skills

(a) Be good at using comfort language

It is necessary for the nursing staff to give their comfort and bring warmth to the elderly. Good language not only makes the elderly feel happy, cordial and warm, but also has the role of improving immunity and treating diseases. As the saying goes, "a good word and a three winter warm". The elderly care staff frequently contact with the elderly every day. If they can pay attention to play the positive role of language, it will be beneficial to their physical and mental health. They also can improve their own nursing level.

(b) Use encouraging language

The encouragement of the elderly, in fact, is the psychological support for them to the transfer their spirit. The motivation of the elderly to fight against the disease is very important. Therefore, the nursing staff should learn to speak different kinds of encouraging language to different elderly people. For example, the staff can say: "We have met a lot of elderly people in the same situation as you. I believe you can stand up and walk slowly."

(c) Persuasive language

When the elderly should do but reluctant to do things, the elderly care staff should use gentle attitude to persuade. They should remember that it is persuasion rather than coercion. Usually, the elderly will readily accept the advice in the language of the elderly care.

(d) Positive and suggestive language

Positive suggestive language can make the elderly intentionally or unintentionally in psychological activities. For example, when seeing the elderly mental state is better, it can imply that "your complexion is getting better and better". The implementation of positive psychological hints the elderly that they can significantly reduce their physical symptoms and psychological symptoms, such as depression, anxiety and fear.

(e) Instruction language

Sometimes some elderly people are required to strictly follow the doctor's advice, and it is necessary for nursing staff to use mandatory language. For example, the staff tell the elderly with diabetes that "this fruit is too high in sugar and must not eat".

(3) Non-verbal communication skills

a. Facial expression

Facial expression is the main clue to judge each other's attitude and emotion. Elderly care staff to use their facial expressions reasonably to make it consistent with the emotions of the elderly, which can effectively promote the relationship between the two sides.

b. Eye contact

Eye contact with the elderly can produce many positive effects. When talking to the old people, the staff should focus on the other and listen to the other, which is a way of being polite without fatigue. For example, the elderly care's soft and friendly eyes show their interest in conversation. The calm eyes can bring a sense of security to the panicked elderly. The kind eyes can make the lonely elderly feel warm. The encouraging and understanding eyes can help the depressed elderly increase confidence. When the elderly feel shy, the staff should do not immediately shift their eyes, but with kind, soft and understanding eyes continue to look at the other party. Otherwise the elderly will mistake the care staff to laugh at them.

c. Body posture

Body posture of nursing staff includes gestures, behavior posture and exercise posture. The body of the elderly care should be able to give the elderly a healthy image with full of enthusiasm and vitality. They should avoid trying to spread out hands, shrug off shoulders, and hold arms in front of chest to show rejection or resistance.

d. Communication distance

The general communication distance of 0. 5 to 1. 2 meters is the most frequent distance for personal conversation. The intimate distance is within 0. 5 meters. Because the topic is often private, the elderly communication distance should be different according to the characteristics. Communication with the elderly can be closer to show respect or intimacy.

e. Touch

Necessary and appropriate touch behaviors are also the positive and effective way of communication. Nursing caregivers can express their care, understanding and support for the elderly through appropriate touch, and it is also an important method for elderly caregivers to communicate effectively with the elderly with visual or auditory impairment. When the elderly are informed of grief, the staff can put hands on their arms to enable them to feel warm. Therefore, attention should be paid to the appropriate and personalized touch for the elderly of different ages, gender, race and cultural backgrounds, so as to avoid negative consequences.

(4) Communication skills with the elderly of special diseases

a. Communication skills with the cognitively impaired elderly

Cognitive impairment elderly, due to their reduced thinking ability, expression skills, and memory damage, gradually lose their common life skills, including language. In the process of communication with the elderly, there may be emotional and behavioral deviations. Attention should be paid to avoid blind accusations, so as not to cause the elderly to feel depressed or have other emotional reactions due to communication disorders. Therefore, the following communication skills should be noted when caring for the cognitively impaired elderly.

(a) Avoid speaking too fast

Elderly care staff should pay attention to grasp the speed of speech, to avoid the speech too fast and the elderly psychological pressure, which may affect communication.

(b) Avoid saying too much at once

Too much speech can complicate information or make too many unnecessary actions, which can distract or misunderstand the elderly. Nursing staff should ask only one simple question at a time to avoid letting the elderly make multiple choices, such as "do you eat oranges or apples" rather than "what do you like to eat".

(c) Avoid interrupting the elderly

Some old people with cognitive impairment are slow and intermittent. Nursing staff should listen to their words carefully, give them enough time to respond, avoid interrupt the elderly, and help the elderly find words to achieve the purpose of communication when appropriate.

(d) Watch out

The staff should affectionately address the name of the elderly with cognitive impairment. Before speech they can tap the arm to determine their attention, try to reduce noise and interference, such as the sound of TV or radio, observe the expression of the elderly, tone or action, to make appropriate response, and encourage by smile or nod to arrange life according to the elderly habits, to train and guide the elderly to do some daily things, and especially pay attention to the safety of the elderly.

(e) Appropriate language rehabilitation training

Staff should be patient and persistent to face the elderly to see their expressions, use short sentences and demonstrate for the elderly to imitate to improve their language skills, and use words or phrases to add visual signals (such as cards, physical objects) to train the elderly people, such as motor aphasia. When nursing, they show the elderly mouth type, and by every word, to teach him face to face.

b. Communication skills with elderly people of perceived disorders

(a) Communication skills with the elderly of hearing impairment

When communicating with old people of hearing impairment, attention should be paid to choose a quiet conversation environment. The staff should call out the name of the old man first, and gently touch them again, to focus his attention. To speak closer to the elderly, and the volume should be raised appropriately, Seeing the face and mouth shape of the caregivers. The staff should take preferably non-verbal communication, to strengthen message transmission through eyes, expressions, gestures, postures or written words, and use short sentences, which can be expressed by "yes" and "no" or "shake your head" and "nod".

(b) Communication skills with the elderly of visual impairment

When communicating with the visually impaired elderly, it is best to choose sound language. When approaching or leaving them, the elderly care staff should tell them the name and position. For the completely invisible elderly, the sound should also be explained. When talking to the elderly, the staff should speak slowly and in a smooth tone, and leave them enough time to think to understand and respond to the communication. When talking to the elderly with residual vision, the staff should face them and keep close to see their expression as much as possible. They should encourage the people to express their feelings to help ease their depression and anxiety.

(c) Communication skills with the elderly of poor memory

When informing important matters, the staff should take pains to say several times, and ask the elderly at the appropriate time, according to the feedback results. And then they continue to communicate as appropriate.

(d) Communication skills with the dying elderly

The inner world of the dying elderly is very complex, and it is prone to pessimism and depression. Elderly care staff should first do a good job in the communication of the children of the elderly, guide them to understand the psychological state of the elderly, encourage their children to give the elderly more material help and spiritual comfort, so as to promote the elderly to cooperate with the work of medical staff.

Case and Comments

Grandma Zhang, 80, suffered a stroke six months ago that made her left hand unable to lift and even unable to hold a spoon. In order to give her better care, her children arranged her to live in a elderly care institution. Wang, a nursing worker, found that since Grandma Zhang lived in the nursing home a week ago, she hardly spoke and often lost her temper, so other nursing workers did not like her. But Wang did not therefore became cold to Grandma Zhang. On the contrary, she tried to help Grandma Zhang open her heart, so that she can get better service and live a happy life here in the nursing home. Wang talked to Grandma Zhang with a smile every day, listened patiently to her, sometimes also touched Grandma Zhang's hand to comfort her. Slowly, Grandma Zhang became cheerful. She talked with Wang for half an hour every day. Under Wang's encouragement, Grandma Zhang also participated in activities held by the nursing institution.

Comments

Active listening is the core part of communication skills, and also the communication method often used in the work of nursing staff. At the same time, it can be combined with body language to create a safe atmosphere, which would make the elderly feel more secure and respected, and make the nursing work progress more smoothly.

(5) How to deal with the conflict

a. The way of catering

When the elderly or their families conflict with the elderly care staff, or put forward unreasonable demands, in order to avoid the expansion of the situation, often take the way of compromise, catering to others and ignore their own value. They give the decision to the other side and blame all mistakes on themselves. This response often makes the nursing staff feel very depressed. It also makes the elderly and their families feel that the nursing staff is not important.

b. The way of blame

When the elderly or their families conflict with the elderly caregivers, the elderly caregivers only observe their own problems. But they do not respect each other, and think that they are always right, while others are wrong. They take an aggressive approach. This response often makes the nursing staff feel lonely, and makes the elderly and their families feel rude and barbaric.

c. The super-rational way

When the elderly or their families conflict with the elderly care staff, the elderly care staff only care about themselves. They do not pay attention to interpersonal relations, and take the way of preaching, with stiff expression and indifferent attitude. So the people around would be estranged, letting people not want to close. This response not often makes the elderly care staff feel very tired, but also makes the elderly and their families feel heartless.

d. The turnout way

When the elderly or their families conflict with the elderly caregivers, the elderly caregivers are very flexible, humorous, or very quiet, afraid of things. They often change the topic or get off the topic, deliberately avoiding personal and emotional problems. They can not concentrate on telling one thing or doing one thing. This way of coping often makes the elderly care staff sensitive and fragile, without confidence and sense of belonging, and makes the elderly and their families feel that the elderly care staff are slippery and dishonest.

e. They consistent way

When the elderly or their families have a conflict with the elderly caregivers, the elderly caregivers can honestly answer others' questions, not responding to the contradiction and asking "what do you mean" and "what do you want". They must honestly answer "yes" or "no". They can listen to different opinions of others, respect others' different ideas. They do not pretend to understand everything, or think that only they are right. They can face and deal with any contradictions with a flexible attitude, and calmly accept the way they deal with problems. This kind of response often makes the nursing staff feel very calm, making the elderly and their families feel that the nursing staff are generous and stable.

Any way of coping is not a sign of a person's personality, but only his behavioral response in the face of stress. Each coping style does not exist alone, and may resolve conflicts with the elderly or their families, with one as the main coping style and another as an auxiliary. The response is learned, also in the lessons of practice. In the face of contradictions, if it is the mistake of the nursing staff, they should accept it humbly and correct it immediately, so as to win the understanding of the elderly and their families. If it's not for the mistakes of nursing staff, they won't say "I'm sorry, I'm wrong". They can face conflict and pressure in many ways. By doing so, not only let the elderly caregivers relax and work with ease, but also let the elderly and their families feel that the elderly caregivers are both amiable and have good nursing ability.

Project 2
Daily life care for the elderly

Learning target

(1) Master the health assessment standards of the elderly.

(2) Master the nursing care skills for the elderly.

(3) Understand the requirements for aging environment.

(4) Master the clean-up and health care technology.

(5) Master the working skills of elderly care.

Chapter 3 Health assessment of the elderly

Learning tasks

(1) Master the health assessment standards of the elderly.

(2) Master the issuance and use requirements of health assessment reports for the elderly.

1 Evaluation content and method

(1) Personal information collection

Personal information collection mainly includes the elderly people's name, age, gender, nationality, place of origin, education level, occupational experience, marital status, religious belief, etc.

(2) Economic and social situation assessment

Economic and social status assessment includes the economic status of the elderly, medical insurance and reimbursement rate, social support, role adaptation, family function assessment, caregiver's burden, cultural procedures, etc., which should be completed by social staff who can use the Social Participation Assessment Scale and the Social Support Rating

Scale (SSRS) Survey detailed in the Appendix.

(3) Physical health assessment

The assessment of basic life ability of the elderly mainly assesses daily life abilities of the elderly (such as dressing, moving, washing up, taking bath, relieving themselves and eating, etc.), which is expected to be completed by doctors, nurses, rehabilitation personnel, and caregivers, cooperated by family members of the elderly. The Index Evaluation Table of Basic Life Ability can be used in the evaluation, please refer to the Appendix.

(4) Disease status assessment

Physical health assessment of the elderly includes assessment of blood pressure, blood sugar, blood lipid levels, heart, brain, liver, kidney and other important organs, the function of mouth, defecation, body pain, sleep, etc. Through physical examination, self-test questionnaire, physical examination, laboratory examination, auxiliary examination should be completed by doctors. The Disease Assessment Table can be used to evaluate the elderly with chronic diseases, please refer to the Appendix.

(5) Nutritional status assessment

The assessment of the nutritional status of the elderly includes the observation and analysis of the elderly skin, subcutaneous fat, hair, muscle status, eating status, weight change, body mass index, physical activity ability, etc., which should be completed by the nutritionist. It can be assessed using the Mini-Nutrition Assessment Scale (MNASF) in the Appendix.

(6) Mental health status assessment

The assessment of the mental health status of the elderly should be carried out from four aspects: cognition, behavior, emotion and depression. The Elderly Mental Health Assessment Scale is detailed in the Appendix.

(7) Sensory perception and communication ability assessment

The assessment of sensory perception and communication ability mainly includes consciousness level, vision, hearing, communication ability, etc., which should be completed by specialized doctors and nurses. The Sensory Perception and Communication Assessment Form can be used, as shown in the Appendix for details.

(8) Cognitive function assessment

Cognitive function assessment mainly includes memory, understanding, calculation, orientation, speech, etc., which should be completed by specialists or psychologists. The Bell

Drawing Test and Word Recall test can be used in the Appendix for details.

(9) Psychological assessment

Psychological assessment should be completed by a neurologist or a psychological counselor. Anxiety assessments can be screened for depression by the Hamilton Anxiety Assessment Scale (HAMA), the Geriatric depression Assessment Scale (GDS), and the Hamilton Depression Assessment Scale (HAMA). Attention should be paid to self-injury, wounding and other aggressive behaviors, and the Psychopsychological Assessment Scale can be used in the Appendix.

(10) Risk assessment

a. Risk assessment of falling

To assess the risk assessment of falls caused by the home or institutional environment, social workers should organize elderly care workers and family members to complete the assessment together. Fall risk assessment may be conducted using the Fall Environmental Risk Factors Assessment Form for the Elderly in the Appendix, determining the risk level by direct observation or based on experience.

b. Risk assessment of stress injury

Evaluation stress injury assessment is mainly used for the evaluation of long-term bedridden elderly, and should be completed by doctors and nurses. Pressure Ulcer Risk Assessment Scale can be used in the Appendix for details, and the risk level is determined by direct observation.

c. Risk assessment of pipeline management

Evaluating the management risks of indwelling gastric tube, urinary catheter, deep vein catheterization, tracheotomy and endotracheal intubation, should be completed by doctors and nurses, using the Special Care Assessment Form, in the Appendix. The risk level can be determined by direct observation or experience.

2 Evaluation and use of the evaluation results

(1) Composition of indicators

The indicators include economic and social conditions, physical and mental health, and risk. The secondary evaluation indicators are subdivided as follows.

① Economic and social conditions include: social participation and social support projects.

② Physical health includes three items: basic living activities, disease status and nutritional status.

③ Mental health includes two items: sensory perception and communication ability, and mental state.

④ Management risks include: fall risk, stress injury risk and pipeline management risk.

(2) Index scoring criteria

a. Social participation rating criteria are divided into four levels

① Level 0 ability intact: score 0 to 2.

② Grade 1 mild impairment: score: 3 to 7.

③ Grade 2 moderate impairment: score of 8 to 13.

④ Grade 3 severely impaired: score of 14 to 20.

b. Social support rating criteria are divided into three levels

① Level 1 low level: score of 22 points.

② Grade 2 Medium level: score of 23 to 44.

③ Grade 3 high level: score of 45.

c. The basic living activity rating standards are divided into four levels

① Level 0 ability is intact: score of 95 (including) or above.

② Grade 1 mild impairment: score of 65 to 95.

③ Grade 2 moderate impairment: score of 45 to 64.

④ Grade 3 was severely impaired: score of 40.

d. The scoring criteria of the disease status grade are divided into four levels

① Grade 0: no first and second class diseases.

② Grade 1: patients with 1 to 2 category I diseases.

③ Grade 2: patients with more than 3 category Ⅰ diseases.

④ Grade 3: Category Ⅱ disease.

e. The nutritional status rating criteria are divided into three levels

① Normal nutrition: score of 12 to 14.

② The risk of malnutrition: score of 8 to 11.

③ Malnutrition: score of 0 to 7.

f. The rating criteria of sensory perception and communication are divided into four levels

① Level 0 ability is intact: score of 0 point.

② Grade 1 mild impairment: score of 1 to 4.

③ Grade 2 moderate impairment: score of 5 to 8.

④ Grade 3 was severely impaired: score of 9 to 12.

g. The criteria for mental state are divided into four levels

① Level 0 ability is intact: score of 0.

② Grade 1 mild impaired: score of 1.

③ Grade 2 moderate impairment: score of 2 to 3.

④ Grade 3 was severely impaired: the score of 4 to 6.

The grading criteria of the overall health assessment results given in Table 3 – 1 comprehensively determine the overall health level of the elderly.

Table 3 – 1 Rating of the health assessment results

Classify	Grade name	Evaluation items and grading criteria			
		Physical health assessment	Mental and mental health assessment	Economy and social status assessment	Risk assessment
Level 0	Healthy and intact	Disease status, basic living activity level, sensory perception and communication level are all level 0	Mental state Level 0	Social participation is level 0 and social support is reached Level 3	The risk of falls, infection, and pressure ulcers was all at low-risk
Level 1	Mild damage	Disease status, basic living activity level, sensory perception and communication level are level 0 or 1	Mental mental state level 0 or mental state level 1	Social participation level 1 and social support is reached Level 2 or above	Falls, infection, and pressure ulcers are all at low risk
Level 2	Moderate impairment	Disease status, basic living activity level, sensory perception and communication level are level 1 or 2	Mental mental state level 1 or 2	Social participation level 1 or 2 and social support did not reach level 2	Falls, infection, and pressure ulcers are all at moderate risk
Level 3	Severe damage	Disease status, basic living activity level, sensory perception and communication level are level 3	Mental and mental state level 3	Social participation is performed at level 3	Fall, infection, pressure sores are at any high risk
Level 4	Loss of wisdom	One of the following cases is shown: ① Diagnosed of cognitive impairment, dementia or mental illness; ② Two accidents have occurred in the last 30 days(such as lost, suicide)		Any level	Any level
Note: ① Those in a coma are directly assessed as severely impaired. If consciousness becomes conscious, re-assessment. ② If the nutritional status of the elderly is rated as malnutrition, the disease status assessment results will be improved by one level from the original level.					

3 Report issuance and use

(1) Report content

The report shall include the following 5 items.

① Basic information of the evaluation object, such as name, gender, date of birth, ID number, evaluation category, evaluation time, last evaluation time, etc.

② Evaluation items, corresponding parameters and grade results.

③ Statement of the evaluation process and description of special circumstances.

④ Overall evaluation conclusion.

⑤ Health management recommendations (if needed).

The evaluator shall be responsible for the authenticity of the evaluation report. The evaluation results of each project shall be signed and confirmed by the evaluator responsible for the project, and the evaluation report shall be signed and confirmed after the review by the leader of the evaluation team.

(2) Result use

The resulting uses include, (not limited to) the following 5 items.

① The elderly care service institutions shall formulate the care needs plans for the elderly.

② Health records for the elderly should be established.

③ The elderly shall apply for relevant subsidies.

④ The health risks and formulate preventive measures should be informed.

⑤ The quality of elderly care services should be assessed and evaluated.

4 Evaluation and continuous improvement

Institutions should evaluate the health evaluation service for the elderly by means of self-evaluation, service object evaluation and third-party evaluation.

The organization shall timely summarize, analyze and evaluate the quality problems of the service, the opinions and suggestions of the service objects, and continuously improve the quality of the service.

Chapter 4 Check-in and discharge procedures

Learning tasks

(1) Master the check-in and discharge procedures of the elderly.

(2) Master the service content provided by the elderly of different levels.

(3) Master the writing requirements and the writing method of the shift book.

(4) Familiar with the admission requirements of the elderly.

(5) Understand the evaluation content of the service needs of the elderly.

1 Nursing and reception for the elderly

(1) Nursing care for the elderly

Nursing care includes the care services provided by the caregivers for the elderly at admission and discharge.

(2) Reception

Reception includes the way of communication implemented by the nursing staff in the communication process with the elderly, their families and visitors. Through communication it should have mutual trust and mutual understanding, to truly achieve the elderly, family members, social satisfaction of quality nursing services.

2 Content and requirements for admission nursing

Admission nursing refers to the corresponding service provided by the nurse, so as to make the elderly familiar with the nursing home as soon as possible.

Its content and requirements are as follows.

(1) Bed preparation

After receiving the admission notice of the nursing area, the staff should prepare the bed, bedside table, chair, bedding in time. The bed, table and chair provided should be well functional to ensure the safe use of the elderly.

(2) Introduction of admission

Introduction admission includes the introduction of doctors, caregivers, the surrounding environment, meal time, toilets and other living facilities. Both the elderly and their family should be treated enthusiastically, and the introduction should be effective, reasonable and targeted.

(3) Registration of articles

Personal items of the elderly should be counted and signed by more than two nursing workers together with the elderly and their family. All of them should sigh on the record. They classify the items and place them in the right places, and inform the elderly of the location of items so that the elderly can find them when using. The valuables of the elderly (such as money, gold and silver jewelry, etc.) should be counted, registered and kept according to the relevant system of the nursing home, and the nursing staff shall not store them without permission.

(4) Dietary preparation

According to the doctor's advice, the nursing personnel get in touch with the dietary department to prepare meals for the elderly.

(5) Understanding and record of the information

①Caregivers timely understand and grasp the ideological status, living habits and reasonable needs of the elderly, and provide corresponding services according to the level of nursing content. If any abnormality is found in the communication with the elderly, they should report to the relevant department of the nursing home in time and contact the family members. The relevant information of the elderly should be accurately registered on the bedside card and the list card as required.

②Caregivers on duty should master the basic information of the newly admitted elderly, such as the name, age, nursing level, medication, mood, diet, excretion, etc., and provide corresponding services. In case of abnormal situation, they get in touch with the doctor in time, and make contact with the family members if necessary.

3 Requirements for discharge procedures

Discharge procedures refer to the service that the relevant employee assists the elderly and their family to prepare for discharge. The discharge from the nursing home generally has two cases: voluntary discharge and the elderly died. Discharge care requirements are listed as follows.

(1) Cancel the information

After clarifying the discharge date of the old man, the nurse should revoke the bedside card and the list card, as well as other relevant information on the day of discharge.

(2) Return personal articles

The caregivers assist the elderly and their family members to sort out the objects of the elderly, and hand the items to them face-to-face. Then both parties sign for confirmation. Valuable items (money, gold and silver, jewelry) brought by the elderly should be counted by more than two nursing personnel together with the elderly and their family members. They are returned to the family members and signed after confirmation.

(3) Health guidance

Nursing staff should give health guidance according to the daily life of the elderly in the nursing home, such as diet, sleep, functional exercise and other related precautions after discharge.

(4) Continuous improvement

Nursing staff can solicit the suggestions and opinions of the elderly and their families on nursing work, and timely feedback their opinions to nursing managers when necessary, so as to continuously improve the work.

(5) Terminal disinfection

After the elderly leave the room, the bed should be finally disinfected according to the standard disinfection requirements to prevent cross-infection.

4 The basic requirements for receiving the elderly

When the elderly live in the welfare home, the daily life needs the help or assistance of the caregivers. Therefore, the nurse should communicate with the elderly, understand the physiological, psychological and social needs of the elderly, and provide corresponding nursing services.

(1) Ways of conversation

Different elderly people need to talk in different ways.

① When talking with the elderly of hearing impairment, the staff should pay attention to the distance, and close to the elderly. The voice should be amplified appropriately, and the sentence should not be too long. There should be a pause in the middle. It can also be accompanied by body language, so that the elderly fully understand.

② When talking with the elderly with memory decline, the staff should be patient, repeat and use short pieces of language, so that the old people may understand.

③ Before the meals the staff should remind the elderly first to go to the toilet, then go to wash hands, and finally go to the small dining room to eat. Different expression methods are implemented for different old people.

④ For the elderly with self-care ability, the staff only need to remind to be ready to eat. At this time, the elderly will wash hands and go to the small dining room.

⑤ For the elderly who can walk with dementia, the staff need to describe this content and help to complete. Then the staff may say: "Come. Let's go to the toilet. "Then the staff take the elderly to the bathroom to help them wash hands, and then say: "Let's go to the small dining room to have a meal. "They go together to the small dining room for the food.

(2) The address of the elderly

The public should respect every old man, and the address should use a respectful name, according to the gender like "Grandma Liu" or "Grandpa Wu", also the past professional title of the elderly, such as "Teacher Chen" or "Doctor Cao". Do not use the bed number or give the old man a nickname.

(3) The treatment of the elderly

The questions raised by the elderly should be answered according to the scope of responsibility of the nurse is. Beyond their scope of responsibility and ability, they should be politely explained. They can say "Oh, I'm sorry, I do not know the question you raised, I will let other people answer your question."

(4) Solve problems for the elderly

Once the elderly put forward reasonable needs for help to solve, the caregivers should try their best to complete. But they can not make any guarantee or commitment to some needs beyond the scope of their responsibility. They should not disappoint the elderly and make them lose the trust in the caregivers.

5 Basic requirements for receiving family members

① When the family members need to understand the elderly's diet, sleep, mood and other conditions, the nurse should truthfully tell the family members. However, if they need to understand the recurrence of the elderly's disease, the nurse should guide the family to the doctor's office or ask the doctor to answer the elderly's family.

② The nurse should communicate with family members in time to obtain understanding and support. In the nursing service, some work needs to cooperate with the family members, which should be explained to the family members.

③ When the family members put forward suggestions and opinions, the nurse should listen to them with an open mind, and report to the nursing manager in time, so as to facilitate continuous improvement and constantly improve the quality of nursing services.

④ Do not casually comment on the family in front of the family members, so as not to cause family conflicts.

6 Basic requirements for visitor reception

① When the visitors arrive, the nurses should stand up and ask if they need help, such as "Please, what can I do for you?"

② If the visitors need to understand the situation, the nurses should give a reply according to the responsibility of the nurse. Beyond their responsibility, the nurses should politely explain, or say "Oh, sorry, I will ask other staff to answer this question".

③ When the visitors want to leave, the nurses should get up to send them.

Reception work has become an important work in nursing work. The standardized reception can make the elderly and their families to give understanding and support to nursing work. Reception is an art, which needs to have a certain amount of skills. The nurses should study in the work while groping with accumulation.

Reflection

Grandma Zhao, 83 years old, a month ago, applied to a nursing home. She passed the assessment of the nursing home. One day she received a call from the nursing home. She was told to go to the nursing home for admission procedures and before 11:00 am she would move in the living area.

Questions:

① What will the nursing personnel do to help Grandma Zhao to move in?

② What kind of care level should the caregivers provide for Grandma Zhao?

③ How to write the shift report after Grandma Zhao checked in?

Chapter 5 Environmental safety of nursing institutions

Learning tasks

(1) Understand the environmental requirements of elderly care institutions.

(2) Arrange a suitable living environment for the elderly.

(3) Master the garbage classification skills in elderly care institutions.

1 Indoor environment and safety

(1) Bedrooms for the elderly

a. Regulations on bedroom design

① A bed of more than 6 square meters is to be installed in the construction area of each room. A bed of more than 10 square meters is to be installed in a single room. A bed of more than 16 square meters is to be installed in a double room.

② No elevator shafts or equipment rooms with noise and vibration, etc. are to be adjacent to elderly rooms.

③ The number of beds in multiple non-nursing rooms can't be more than 4.

④ The net height of the room shall not be less than 240 meters. The minimum height of the sloping roof space as the residential room shall not be less than 210 meters above the ground, and the area of the part whose height is lower than 240 meters shall not be more than 1/3 of the indoor use area.

⑤ The bedside of the elderly should have room for nursing and emergency operation, and the distance between beds can't be less than 80meters. The distance between the end of the bed and the wall is not less than 105 meters. The space for wheelchair moving need to be reserved in the bedroom.

⑥ Facilities of separation should be installed between elderly beds to protect their personal privacy.

b. Requirements for the setting of internal items

① The ground is not laid small pieces of easily sliding carpet.

② The elderly should have wall cabinets or storage space in the indoor room.

③ Furniture is stable, in line with the physiological characteristics and demands of the elderly.

c. Setting requirements of bedroom doors and windows

① The opening width of the door for the elderly is not less than 0. 80 m, and the opening width of all doors containing two or more doors is not less than 0. 80 m. The door of the nursing bed room is not less than 1. 10 m.

② When the door of the elderly bedroom is open, the net width of the door should be not less than 1. 40 meters, and the net depth is not less than 0. 90 m of the concave space.

③ There is no threshold for the bedroom of the elderly, and the height difference inside and outside the household floor is not longer than 15 mm.

④ There is no convex window and floor window in the elderly room, and the auxiliary devices should be installed to close the outer window.

d. Electrical setting requirements of the room

① The bedroom to the toilet corridor above wall 0. 40 meters from the ground is embedded foot lamp.

② A multi-point control lighting switch is installed in the elderly room.

③ The wide board warping board lighting switch with the night indicator light should been used. The installation position should be eye-catching, and the color is easy to distinguish from the wall color. The height is not more than 110 meters from the ground.

④ The safe power socket is used, and the height is not exceed 0. 60 to 0. 80 meters.

(2) Safety requirements of the toilet

a. Setting of doors and locks

The opening width of the bedroom toilet door and public toilet door is not less than 0. 80

meters. The door of the bedroom toilet door and public toilet can be opened or pushed outside the door, and the lock can be opened inside and outside. There is an emergency observation device. The hardware on the door has no sharp corners for one-hand holding or operation.

b. Settings of the armrest

The "L" shaped safety handrail of 0. 70 m on the wall is adjacent to the toilet or the "Ⅱ" shaped safety handrail of 0. 70 m on the side. The "L" shaped safety handrail of 0. 60 m is on the side of the toilet. The length of the horizontal handrail should not be less than 0. 70 m.

c. Setting of drainage

The indoor floor drainage of the bedroom toilet and public toilet is unobstructed to ensure effective water sealing requirements. The water supply and drainage pipe are secretly installed with laying devices, and the floor drain is set in the low corner of the part that is not easy to be trampled. It is flat with the ground, so as not to affect the passage of people and wheelchairs.

d. Setting of water supply

It can use hot water supply temperature control, pressure stabilization device, constant temperature valve or constant temperature faucet, living space faucet. The shower uses a lever-type single-handle faucet.

e. Setting of ground height difference

There is no height difference between the bedroom toilet, public toilet and the adjacent room indoor floor. The height difference is less than 15 mm, and the slope needs to be excessive.

f. Setting of exhaust air facilities

The bedroom toilet and public toilet need to have the mechanical exhaust facilities to prevent backflow function.

g. Heating equipment installation

For the elderly nursing facilities without heating facilities, according to the local climate characteristics, the safe and reliable heating equipment can be installed in the bathroom of the elderly bedroom or reserved conditions for installing heating equipment.

h. Height setting of toilet facilities

The height of the toilet is not less than 0. 40 m. The outer edge of the bath is not higher than 0. 45 m, and one end can be used as a platform. The space height of the washing table suitable for sitting position is not less than 0. 65 m, and the net depth is not less than 0. 30 m.

(3) Clean the towel, washbasin and toilet

a. Overall requirements

Wash appliances and clean living objects, which are placed appropriate.

b. Specific requirements

① After washing the towel with soap, it will be directly exposed to the sun for 6 ~ 8 hours.

② The washbasin first uses with soap or decontamination powder to remove dirt, then rinse with flowing water, and finally pour in disinfectant to soak and disinfect it, generally soaking and disinfect for 30 minutes.

③ The toilet first needs to remove the dirt, and then clean with soap or decontamination powder after washing with flowing water, and finally pour into the disinfectant to soak disinfection, generally soak disinfection for 30 minutes.

(4) Requirements for public restaurants

The restaurants used by the elderly should meet the following regulations.

① The usable area shall not be less than 1 square meter/seat.

② The number of restaurant seats in the nursing bed care unit should not be less than 40% of the number of service beds.

③ The restaurant used by the elderly should be equipped with movable single seats, and the table should be convenient for the use of the elderly in wheelchairs. The space layout should meet the needs of dining car access and food delivery in place, as well as the space for nursing staff to separate meals and help meals.

2 Outdoor environment and safety

① Install evacuation guide signs, emergency lighting device, audio call device, auxiliary escape device, and connection elimination anti-control monitoring system.

② Install the emergency call device and ensure that the elderly can easily reach. The emergency call button is no more than 0. 80 to 1. 10 meters from the ground, and there is obvious marking, using the combination of button and pull rope combination. The end of the rope is not higher than 0. 30 meters.

③ There is no accumulated garbage, sanitary dead corners, paper scraps, dust, etc., in order to provide a comfortable, clean and safe outdoor environment.

④ The ground is smooth and non-skid, with smooth drainage, and the slope is not more than the 2. 5% . When the slope between the ground is more than 2. 5% , the local steps, wheelchair ramps, and the handrails should be set.

⑤ The activity site should be equipped with fitness equipment, rest seats, and space for parking wheelchairs and walking aids, and there should be public barrier-free toilets or toilets near the centralized activity site.

⑥ Lighting facilities should be installed.

3 Meet the aging environment requirements

(1) General principles

① The overall design should consider the convenience and safety of the elderly.

② The line of sight design should facilitate the communication between the elderly and their families or the elderly caregivers.

③ The light design should be natural and bright, and the overall lighting should be uniform and comprehensive, leaving no dead corners.

④ The toilet design focuses on safety, lighting, and ventilation.

⑤ The barrier-free design should consider the convenience of the elderly activities and the use of walking aids and wheelchairs.

(2) Precautions

a. Ground should be is anti-skidding

To decorate bedrooms for the elderly, hardwood or elastic plastic flooring should be used. In public areas, anti-skid floor tiles with low reflectivity, and plain color of designs should be used, which must be easy to clean.

b. The sound insulation should be strengthen to avoid noise

The elderly should live in a quiet environment due to their physical decline, who mostly suffer from certain diseases. It is necessary to strengthen the sound insulation of the doors, windows and walls of the residential and living areas of the elderly, so that they are not disturbed by external noise.

c. The light should be soft and bright

Indoor lighting should be smooth and bright. While allowing the elderly to see furniture and items clearly, attention should be paid not to let the glare generated by some reflective items which cause discomfort or cause the elderly to feel dizzy.

d. Commonly-used items should be arranged for convenient

In the area where elderly people often move around, storage cabinets and counter tops can be appropriately set up, and commonly used items, such as books, snacks, water glasses,

TV remote controls, etc. can be placed according to the habits of the elderly for easy access.

e. The furniture with square edges should be avoided

Elderly people are not as smart as they used to with their legs and feet. In order to avoid collisions, furniture with square edges should be avoided, and that with rounded corners should be chosen.

f. Colors of bedroom furniture

According to the characteristics of the elderly, light or dark colored stable bedroom furniture should be chosen.

g. Clean, tidy and harmonious layout of the living room

A clean and tidy layout of the living room is enjoyable and beneficial for eliminating fatigue. The overall harmony of colors such as bed sheets, curtains, pillowcases, etc. can add joy to life and bring vitality to the elderly. Properly placing some green plants can not only purify indoor air, but also can make it pleasing to the eye.

4 Common sense of garbage classification

(1) The purpose of garbage classification

Garbage classification generally refers to the general term of a series of activities that classify and store, put and transfer garbage according to certain regulations or standards, thus transforming it into a series of public resources. The purpose of garbage classification is to improve the value of the resource and economic value of garbage, and strive to make the best use of things.

(2) Signs and colors of the garbage classification and collection container

The signs of garbage classification on collection containers are shown in Figure 5-1 and 5-2.

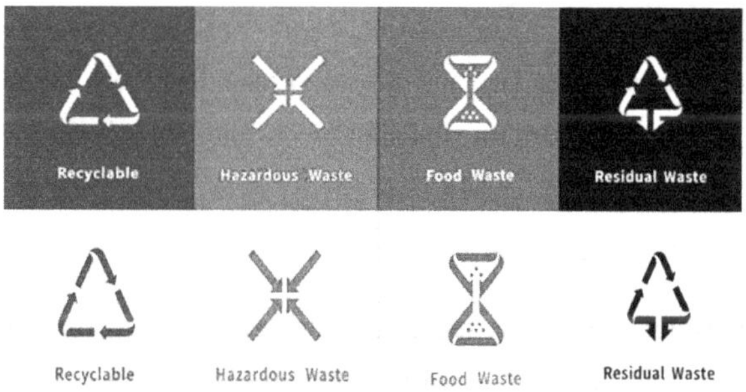

Figure 5-1 Signs of garbage classification

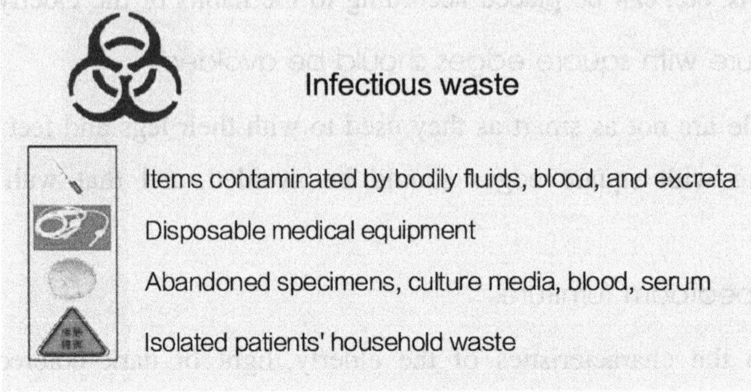

Figure 5 - 2 Signs of medical waste

Blue trash cans contain recyclable materials; red trash cans contain hazardous waste; green trash cans food waste, gray/black trash cans contain other waste; and yellow trash cans contain medical and infectious waste.

(3) Recyclables

a. The meaning of recyclables

Recyclables refer to the items suitable for recycling, mainly including waste paper, plastics, glass, metal, wood, fabric, etc., such as newspapers, carton boards, plastic bottles, glass bottles, etc.

b. The key points of release

① When dealing with recyclables, they should be kept clean and dry as far as possible to avoid contamination.

② Glass bottles, plastic bottles, cans and other containers should be emptied and cleaned before being disposed.

③ Damaged objects or objects with sharp corners should be wrapped before being disposed.

(4) Kitchen waste

a. The meaning of kitchen waste

Restaurant kitchen waste refers to food waste, waste food oil, household kitchen waste, waste vegetables, fruits and other organic perishable waste, mainly including meat and eggs, melon and fruit skin core, leftovers, candy and cakes, hydroponic plants, etc.

b. The key points of the release

① The kitchen garbage should be drained water and broken the bag before putting.

② Paper towels and toothpicks belong to other garbage, which should be avoided mixed into the kitchen garbage.

③ The discarded soil cultivation green plants cannot be classified into the kitchen waste.

The soil, basin and plants should be separated, and the cultivated soil can be reused or used for greening. The plants should be put as other garbage, and the basins should be placed according to the categories.

④ The leftover fast food should be drained and put into the kitchen garbage collection container. The meal box or packaging should be put as other garbage. It should encourage the meal box to clean and place it into a recyclable collection container.

(5) Hazardous waste

a. The meaning of hazardous waste

Hazardous waste refers to the substances that cause direct or potential harm to human health or the natural environment. The main types include waste batteries, waste lamp tubes, waste drugs, waste chemicals, wastewater silver, waste film, waste paper, mercury sphygmomanometer, mercury thermometer, X-ray tablets, discarded and expired drugs, etc.

b. The key points of release

① The fragile or liquid-containing hazardous waste should be packaged or wrapped with paper and cloth before delivery to prevent its damage or leakage.

② The pressure tank, such as the spray tank, shall not be squeezed.

(6) Other wastes

a. The meaning of other garbage

Other wastes include bottles, dust, waste paper in the toilet room, porcelain debris and other difficult to recycle. Other wastes should be treated by sanitary landfill or incineration, which can effectively reduce the pollution to groundwater, surface-water, soil and air.

b. The key points of release

(a) It is strictly prohibited to mix all kinds of batteries, waste drugs, lamps, paint and other harmful waste.

(b) It is strictly prohibited to mix food gangs, vegetable leaves, leftovers and other food kitchen waste.

(7) Medical waste

a. The meaning of medical waste

Medical waste refers to the direct or indirect infectious, toxic and other hazardous waste produced by medical and health institutions in medical treatment, prevention, health care and other related activities, which is mainly divided into infectious waste, pathological waste, damage waste, drug waste and chemical waste.

(a) Infectious waste

Common infectious waste includes cotton swabs, cotton balls, gauze, disposable infusion sets, syringes, needles, plastic trays, and various drainage tubes.

(b) Pathological waste

Pathological waste includes human waste and medical laboratory animal carcasses produced in the process of diagnosis and treatment.

(c) Damage waste

Damage waste refers to the waste medical sharp instruments that can stab or cut the human body, such as glass safety bottles, glass fragments, needles, blades, etc.

(d) Drug waste

Drug waste, refers to expired, eliminated, deteriorated, or contaminated or discarded drugs.

(e) Chemical waste

Chemical waste refers to the toxic, corrosive, flammable and explosive waste chemicals.

Correct classification of medical waste can avoid harm to staff and prevent the spread of infectious diseases. Medical waste is very different from household waste and household waste. Medical waste contains bacteria, viruses and harmful substances of different degrees. If it is discarded at will and mixed into household waste, it will become the source of pollution for institutions and social environment, and even become the source of infectious diseases.

Household garbage produced by patients with infectious diseases or patients suspected of being infectious diseases must be managed and disposed in accordance with medical waste.

b. The key points of release

① Commonly used garbage disposal containers include black garbage bags, yellow garbage bags and sharp tool boxes. The color of the sharp weapon box is yellow. The whole is made of hard materials, sealed, to ensure that the sharp weapon box is in normal use and the sharp appliance contained in the box does not leak. Once the sharp weapon box is sealed, it cannot be opened again without breaking it.

② There are two kinds of waste placed in black garbage bags:

Domestic garbage;

Bags and cartons of various disposable medical devices, items without contact with patients, such as external bags of infusion sets.

③ There are four kinds of waste placed in yellow garbage bags:

Cotton swabs, cotton balls and gauze after use;

Use of disposable infusion set, syringe, needle tube, plastic plate, various drainage tubes, etc;

Waste medicines;

All waste produced by patients with infectious diseases or suspected infectious diseases which should be put into double-layer medical waste bags.

④ The waste should be placed in the sharp tool box, such as air safety department, blade and other sharp tools.

⑤ The waste should be placed in closed containers. When the mercury of the sphygmomanometer and thermometer leaks, it should be immediately collected into the water vial, sealed, and handed over to the medical staff for unified treatment.

c. Notes

① Different kinds of garbage shall not be mixed together.

② The medical waste put into the package or in the container shall not be removed.

③ After use, the sharp device should be safely and safely placed in the sharp device box, and can not be mixed with other waste. It is forbidden to directly contact the used sharp device by hand.

④ Wash hands after disposing of the garbage.

⑤ When the medical waste reaches 3/4 of the packaging or container, an effective sealing method shall be used to make the sealing of the packaging or container tight and tight.

⑥ When the packaging bag for collecting medical waste is damaged, a new medical waste bag should be added.

⑦ Medical waste shall be treated centrally, not be transferred, traded or sold.

Reflection

Grandpa Li is 75 years old, and his wife is 81 years old. Grandpa Li is usually in good health. He goes out to buy food and cook at home every day. In addition, he walks in a nearby park for 2 hours every day and does tai chi chuan every day. However, recently, Li stumbled and broke his left leg. After treatment, his wife could not take care of him with food in daily life, so their son, who is usually very busy, sent his parents to a nursing home.

Questions: How should the elderly care institution arrange their accommodation environment according to the actual situation to ensure their safety and comfort needs?

Chapter 6 Cleaning and hygiene in nursing institutions

Learning tasks

(1) Master the content of cleaning care and practice.

(2) Master the seven-step hair washing skills and practice.

(3) Be able to use ultraviolet light sterilization equipment.

1 Clean and tidy bed sheets

(1) The importance of cleaning the bed unit

Bed unit refers to the equipment and items contained in the elderly care institutions. Equipment includes beds, bedside chairs, bedside tables, etc., and items include bed sheets/ bed hats, quilt covers, pillowcases, etc. Neat and comfortable bed unit can let the elderly take a good rest, and ensure the bedroom environment at the same time. For the long-term bedridden elderly, clean bed unit can avoid the occurrence of more complications.

(2) Requirements for cleaning and arranging the bed unit

Caregivers should clean the bed unit every morning after the elderly get up and every noon after they finish their nap. The surface of the bed unit should be smooth, dry and free of debris. When sweeping the bed, the bed brush should be put into the brush cover (the brush cover must be soaked with disinfectant containing chlorine with a concentration of 500 mg/L, and squeeze the water before using) to keep clean. They can't be mixed together, one bed with one set.

For the bedridden elderly, the care staff should also pay attention to the cleaning of the bed unit after meals and before going to bed late, to avoid the food residue falling on the bed, causing the elderly lying discomfort and even cause bedsores.

(3) Notes for replacing the coat

Regularly change the quilt for the elderly, can make the bed unit to keep level off, clean, no wrinkles, and make the elderly sleep comfortably. The bedroom is neat and beautiful. It is convenient to observe the condition of the bedridden elderly, assist the elderly to change their lying position, and prevent the occurrence of complications such as pressure sores. The following points should be noted when changing the subject coat.

① The replacement of clothing should be carried out on the principles of standards, force saving and safety.

② If the elderly are in bed, they should be told to be ready. According to the elderly condition, age, weight, consciousness, activity and cooperation ability, whether there is a drainage tube, wound, or whether there is incontinence and other conditions, take the corresponding arrangement method.

③ Prepare useful objects and the environment as needed to protect the privacy of the elderly.

④ Assist the elderly with mobility difficulties to turn over or get out of bed, using wet sweep, that is, the bed brush set to with water, and then the back cover is cleaned tidy the sheets.

⑤ During the operation, attention should be paid to avoid causing the drain tube or catheter to be pulled, closely observe the condition changes of the elderly, and promptly deal with the abnormal conditions found. Communicate with the elderly to understand their needs and feelings, to ensure their safety.

⑥ After the completion of the operation, pull on the bed block or take other measures to protect the safety of the elderly, and help them to take a comfortable position.

(4) Requirements for the replacement of the coat

In general, the elderly should change the quilt (including covers, sheets, and pillowcases). When the clothing is contaminated and wet by excrement, vomit and sweat, it should be replaced immediately. The bedding of old people should often take outdoor air bask in.

(5) Implementation steps of arranging the bed for the elderly

① Assess the consciousness status and self-care ability of the elderly.

② In the preparation work, the care personnel should dress neatly, wear masks, keep the room quiet, and prepare one sweep bed car 1, one bed brush, and disposable bed brush cover.

③ Fold the quilt into a square shape, put the pillow on the quilt, and put it together on the chair beside the bed.

④ Arrange the sheets, according to the order of the head of the bed and the end of the bed under the pressure, and then stretch the sheets under the bed.

⑤ Set the bed brush sleeve outside the bed brush, sweep the bed vertically from the head to the end. Each brush should overlap 1/3 of the brush to avoid omission.

⑥ Finally, arrange the things, remove the brush bed cover, put the pillow on the head of the bed, and put the quilt on the end of the bed.

⑦ The staff should wash their hands and make good records.

(6) Implementation steps of replacing the bedding of the bedridden elderly

① Caregivers evaluate the conscious state and self-care ability of the elderly, and explain the operation purpose to the elderly to obtain their cooperation.

② Caregivers should dress themselves neatly, wash their hands, wear hats and masks.

③ Help the elderly lie flat on the bed, cover the quilt, close the doors and windows, and adjust the room temperature of 24 to 26 degrees Celsius.

④ Prepare 1 bed sweeper, 1 bed brush, disposable bed brush cover, clean sheet, quilt and pillowcase, clean clothes and pants when necessary.

⑤ When replacing the sheet, put the items on the bedside chair in the order of using them (the upper sheet, the middle quilt cover, the lower pillowcase). Raising the bed fender on the opposite side of the bed, the caregiver stands on the right side of the bed, with one hand lifting the head of the elderly. The pillow is moved to the left side of the bed, to help the elderly person to turn over on the left side of the bed (back to the caregiver) and cover the quilt. Let the sheet go from the head of the bed to the end and roll the sheets up under the old person. The bed brush cover is put on the outside of the bed brush, clean the mattress from the middle line of the bed. Sweep the bed from the head of the bed to the end, with 1/3 of the bed area just swept to be overlapped to avoid omission. Help the elderly turn over. Let him/her lie on the side. Pay attention to the safety of the elderly to prevent them from falling off the bed. Use bed fenders if necessary.

⑥ When sheeting the bed, align the middle line of the clean sheet to the middle line of the bed, spread the sheet on the bed. The opposite side of the sheet is rolled up and stuffed under the elderly. The head of the bed and the end of the bed are folded under the bed, and tighten the sheet. The side of the sheet is stuffed under the bed. Move the pillow to the near side, help the elderly to flip their body, lie on the cleaning sheet (facing the caregivers), cover the quilt, and set up the near side bed. The staff turn to the opposite side of the bed, put down the bed block, loosen the sheets from the bed to the end of the bed, roll up the dirty bed to the middle of the dirty bag, clean the debris on the mattress (the same method as above), and remove the bed brush cover. Pull the clean sheets under the elderly body flat to spread on the bed (the same method as above). Assist the elderly to lie on the middle line of the bed, and cover the quilt.

⑦ When changing the quilt cover, the staff standing on the left side of the bed, open the quilt, and grab the cover edge into the middle. The quilt was head part. The cotton was head part, and was shape from the cover, folding in the end of the bed. It still covers the elderly. Take the cleaning cover and lay it on the dirty cover. Point the cover line at the middle line of the bed. The quilt head of the cover is placed in the neck and shoulder of the elderly. Open the end of the cleaning cover, put the cotton tube into the cleaning cover, and spread the cotton tube to both sides. Roll out the dirty cover from the head of the bed to the end of the bed, and put it in the dirty bag. Both sides of the quilt are folded inward, and stuffed under the mattress by the tail.

⑧ When replacing the pillowcase, the staff hold up the head of the elderly with one hand, withdraw the pillow with the other hand, and withdraw the pillow core from the case. The dirty pillowcase is placed in the dirty bag. At the end of the bed, take the clean pillowcase to reverse the inside face outside, hand into the pillowcase to open the two inner corners, grasp the two corners of the pillow core, and reverse the pillowcase cover. The pillow from the chest to the left side of the elderly head. The staff hold the head of the elderly, and the left hand will pull the pillow to the appropriate position under the head of the elderly.

⑨ After the operation is completed, organize the materials, open the window for ventilation, wash hands and make good records.

2 Face, oral and hair cleaning

(1) Face cleaning

a. Operation steps

Cleaning the face can remove eye excrement, facial dirt, nose and ear dirt, so that the old human body feel comfortable. The operation steps are as follows.

① Preparation: wash hands and wear masks.

② Check, explain and communicate, and obtain the cooperation of the elderly, and prepare all the materials to the bed.

③ Help the elderly to take the sitting position or the supine position.

④ Prepare before washing a face: move the chair on the same side of the end of the bed and place the basin for follow-up operation.

⑤ Wash face: inject warm water into the washbasin, measure the water temperature, and dry the towel soaked in the palm of the hand for the elderly to scrub.

⑥ The wiping order: the medial canthus→outer canthus→frontal part→face→nose→ear→jaw→neck. After washing face to help the old man coated with moisturizer.

⑦ Help the elderly to recover comfortable position.

⑧ Arrange the objects, classify and place the items, and return them to the original place.

b. Notes

① The washbasin and towel of one person cam not be not mixed.

② The towel should not be too wet. When wrapping towel, the edge of wet towel cannot be wrapped in to scrub the face to the old man. Prevent the old man to feel uncomfortable or scratch the skin of the face when scrubbing.

③ Ensure that the water temperature is suitable, not too cold or overheat.

④ The strength is moderate. Too light or too heavy will make the elderly feel uncomfortable.

⑤ For eye excrement, use a wet towel or cotton swab to gently wipe clean.

⑥ For the dirt in the ear, a wet cotton swab can be used to gently clean the dirt in the ear; When the earwax is dry and hard, dip the cotton swab in paraffin oil for 1 to 2 hours, and then remove the earwax after softening.

⑦ For the dirt in the nasal cavity, the facial tissue can not be removed with a cotton swab dipped in paraffin oil coated in the dirt and then removed.

(2) Oral cleaning

a. Keep the mouth clean and prevent oral infection

① As the teeth of the elderly become loose, the food line is easy to remain, which increases the incidence of gingivitis. The elderly teeth are loose and lost, and their chewing ability is prone to malnutrition. The elderly saliva secretion is significantly reduced, and the oral flushing, self-cleaning and antibacterial effects are also decreased accordingly. So it is necessary to keep their mouth clean to prevent oral infection and other complications. Clean on time to prevent bad breath ard mouth dirt, increase appetite, and maintain normal oral function. Meanwhile, the oral status can also provide dynamic information about the condition observation.

② Normal saline can be used to clean the mouth to prevent infection. The solution is slightly antibacterial and deodorization. Use warm boiled water to clean the mouth, and 1% to 4% sodium bicarbonate to reduce fungal infection.

b. Procedures for caregivers to gargle for the elderly

① Preparation: wash hands and wear masks.

② Check, explain and communicate, and obtain the cooperation of the elderly, and carry the objects to the bed.

③ Teach the elderly how to gargle, and then spit into the water cup (Unconscious people are prohibited to gargle).

④ Rinse repeatedly until the mouth is clean.

⑤ Help the elderly to clean their face and tidy up their objects.

c. Procedures for nursing staff to brush their teeth for the elderly

① Preparation: wash hands and wear masks.

② Check, explain and communicate, and obtain the cooperation of the elderly.

③ Help the elderly to adjust to the appropriate body position (sitting or semi-lying position).

④ Place dry towels under the old man's neck. By vertical brush method, brush the teeth, from top to bottom for the upper teeth. And brush the lower teeth from the bottom to top. Brush all the lips and cheeks of the teeth.

d. Oral care steps for the bedridden elderly

① Preparation: wash hands and wear masks.

② Check, explain and communicate, and obtain the cooperation of the elderly.

③ Assist the elderly to lie on the side or head to the side (facing the operator), pad dry towels under the neck, put the bowl beside the mouth, and count the cotton swab.

④ Soak the cotton swab with normal saline, wipe the lips, and make them moist.

⑤ Assist the old man to gargle with a straw.

⑥ Observe the oral conditions, such as denture, inflammation, oral ulcer, bleeding points. The denture should be removed.

⑦ Scrub sequence: scrub the outside of the upper and lower front teeth first, then scrub the inner surface, occlusal surface and buccal mucosa of the left tooth; scrub the other side in the same way; finally scrub the palate, tongue surface and tongue frenulum.

⑧ Assist the elderly to gargle with straw, lips with cotton swab.

⑨ Use a flashlight to check whether the mouth is clean, whether the mucosa is broken, and bleeding point. There are broken patients according to the doctor's advice.

⑩ Wipe the water with the towel under the neck. Dry lips or dry crack can be coated with lip oil.

⑪ Count the number of cotton swabs and check whether the cotton on the head of the cotton swab is complete to avoid remaining in the mouth.

⑫ Remove the towel, clean up the objects, and tidy up the bed unit. Oral cleaning appliances are shown in Table 6 – 1.

Table 6 – 1 Oral cleaning appliances

Item name	Choose key points
Toothbrush	The toothbrush should be moderately soft or slightly soft. But we should pay attention that, too soft bristles can not brush clean
Dental floss	Floss is made of nylon thread, silk thread or polyester thread to clean the adjacent surface flora, especially for the flat or convex tooth surface
Mouth wash	Mouthwash is divided into health care and therapeutic categories. Health care mouthwash generally taste more comfortable. The main ingredient is oral freshener, and used to remove halitosis. Therefore, there is no need for special guidance
Water toothpick	Dental washer is divided into three categories: high pressure pulse, jet and live oxygen. High pressure pulse equipped with different functions of the nozzle, can meet the daily home oral cleaning and care of different people

Common used gargle solutions are shown in Table 6 – 2.

Table 6 – 2 Common used gargle solutions

The mouthwash solution	Act on	Scope of application
0. 9% sodium chloride solution (normal saline)	Clean the mouth and prevent infection	Oral pH is neutral
Dober's solution (compound boric acid solution)	Mild bacteriostatic, eliminate halitosis	Oral pH is neutral
0. 02% furacillin solution	Clean the mouth, have a broad spectrum of antibacterial effect	Oral pH is neutral
1% to 3% hydrogen peroxide solution	Antimicrobial and deodorant resistance	Oral pH is acidic
1% to 4% sodium bicarbonate solution	It is an alkaline agent, used for fungal infections	Oral pH is acidic
2% to 3% boric acid solution	It is an acid preservative and plays an antibacterial effect	Oral pH is alkaline
0. 1% acetic acid solution	For pseudomonas aeruginosa infections	Oral pH is alkaline

(3) Hair cleaning

The elderly maintain the hair neat, clean, and beautiful, which can promote its comfort and maintain self-esteem, remove dandruff and dirt, prevent hair injury, stimulate the local blood circulation of the scalp, promote the metabolism of the hair and maintain health.

a. Morning combing

(a) Item preparation

One washbasin (1/2 full of water with temperature of 40-45℃, a treatment towel, a normal towel, a bar, a soap, a box of moisturizer, a comb).

(b) Operation steps

Assist the elderly to sit up, spread the treatment towel in front of the elderly, and put the basin on the treatment towel. Assist the elderly to wash their face with soap, wash the face with clean water, and dry it. Assist the elderly to soak their hands, apply soap, clean with water, dry, and remove the use. Apply a moisturizer on the face and hands. Put the towel over the shoulders of the elderly, spread the hair. The staff press the root with the left hand, and with the right hand comb hair to neat, such as hair knot, which can use 30% wine wet fine from the hair tips. After combing the hair, roll up the towel to help the elderly to take a comfortable lying position. Organize the bed unit, assist the elderly to take a comfortable lying position, clear the washbasin, handle the dandruff on the towel and shed hair. Then wash hands and take notes.

b. Wash the hair in a sitting seat

(a) Item preparation

one towel, one bottle of shampoo, one comb, one washbasin, one thermos bottle, and one kettle (40-45℃ warm water), one square stool, and one hair dryer if necessary.

(b) Operation steps

Put the body position, assist the elderly to take the seat, towel around the neck and shoulder. Put the washbasin in front of the elderly, and tell the elderly hands to stabilize the basin edge, lower the head and close their eyes. The head is located in the washbasin superjacently. The caregivers slowly dump warm water to wet the hair of the elderly, pour the shampoo on the palm and rub it until available after the foam, apply the shampoo on the elderly hair, rub the hair with both hands ten fingers finger abdomen, massage the scalp (suitable strength, from the hairline to the head). The caregivers observe and ask the elderly for any discomfort, slowly pour warm water with a kettle in one hand and rub their hair with one hand until the shampoo is flushed, take neck and shoulder towel to dry hair and face, blow dry hair with hair dryer if necessary. Assist the elderly to comb their hair neatly, and assist the elderly to go to bed and clean up the objects. Then wash lands and take notes.

c. Wash hair on the beds

(a) Item preparation

One shampoo, one towel, one bottle of shampoo, one comb, one thermos bottle, two cotton balls, one gauze, one kettle (40-45℃ warm water), one sewage bucket, and one hair dryer when necessary.

(b) Operation steps

Remove the pillow, put the towel around the neck and shoulder of the elderly, place a simple shampoo under the head, and wash the hair. The drain pipe is placed in the sewage bucket. Put the cotton ball into the ears of the elderly to prevent the water in the ear. Cover the gauze over the eyes of the elderly to prevent water from splashing into the eyes. Slowly pour warm water to wet the hair of the elderly, and rub the shampoo into the hair of the elderly. Massage scalp (moderate strength, rubbing from hairline to head). The caregivers slowly pour warm water with a kettle in one hand and rub their hair with one hand until the shampoo is flushed. Take the neck and shoulder towel to wrap the head. Remove the simple shampoo. Dry face and hair, and put the pillow under the head of the elderly. If necessary, blow hair dry with a hair dryer and comb it neatly. Assist the elderly to take a comfortable lying position, make the bed and clean up the objects. Then wash hands and take notes.

3 Warm water bath

(1) Concept

Warm water bath is to use warm water to contact the body skin, through the evaporation and conduction effect of warm water, to increase the heat dissipation of the body, so as to achieve the purpose of cooling.

(2) Requirements

① The water temperature of the warm water bath is set at 32-34℃. The deployment method of warm water is to add cold water, then heat water, and finally determine the temperature with a temperature meter.

② The technique of warm water bath: with a small towel wrapped in the hand, make it into a glove type, to "centrifugal direction", with wiping and massage.

③ The parts of warm water bath: armpit, palm, groin, foot center, etc. It can be slightly hard, and the time can be slightly longer, in order to facilitate cooling.

④ The forbidden parts of warm water bath: chest area, abdomen, back neck etc. These parts are sensitive to cold stimulation, and easy to cause adverse reactions.

⑤ The general whole body warm water bath time is 15 to 20 minutes.

⑥ The elderly with fever should place ice packs on the head and hot water bags on the feet.

4 Commonly-used disinfectants and disinfection utensils

(1) Commonly-used disinfectant

The instructions and precautions of some commonly-used disinfectants are shown in Table 6 – 3.

Table 6 – 3 Instructions and precautions of commonly-used disinfectants

Commonly-used disinfectants	Instructions and precautions
Disinfectant 84	Because disinfectant 84 contains chlorine, it is strongly corrosive. It can burn the respiratory mucosa. So the elderly must be cautious when using it. If it is really needed, it must be diluted wearing gloves and a mask, and operating in strict accordance with the instructions
Peracetic acid	Because peracetic acid has strong volatility in the air, it has a good effect of air sterilization and disinfection. The disinfectants used in the epidemic period were mainly peracetic acid. However, the property of pure peracetic acid is extremely unstable. It can explode violently at minus 20℃. At high concentration, it can decompose and release oxygen at room temperature. It can ignite or explode when contacting fire. In addition, it is relatively corrosive, so it must be stored in accordance with the relevant regulations of elderly care institutions
Lysol	Lysol is highly toxic and its odor is easy to retain. When its concentration is high, it has a certain irritation and corrosion effect on the skin. Attention must be paid to safety when using it
Chlorinated lime	Chlorinated lime has bleaching effect. It must be stored separately to avoid being eaten, because it is similar to wheat flour
Potassium permanganate	The effect of potassium permanganate in sterilization and deodorization is stronger and more lasting than that of hydrogen peroxide solution. Bacteria are forced to restrain themselves with potassium permanganate even at low concentrations. It is stimulating and corrosive at high concentrations. Its bactericidal power increases with the increase of concentration. The majority of bacteria can be killed at the concentration of 0.1%

(2) Ultraviolet disinfection

Ultraviolet disinfection has wide range of application, which is especially effective for the quality of air and the sterilization of the surface of goods. Ultraviolet disinfection of the air of the bedroom is often used in the following situations.

① The rooms of the elderly with chronic diseases (especially with infectious diseases or respiratory diseases).

② Bedrooms are not well ventilated, or sunlight can rarely come in the rooms.

③ The elderly have poor resistance ability to diseases and are easy to catch a cold or have a diarrhea.

④ Bathrooms or kitchens are not well ventilated, or sunlight can rarely come in the rooms.

UV disinfection lamp is shown in Figure 6 – 1 and UV sterilizer is shown in Figure 6 – 2.

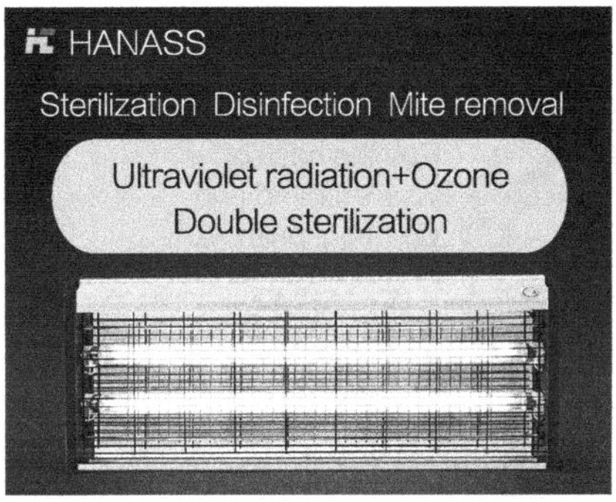

Figure 6 – 1 UV disinfection lamp

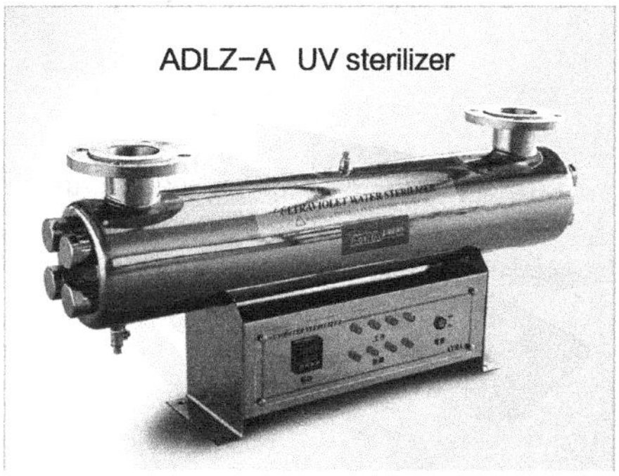

Figure 6 – 2 UV sterilizer

Notes

(1) In the use of ultraviolet lamp or ultraviolet disinfectant we should observe whether the ultraviolet lamp exposure time and its cumulative exposure time exceed the standard, to make sure whether it is necessary to replace the lamp.

(2) Ultraviolet light is lethal to organic cells, so the direct irradiation of the skin and eyes should be avoided.

(3) When using ultraviolet lamp to disinfect indoor air, the room should be kept clean and try, reducing dust and water mist, and keeping warm. When the temperature is below 20℃ or above 40℃, and the relative humidity is greater than 60%, the irradiation time should be apprepriately extended.

(4) The cleanliness of the lamp tube can affect the disinfection effect, therefore, it is necessary to clean the lamp tube according to the usage requirements.

5 Seven-step washing technique

(1) Work preparation

① Staff preparation: clean clothes and hats, trim nails, take off the watch and accessories, roll sleeves over the elbow.

② Items preparation: hand washing facilities, cleaners, hand dry items, hand cream or quick drying hand disinfectant when necessary.

(2) Implement the operation

① Turn on the faucet and adjust the appropriate water flow and water temperature.

② Wet hands. Get hands under flowing water.

③ Apply the detergent. Turn off the tap and apply the detergent evenly throughout the palm, back of the hands, and fingers.

④ Wash hands. Wash hands with a seven-step wash technique and rub them carefully for at least 15 seconds. The formula of the seven-step washing technique is "inside and outside between the wrist", see Figure 6 – 3.

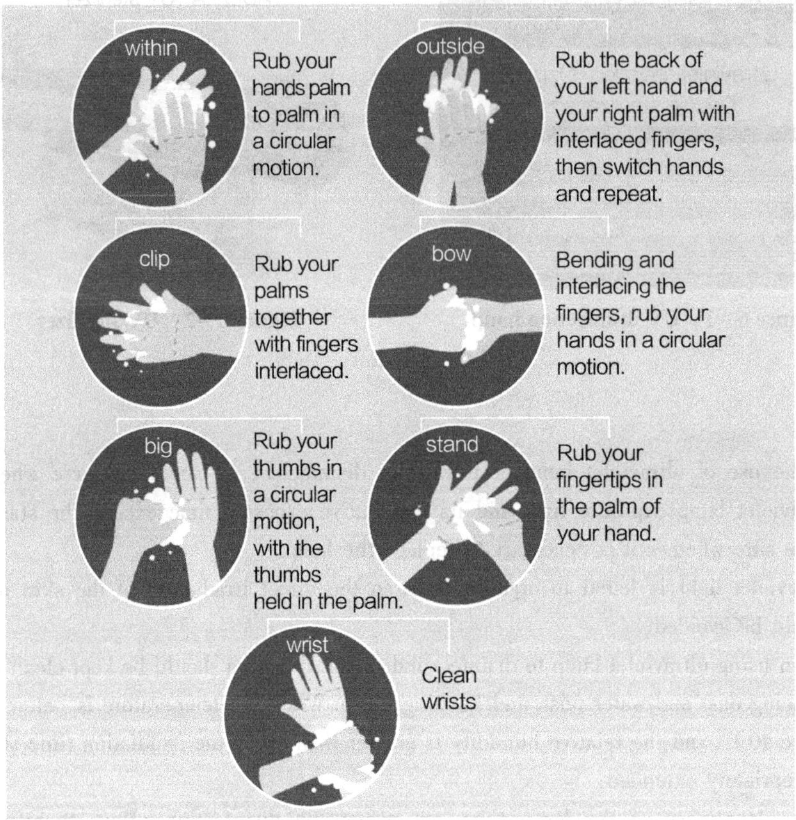

Figure 6 – 3 Seven parts washing technique

⑤ Wash. Turn on the tap and wash hands thoroughly under flowing water.

⑥ Dry hands. Turn off the faucet, wipe hands with toilet paper or towel or dry them under the dry phone, and apply hand cream for skin care if necessary.

The specific steps of the seven washing techniques are as follows.

Step 1: Palm to palm, fingers together to rub each other.

Step 2: Palm to the back of hand, rub each other along the fingers, then exchange.

Step 3: Palm to palm, cross hands, rub along the fingers.

Step 4: Fingers rub each other.

Step 5: Hold the thumb of the other hand to rotate and rub, then exchange.

Step 6: Bend each finger joint, rotate and rub in another palm, then exchange.

Step 7: Rub wrists, then exchange them.

Notes

(1) When hands have visible dirt, apply detergent and mobile water hand. If there is no visible dirt, use quick drying hand disinfectant to disinfect hands instead of washing hands, rubbing the same method as the washing hands.
(2) Hand washing method should be correct. All parts of the hand should be washed, especially the back, fingertips, fingers and knuckles. Watch the fingertips down when washing the hands.
(3) Pay attention to adjust the appropriate water temperature and water flow, to avoid the pollution of the surrounding environment.
(4) If towels are used, they should be kept clean and dry, then used after disinfection.

Chapter 7 Dietary care

Learning tasks

(1) Master the common problems and nursing requirements of dietary nursing.

(2) Master the purpose and indications of nasal feeding.

(3) Assist the elderly to eat orally, drink water and eat for the elderly with nasal feeding tube.

1 Common problems of dietary care and nursing requirements

(1) Common eating problems and solutions for the elderly

① Dysphagia. Extend the lower jaw and be easy to swallow.

② Reduced taste. Reasonable food.

③ Dry mouth. Wet cotton balls can be used to wet the lips or drop to the oral mucosa. When the elderly thirst is serious, if the body condition allows, we can use the method such as containing ice cube or sour plum to stimulate saliva secretion.

④ Poor appetite. Prepare a comfortable eating environment, assist the elderly to wash their hands and clean their mouth, give oral care to the seriously sick elderly, and also inform the content of feeding to increase their interest in eating.

(2) Basic requirements of dietary care for the elderly

a. Environmental preparation

The environment for the elderly to eat should be clean, neat, fresh air and relaxed atmosphere. Non-emergency treatment and care is suspended before eating. If there is a critical illness or a groan in the old people, it should be covered with a screen. Organize the bed unit, clean up the tables, chairs and the unneeded items on the bed, remove the bad smell, and avoid the bad visual phenomenon. Open the window half an hour before the meal for ventilation, remove the toilet, etc. Many people eat together, which can promote the appetite of the elderly. We can encourage the elderly to eat together in the restaurant, and eat with other elderly.

b. Equipment requirements

The tableware suitable for the elderly should be placed in its easy position, and the selection of tableware can be combined with the preferences of the elderly to ensure safety.

c. Action requirements

To the elderly who cannot eat by themselves, they should feed patiently according to their eating habits (such as the order and method of eating).

d. Food requirements

Because the secretion of saliva in the elderly decreases, and the oral mucosa resistance is poor, so it is not appropriate to eat overheated food. Eating too cold food is easy to hurt the spleen and stomach, affecting the digestion and absorption of food. Food should be warm and not hot for mouth.

e. Language requirements

Patient feeding, do not urge the elderly to eat.

2 Feeding skills

(1) The kinds of diet for the elderly

According to the elderly chewing, digestive ability and physical condition, the basic diet can be divided into the following four categories.

a. Ordinary diet

The general diet is suitable for older people who do not need a special diet. The elderly can choose delicious, easy to digest and nutritionally balanced food according to their own preferences. For the elderly who have no chewing ability and cannot swallow large pieces of food, the ordinary diet can be chopped or crushed with a crusher.

b. Soft diet

Soft diet is suitable for the elderly with indigestion, low fever and recovery from disease. Food should be soft, such as soft rice, noodles, etc. Vegetable and meat should be chopped, cooked, easy to chew and digest.

c. Semi-liquid diet

The semi-liquid diet is indicated for elderly with poor chewing ability and dysphagia. Food is in a semi-liquid state, such as rice porridge, noodles, egg custard, etc. This kind of diet is not irritating and less cellulose.

d. Liquid diet

The liquid diet is suitable for elderly who have difficulty eating or are fed with a nasal feeding tube. Food is liquid state, such as milk, soybean milk, rice soup, fruit juice, vegetable juice and so on. This kind of diet contains calories and nutrient insufficient, so it cannot eat for a long time.

(2) The body position of eating

a. Wheelchair seat position

It is suitable for the elderly with lower limb kinetic energy disorders or walking weakness.

b. Sitting on bed position

It is suitable for the elderly with lower limb dysfunction or walking weakness.

c. Half position

It is suitable for the elderly who are completely unable to take care of themselves.

d. Side position

It is suitable for the elderly who are completely unable to take care of themselves.

(3) Meal time arrangement and precautions

a. Dinner time

According to the living habits of the elderly, the staff arrange the meal time reasonably. General breakfast time is 6 am; lunch time is 11 to 12 noon; ard dinner time is 5 to 7 pm.

b. Meal frequency

In addition to three meals a day of normal food, it can be appropriate to supplement some cakes, milk and other snacks.

c. The amount of food

The daily food intake should be evenly distributed to three meals a day according to the activities in the morning, afternoon and evening.

d. Eating speed

The elderly eating speed should be slow, in order to facilitate the digestion and absorption of food. It also can prevent the choking or choking accidents occurred in the process of eating food.

(4) The implementation of oral eating steps for the elderly

a. Preparation

① Before eating, the nurse should confirm with the elderly whether the denture is well worn and whether they need to take oral medicine before eating.

② Tableware (bowl, chopsticks, spoon), food, apron or towel, handkerchief or paper towel, mobile table, etc.

③ Clean environment, suitable temperature and humidity, and no peculiar smell.

b. Communication

The staff explain the eating time and the food to the elderly, and ask if they have special requirements.

c. Position

According to the self-care degree and condition of the elderly, the elderly care should take the appropriate eating position, wear the elderly apron or put the towel under the jaw and the chest, as shown in Figure 7 – 1.

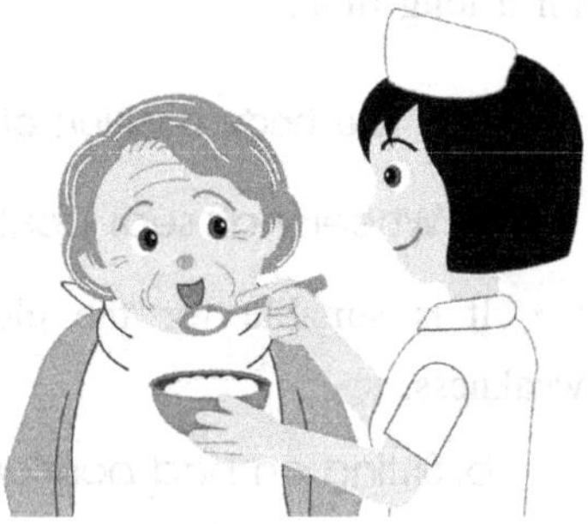

Figure 7 – 1 Position of the elderly in eating

d. Assistance

① The nursing staff will put the prepared food into the tableware of the elderly and put it on the table. The old people who can eat by themselves are encouraged to eat by themselves. Guide the elderly to sit straight and lean slightly forward and tell the elderly to eat slowly while eating to avoid choking.

② For the elderly who cannot eat by themselves, they should be assisted by the nursing staff. Nursing caregivers touch the wall of the bowl to feel the heat of the food. When feeding the spoon, the amount of each bite is about 1/3 of the spoon, and the elderly completely swallow the next bite.

③ For the elderly with visual impairment who can eat by themselves, the elderly care staff can put the meal bowl containing warm food into the hands of the elderly (confirm the position of good food), and then pass the spoon to the elderly, inform the type of food, and tell the elderly to eat slowly. When eating food with bones, the nursing staff should tell them to eat carefully. While eating fish, the staff should help the elderly to remove fish bones.

e. Organization

The nursing staff assist the elderly to gargle after meals and dry the water marks in the mouth with a towel. Tell the elderly not to lie flat immediately after eating, keep the eating position for 30 minutes before bed rest. Clean and tidy the bed unit. Use flowing water to clean the tableware and put it back to the original place, and disinfect when necessary.

Notes

(1) The elderly should not lie supine immediately after eating to prevent food reflux.
(2) For the elderly with chewing or swallowing difficulties, the food can be broken to the paste, and then assist in eating.
(3) If the elderly have cough, choking and other phenomena during eating, first aid must be given or call the ambulance immediately.

3 Nasal feeding method

(1) Definition of nasal feeding

Nasal feeding refers to the nasal feeding diet into the stomach through the catheter or silicone tube, or through the esophagus, stomach, jejunum impotence orifice into the digestive tract. It is divided into the perfusion and continuous drip.

(2) The purpose of nasal feeding

The main purpose of nasal feeding is to inject liquid food from the gastric tube to the elderly who cannot eat orally, thus ensuring that the elderly consume adequate nutrients, water and drugs to maintain life.

(3) Application of nasal feeding

According to the physical condition of the elderly and the characteristics of the elderly diseases, nasal feeding care can be given to the elderly with the following conditions.

① People with consciousness disorders, dementia, who cannot eat from the mouth.

② Due to cerebrovascular diseases, the elderly will have severe cough after eating.

③ Eating difficulties caused by other reasons, leading to severe malnutrition, water and electrolyte disorders, acid-base balance imbalance in the elderly.

(4) Nasal feeding materials

a. Nasal feeding tube

Nasal feeding tube is inserted through the nasal cavity into the stomach, for the elderly who cannot take food through the mouth. The nasal feeding tube is made of polyvinyl chloride (PVC) material or medical silicone, composed of catheter and cap joint (the length of adult nasal feeding tube is 100 cm or 120 cm respectively), and marked with scale on the nasal feeding tube. The length of nasal feeding tube insertion is generally 45-55 cm.

b. The perfusion device

A perfusion device is a tool to inject a nasal feeding diet into a nasal feeding tube. For nasal feeding, the front of the perfusion should be inserted into the end of the nasal feeding tube so that it is tightly connected.

(5) The method of placing the nasal feeding tube in the stomach

Before eating for the elderly, in order to ensure the safety of their eating, the elderly care nurse should first determine whether the nasal feeding tube is in the stomach. There are the following three methods of judgment, and the staff can choose one of them to judge.

① A syringe is connected to the end of the nasal feeding tube for aspiration, and the gastric juice or gastric content is pulled out (this method is the most commonly-used judgment method).

② A syringe is connected to the end of the nasal feeding tube, and 10-20 mL of air was injected from the nasal feeding tube, while hearing the sound of water through a stethoscope in the gastric area.

③ Put the end of the nasal feeding tube into a water cup filled with warm water, and observe that there are no bubbles coming out. If a large number of bubbles come out, it means that the nasal feeding tube has slipped into the trachea. It should be pulled out and inserted.

(6) Implementation steps of feeding care for the elderly with nasal feeding tube

a. Work preparation

① The elderly care staff should dress neatly and wash hands.

② Towel, water cup (filled with 100 mL of warm boiled water) and record sheet, check the good condition of the perfusion device.

③ Clean environment, suitable temperature and humidity, and no peculiar smell.

b. Communication

① The nursing staff take the prepared nasal feeding diet and food to the room of the elderly.

② For the elderly who can communicate effectively, the elderly care staff should ask their bed number and name, and explain the type and quantity of the nasal feeding diet to the elderly, so as to obtain the cooperation of the elderly.

③ For the elderly who cannot communicate effectively, the elderly care staff should check the room number, bed number, bedside card name, and the type and quantity of nasal feeding diet.

c. Position

According to the physical conditions of the elderly, the elderly care staff assist them to put a comfortable position.

① For the elderly with good upper body function, the nurse should assist them to adopt sitting or half seat. For the elderly, the nurse should shake the bed high or use soft pillow to pad the upper body of the bed at a horizontal angle of 30°.

② Place a towel or treatment towel under the jaw of the elderly.

d. Check

To ensure the safety of the nasal feeding diet for the elderly, the following examinations should be conducted before each nasal feeding diet.

① For the elderly who cannot communicate effectively, the elderly care staff should check their room number, bed number, the name of the bedside card, and the type and quantity of nasal feeding.

② Check the nasogastric tube. Check whether the nasogastric tube is intact and properly fixed, and whether the inserted length is the same as the nasogastric tube mark. The medical staff should be immediately notified to handle the tube slip.

③ Check whether the nasogastric tube is in the stomach. Open the end of the nasogastric tube, link the nipple of the perfusion device to the end of the nasogastric tube and suction, the gastric juice or gastric content is withdrawn, and the surface nasogastric tube is in the stomach. Push back the gastric juice or gastric contents and cap the end of the nasogastric tube.

e. Nasal feeding

① Test the temperature of the nasal feeding food (38-40℃). Elderly care staff should drop a small amount of nasal feeding food on their wrist. The food must be warm but not too hot.

② Caregivers draw 20 milliliters of warm boiled water from the water cup, slowly perfuse the stomach of the elderly person with the water through the nasal feeding tube. Then put the lid on the end of the nasal feeding tube to determine whether the nasal feeding tube is smooth. In the meantime, the water can lubricate the nasal feeding tube and stimulate the secretion of gastric juice, see Figure 7 - 2.

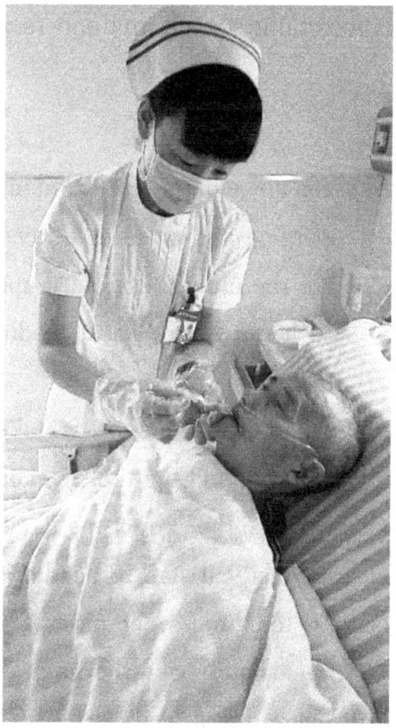

Figure 7 - 2 Nasal feeding process

③ The elderly care staff suck the nasal feeding diet (50 mL/tube each time), gently dip the part of the perfusion device nipple in the water cup, rinse the dietary residue of the outer wall, open the nasal feeding tube to cover and connect, and slowly push the nasal feeding diet, with the speed control at 10 to 13 mL/minute. After perfusion, the gastric tube cap is immediately covered, and the nasal feeding diet is aspirated again in the same method until the nasal feeding diet is completed.

④ Each nasal feeding volume should not exceed 200 mL, and the injection time should given between 15 and 20 minutes, and the interval between the two nasal feeding is not less than two hours.

⑤ After the perfusion of nasal feeding diet, the elderly care staff took 30-50 mL of warm boiled water and slowly inject clean the food residue on the inner wall of the nasal feeding tube, prevent the food residue from blocking the nasal feeding tube, and cover the nasal feeding tube.

⑥ Tell and assist the elderly to keep their body position for 30 minutes after eating which is conducive to the digestion and absorption of food, in case of food reflux to trigger aspiration after feeding.

f. Organize the objects and record

① The staff remove the towel and arrange the bed unit.

② Clean the objects, wash the perfusion under flowing water, soak it with boiling water, put it into a bowl, and cover it with gauze for use. The perfusion replacement frequency is one time/week.

③ Accurately record the nasal feeding time and the nasal feeding volume. Focus on the observation of the elderly after nasal feeding whether abdominal distension, diarrhea and other uncomfortable symptoms and record.

Notes

(1) For the elderly who need nasal feeding for a long time, oral care should be done every morning and evening to keep the mouth clean.

(2) For the elderly who need sputum aspiration, sputum aspiration should be prohibited within 30 hours before nasal feeding, to avoid causing the elderly due to gastric juice or food reflux.

(3) When oral medicine is taken, the nasal feeding tube should be prevented from being blocked, and the tablets should be crushed and dissolved before perfusion.

(4) Observe the skin of the fixed place of the elderly nasal feeding tube at any time, and inform the medical staff to handle it in time in case of abnormality.

(5) In the process of nasal feeding, if the elderly have nausea and vomiting, they should immediately stop the nasal feeding and notify the medical staff immediately.

(6) Before nasal feeding, the staff should suck the gastric juice. If the gastric juice is found to be dark brown or paresthesia, they should inform the medical staff or doctors immediately.

4 Assist the implementation steps of drinking water

a. Work preparation

① The nursing staff should clean clothes and wash hands.

② The elderly should take the sitting position or semi-lying position.

③ Water cup or small kettle with 1/2 to 2/3 full warm water (feel warm but not hot when touching the cup wall), straw, spoon and small towel.

④ Clean environment, suitable temperature and humidity, and no peculiar smell.

b. Communication

Nursing assistants remind the elderly to drink water and ask if they have special requirements.

c. Assist in drinking water

① Elderly care staff encourage the elderly who can drink water to hold water cups or with the help of straws, tell the elderly to sit straight or lean forward to drink, so as to avoid choking. If the elderly drinking water appears cough, it should take a rest before drinking.

② Nursing staff can use straws when feeding water to the elderly who can not take care of themselves. When feeding water with a spoon, the water is appropriate to hold 1/2 to 2/3 of the spoon before feeding the elderly after swallowing.

d. Organize the objects used

Put the water cup or kettle back to the original place, dry the water marks on the mouth corner of the elderly with a small towel, and tidy up the bed unit. Tell the elderly to stay in a physical position for 30 minutes before lying down to rest. When necessary, according to the needs of the elderly, the number and amount of the drinking water can be recorded.

Notes

(1) Submit the boiling water after cooling to the hands of the elderly or feed the water to prevent scald.

(2) The elderly can not lie supine immediately after drinking water, in order to prevent reflux, choking, aspiration accidents.

(3) The elderly who cannot take care of themselves should be fed water regularly every day.

Chapter 8 Excretion care

Learning tasks

(1) Learn about the signs and symptoms of abnormal excretion of the elderly.

(2) Master the skills to care for the elderly with excretion abnormalities and their needs in excretion.

1 Abnormal excretion

(1) Performance and causes of abnormal defecation of the elderly

Table 8-1 lists the symptoms and causes of abnormal excretion of the elderly.

Table 8 – 1 The symptoms and causes of abnormal excretion of the elderly

Abnormal excretion	Symptoms	Causes
Astriction	The number of excretion is reduced. The stool is dry and hard, and the excretion is not smooth	① Too little exercise, insufficient water and dietary fibers intake; ② Side effects of drugs (anti-Parkinson's drugs, calcium supplements, diuretics, aging agents, etc.); ③ Anal and rectal diseases, proctitis, anal fissure, hemorrhoids, etc.)
Incontinence of defecation	Be incapable of controlling the flow of feces	① Have flabby sphincter; ② Mental and emotional disorders; ③ Have lesions or injuries in the neuromuscular system (paralysis)
Diarrhoea	Increased number of defecation; thin or liquid-like stool; abdominal pain; a sudden and intense need to relieve oneself	① Catch a cold; ② Improper diet; ③ Improper use of laxatives; ④ Emotional tension and anxiety; ⑤ Gastrointestinal disease
Fecal impaction	The impulse to defecate; abdominal distension and pain; anal pain; a small amount of liquefied feces exuding out of the anus without discharging it	Constipation was not treated in time
Intestinal tympanites	Abdominal distension, spastic pain, hiccups, or excessive anal exhausting	① Too much gas-producing food intake ② A decrease in intestinal peristalsis ③ Intestinal obstruction
Frequent urination	Urinate too many times in a day	① Hyperposia; ② Diabetes mellitus; ③ Diabetes insipidus; ④ Renal failure
Oliguresis	Less than 400 mL of urine is discharged per day	① Feeling hot; ② Drinking too little water; ③ Suffering a shock; ④ Organ failure
Irritative symptoms of the bladder	Frequent and urgent urination, urinary pain or hematuria	① Infection of the bladder and urinary tract; ② Tumors in the urinary system
Incontinence of urination	Urine flows out involuntarily	① Bladder problems; ② Diseases (spinal cord injury, etc.)
Uroschesis	Large amount of urine remains in the bladder which cannot be excreted	① Prostatauxe; ② Tumour; ③ Urinary dysfunction

(2) Understand the abnormal situation of the elderly

Nursing staff can analyze the causes of abnormal defecation and urination of the elderly through the following methods, so as to find the problems and solve them as soon as possible.

a. Understand the past medical history, physical condition and mobility of the elderly

Understand whether the elderly always suffer from intestinal system diseases, whether they catch cold, especially in autumn and winter when it is easy to cause diarrhea. If the elderly have less activity, abdominal muscle weakness, and gastrointestinal peristalsis is slow, it is prone to constipation.

b. Observe the feeding and water intake of the elderly

The elderly thirst feeling function decreases, in the body water shortage they will not feel thirsty, which makes the elderly intestinal water in the reduced, and it results in dry stool. If there is a lack of food with high fiber content in the diet, especially a lack of whole grains and fruits, it will lead to reduced water in the large intestine and microflora disorders, which is easy to cause constipation.

c. Learn about the drug use of the elderly

The elderly suffer from cardiovascular and cerebrovascular diseases, or mental diseases. They need long-term medication treatment. Some of the anti-hypertensive drugs, diuretics, sedatives can cause constipation.

d. Understand the psychological and mental status of the elderly

Most of the elderly with mental tension and depression are prone to constipation, and some chronic diseases, such as hypothyroidism, psychological disorders, can lead to neuromodulation disorders and constipation symptoms.

e. Learn about the hygienic habits of the elderly

Unclean food may cause infectious diarrhea in the elderly.

2 Bedpan use

(1) Selection of toilets

For the types of bedpans, please refer to Figure 8 – 1 to 8 – 4.

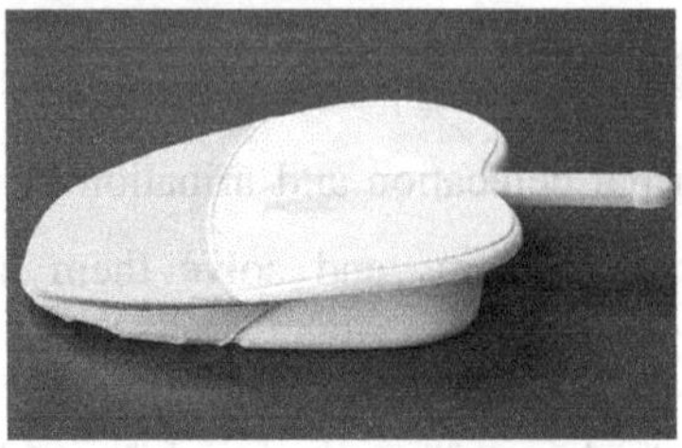

Figure 8 - 1 Plug-in bedpan (unisex)

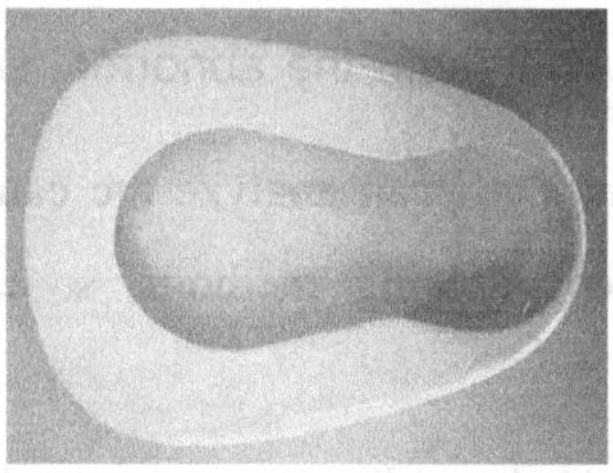

Figure 8 - 2 Common bedpan

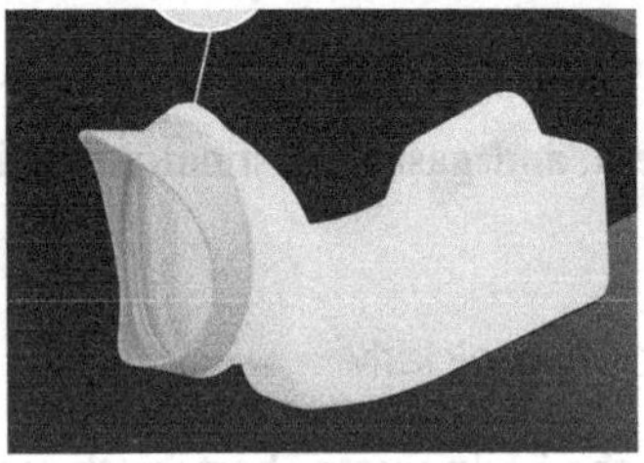

Figure 8 - 3 Chamber pot for male

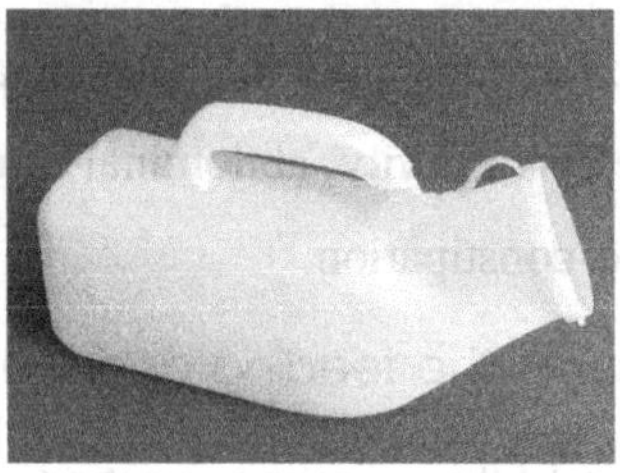

Figure 8 - 4 Chamber pot for female

(2) Requirements and precautions for excretion care of the bedridden elderly

a. Urinary nursing care for the bedridden elderly

(a) Maintain normal urination habits

Follow the original urination habits of the elderly, such as urination time, urination posture and environmental requirements.

(b) Fluid intake

Increasing fluid consumption also increases urine production, which stimulates the urination reflex.

(c) Self-relaxation and concealment

Give the elderly enough time to relax themselves, and provide a hidden urination environment, properly shielding when the elderly urinate.

(d) Health education

Help the elderly and their families to correctly understand the significance of maintaining normal urination habits. Master the knowledge and skills of the urination.

b. The excretion care of bedridden patients

(a) Encourage the formation of good excretion habits

For the elderly, the most appropriate excretion time is after breakfast, when gastrointestinal activity is the most active and the most sensitive to stimulation.

(b) Offer an appropriate environment for excretion

Create an independent, closed and relaxing environment for the elderly. Close the doors, windows and curtains to protect the privacy of the elderly. Clean the environment after excretion, and open the window for ventilation. Keep the indoor air fresh.

(c) Choose a comfortable excretion posture

The elderly who are too weak or ill to get out of bed need to use a bedpan to relieve themselves. If the conditions permit, the head of the bed can be raised by 0-50°, and the elderly can take a semi-sitting position to excrete.

3 Care for the elderly with urinary catheter placement

(1) Inwelling urinary catheterization

a. The concept of indwelling urinary catheterization

Inwelling urinary catheterization is a method of keeping the catheter in the bladder to drain the urine. The schematic diagram of the indwelling urinary catheter is shown in Figure 8 –5.

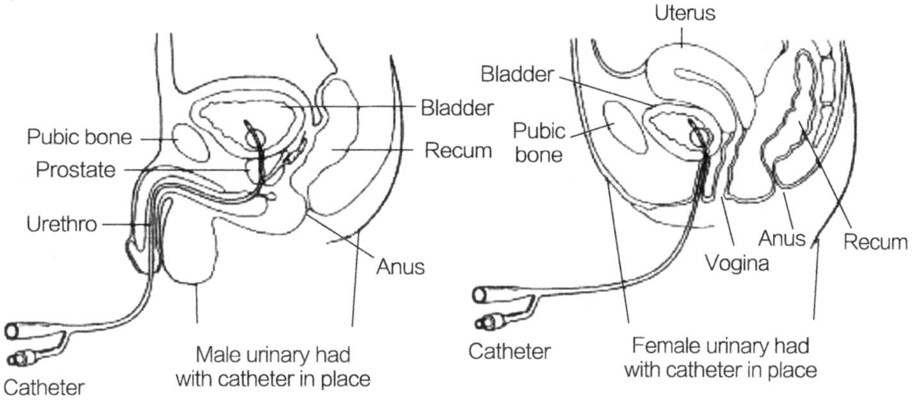

Figure 8 –5 Schematic diagram of indwelling catheters

b. Applicable object of indwelling urinary catheterization

For the elderly who cannot urinate by themselves and have no other treatment methods, a long-term indwelling urinary catheter is needed.

c. The purpose of indwelling urinary catheterization

① It is necessary to strictly record the urine volume of the elderly to closely observe the changes in the condition, such as shock.

② After some operations of the elderly, the drainage and irrigation can facilitate the healing of the incision.

③ Drainage of urine for the elderly with urinary incontinence or perineal wounds to keep their perineum clean.

(2) Requirements for replacing the urine bag

① The urine bag should be replaced regularly, and the replacement cycle can refer to the use instructions of different types of urine bags.

②When changing the urine bag, pay attention to the character, color and volume of urine.

③ Keep the catheter unobstructed, to avoid its compression, distortion, folding, obstruction resulting in poor drainage.

④ Properly fix the urine bag, and observe whether the urinary catheter is running out or leaking urine at any time. Once the problem is found, the nurse should consult the medical staff in time.

⑤ Pollution should be avoided when changing the urine bag. The height of the end of the drainage tube should always be lower than the height of the perineum of the elderly, so as to avoid infection caused by urine reflux.

⑥ Pay attention to the skin of the indwelling catheter. If local swelling or ulceration is found, ask the medical staff in time.

4 Urinary retention care

(1) Definition and etiology of urinary retention

When a person has urine that cannot be excreted from the urethra and remains in the body, it is clinically called urinary retention. Its main symptoms are dysuria, pain, reduced urine column, interrupted urination or incomplete urination. There are many clinical causes of urinary retention, mainly nerve cystitis, urinary calculi, prostate tumors and so on.

(2) Care for urinary retention

a. Timely report

If the elderly have urinary retention, report to the nurses or doctors.

b. Comfortable body position

If some elderly people are not used to the lying position urination, the staff can assist the elderly to take the habitual urination posture, also can support the bed or help the elderly to sit up to urinate.

c. Use the conditioning reflex to induce urination

Let the elderly listen to the sound of running water or rinse the perineum with warm water.

d. Massage and apply hot compress on the lower abdomen

The elderly care staff use hot compress or gently massage the lower abdomen of the elderly, in order to relieve muscle tension, thus promoting urination.

e. Cooperation

Actively cooperate with doctors and nurses to conduct various operations.

5 Enteric flatulence and constipation nursing care

(1) Definition and care of intestinal flatulence

Intestinal flatulence is caused by a variety of reasons. The gastrointestinal gas caused by gastrointestinal obstruction can not be discharged with gastrointestinal peristalsis, and the gas concentrated in the gastrointestinal tract will have a sense of flatulence, often accompanied by nausea, belching, belching, abdominal distension, abdominal pain, increased anal exhaust and other symptoms. The points of flatulence are as follows.

a. Psychological care

Explain the causes of flatulence, treatment and care to the elderly to relieve their tightness of mood.

b. Adjust your eating habits

Guide the elderly to develop the good habit of eating slowly. Pay attention to a reasonable diet. Eat easily digestible food. Do not eat gas-producing food or drinks, such as beans, sugar, fried foods and carbonated drinks.

c. Appropriate activities

Encourage the elderly to carry out appropriate activities, such as helping them out of bed, and the bedridden elderly need to often change their body positions.

d. Massage

It can do abdominal massage or abdominal hot compress for the elderly.

e. Anal pipe exhaust

Anal pipe exhaust can be arranged if necessary.

(2) Definition and care of constipation

Constipation in the elderly refers to the number of defecation difficulties, dry stool. Normal people should defecate 1 to 2 times a day or 1 to 2 days. Patients with constipation should defecate less than 3 times a week, and defecation is laborious, with fecal induration and less quantity. Constipation is a common symptom of the elderly, and about 1/3 of the elderly will appear constipation, which seriously affects the quality of life of the elderly. The nursing points of constipation are as follows.

a. Health education

Let the elderly understand the importance and methods of developing normal defecation habits.

b. Help the elderly to rebuild their normal defecation habits

Fixed defecation time, do not use laxative or enema.

c. Arrange meals reasonably

Ensure that the food contains enough water and cellulose, eat more fruits, vegetables, whole grains and other foods.

d. Exercices

Encourage the elderly to enhance abdominal muscle and pelvic muscle tension.

e. Environment

Provide an appropriate defecation environment.

f. Posture

Select the appropriate defecation posture.

6 Fecal impaction care

(1) Definition of the fecal impaction

Dry fecal blocks the rectum and cannot be discharged, causing severe constipation symptoms and perineal pain, which is called fecal impaction. It is a form of rectal constipation.

(2) Mitigation method of fecal impaction

① First of all, we should pay attention to the amount of diet, because only enough amount, can stimulate intestinal peristalsis, normal passage and discharge of the body, especially full breakfast. Secondly, we should pay attention to the quality of the diet. The staple food should not be too fine. We should pay attention to eat some coarse grains and grains. It is appropriate to eat crude fiber rich vegetables and fruits, drink more water, eat more food rich in B vitamins and intestines, such as beans, tremella, honey, etc., avoiding wine, strong tea, pepper, coffee.

② Drink more boiled water. The texture of stool, and the frequency of excretion are closely related to the amount of water the elderly have drunk. If the water in the intestinal tube is sufficient, the stool is thin. If there is little water in the intestinal tube, the stool is dry and knotted. Accordingly, caregivers should help the elderly develop the habit of drinking more boiled water, in order to keep enough water in intestinal cavity to soften stool.

③ Develop the habit of defecation on time, so that the rectum produces a conditioned reflex to the defecation movement.

7 Fistula care

(1) Definition of fistula and objects

Enterostomy is a surgical resection of the diseased segment, pulling out a section of the intestine and then flipping it to the abdominal wall for fecal excretion. The color of enterostomy is red, like the oral mucosa, soft and smooth, and generally round. The enterostomy mouth is suitable for patients with severe gastrostomy and intestinal injury, see Figure 8 – 6.

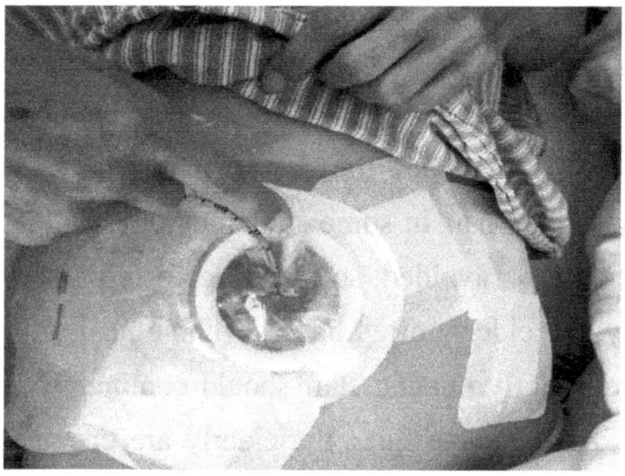

Figure 8 – 6 Fistula

(2) Assist the elderly in the care of the fistula mouth

① Pay attention to observe whether the enterostomy mouth is retracted, bleeding and necrosis, and whether the skin around the fistula mouth is redness, swollen and painful, or even ulceration.

② Pay attention to keep the skin around the enterostomy mouth clean and dry, guide the elderly to clean the skin around the enterostomy mouth with warm water after daily defecation, clean and dry with warm gauze or cotton ball, and apply zinc oxide oil around the enterostomy mouth to protect it, so as to prevent dermatitis due to the skin of stool.

③ When there is feces in the fistula pocket, it should be dumped and cleaned in time. Pay attention to the color, nature and quantity of the excrement in the bag to avoid odor and secondary infection.

④ Different types of fistula pockets should be selected according to the fistula conditions, personal preferences and economic status of the elderly. It is suggested that the elderly should choose two-piece transparent and disposable fistula pockets with deodorization function, so as to facilitate observation and nursing.

⑤ The action of installing the fistula pocket should be gentle. If it is not used correctly, it can lead to friction and rupture of the fistula mouth, resulting in feces overflow and pollution of clothes and pants, peculiar smell, and even bleeding and infection.

⑥ Guide the elderly to choose loose, comfortable and soft clothes, so as not to tighten the fistula mouth friction and bleeding.

⑦ Keep the elderly bed unit clean and dry, and change the contaminated clothes and bedding at any time.

⑧ The elderly can eat easily digestible, high calorie, high protein, high vitamin diet, but to eat less and more meals. Avoid eating irritant, easy to produce flatulence, not easy to digest and smelly food, such as onion, ginger, garlic, pepper, celery, etc. Avoid tobacco and alcohol, but also pay attention to food hygiene, to prevent diarrhea or constipation caused by improper diet.

⑨ Guide the elderly to develop the habit of regular defecation.

⑩ Guide and comfort the elderly who can be at ease bath. Use the fistula pocket with the bottom plate, as long as the floor and the skin contact with a circle of waterproof tape.

⑪ Guide the elderly to take part in some strenuous physical activities in moderation, but heavy physical activity should be avoided, so as not to form parahernia or prolapse.

⑫ After enterostomy, the elderly often have psychological problems such as depression, inferiority and dependence. Elderly nursing staff should communicate well with them and give support, care and comfort. At the same time, the elderly are encouraged to learn the self-care methods of enterostomy as soon as possible, so as to promote their psychological rehabilitation, face the reality bravely, cheer up, and establish the confidence to overcome the disease.

⑬ Strengthen the education of enterostomy care for the families of the elderly to help the elderly improve the nursing ability of enterostomy.

8 Nursing skills

(1) Analyze and judge the implementation steps of the abnormal situation of the elderly

Step 1 Work preparation

Elderly care nurse preparation:

① Dress neatly and wash hands;

② The elderly lie flat on the bed, cover the quilt;

③ Materials as record sheet, pen;

④ The environment is quiet, clean, and has no peculiar smell.

Step 2 Evaluation and communication

① The nursing staff to communicate with the elderly, so that the elderly understand the purpose of the interview.

② Assess the mental and psychological conditions of the elderly, and understand the abnormal performance of their defecation or urination.

③ Ask about the water intake, eating, medication and past medical history in detail, to understand whether they have caught cold, unclean diet, etc.

Step 3 Analytical judgement

According to the manifestations and diseases of the elderly, the causes of abnormal excretion are preliminarily judged.

Step 4 Record and report

① Record the mental state, abnormal manifestations of excretion and possible causes of the elderly in detail. See Table 8 – 2 for the common record forms.

Table 8 – 2 Record of excretion

The excretion situation	Patient spirit	Room number	The excretion situation	Mental condition of the patient	Cause	Report to the doctor or nurse	Name of the recorder

② Timely report to the family members or medical staff.

Notes

When nursing staff comfort the elderly, their attitude should be serious, and the language should be kind, so that they do not worry or anxious.

(2) Assist the elderly using bedpans

Step 1 Work preparation

① Prepare for elderly care staff: dress neatly, wash and warm hands, and wear masks.

② Bedpan, disposable nursing mat, toilet paper, if necessary, prepare warm water, basin, towel.

③ Clean the environment, close the doors and Windows.

Step 2 Communication

The elderly care staff ask the elderly if they have any intention, and remind them to defecate regularly.

Step 3 Place the bedpan

① Place the bedpan in the supine position. The nursing staff assist the elderly in the supine position, slightly open the lower body cover and folded to the far side, to help them take off their pants to the knee. Ask the old people to cooperate with bend knee to raise buttocks, at the same time one hand lift his buttocks. The other hand will be disposable care cushion under the old people buttock. Ask its cooperate again to bend the knee to raise buttocks, at the same time one hand holds the buttocks of the old person, the other hand places the bedpan below the buttock (the bedpan narrow mouth toward the foot). In order to prevent the elderly from splashing wet cover, toilet paper can be covered in the upper perineum. Cover for the elderly, as shown in Figure 8 - 7 and Figure 8 - 8.

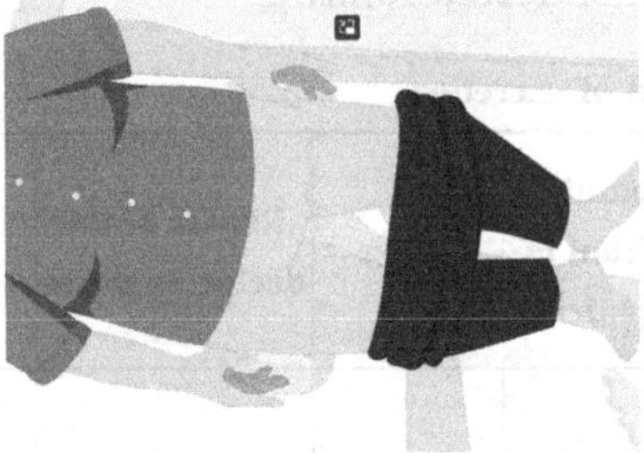

Figure 8 - 7 Lift up the buttocks of the elderly

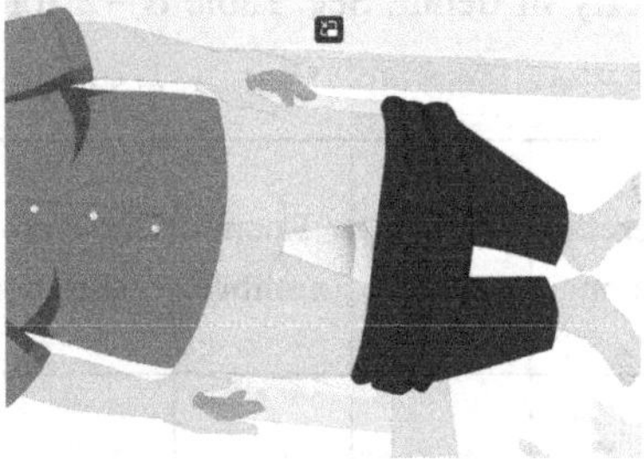

Figure 8 - 8 Benty placement

② Place the bedpan in the lateral lying position. Nursing workers remove the elderly's pants to their knees and flip their hands on their shoulders and hips to face themselves in a lateral position. Open the lower body cover of the elderly and fold to his side, expose its buttocks, the one-time nursing cushion in the elderly waist and hip, and then buckle the urinal in the elderly buttocks (bedpan narrow mouth toward the foot), to assist the elderly to restore the supine position. The upper part of the perineum can be covered with toilet paper to prevent the elderly from splashing the wet cover when urinating. Cover for the elderly, as shown in Figure 8 - 9.

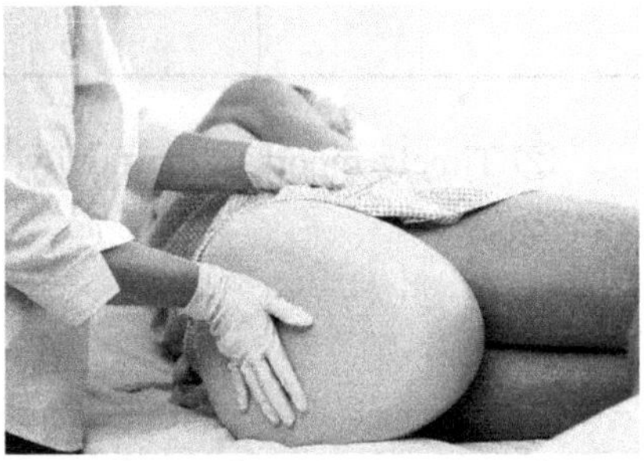

Figure 8 - 9 The basin is placed in the lateral lying position

Step 4 Removal of the stool basin

After the elderly defecate, the elderly care staff with one hand on the side of the bedpan, the other hand to help the elderly to lift the buttocks, take out the bedpan and put it on the ground. Take toilet paper to clean the anus for the elderly. Wash the anus and perineum with wet water and dry it if necessary. Remove the disposable care pads.

Step 5 Organization

Assist the elderly to take a comfortable lying position, wear good pants, tidy up the bed unit. Assist the elderly to wash their hands when necessary. Open the window for ventilation, observe and dump feces, rinse and disinfect the bedpan and dry for use.

Notes

(1) Before using the bedpan, check whether it is clean and intact.

(2) When assisting the elderly to defecate, they should avoid exposing the elderly's body for a long time, resulting in cold.

(3) Assist the elderly in the use of the urine kettle implementation steps

Step 1 Preparation

① Prepare for the elderly care staff: dress neatly, wash them clean and warm your hands.

② Urinal (male/female), disposable care pad, toilet paper, warm water, basin and towel if necessary.

③ Clean environment, suitable temperature and humidity. Close doors and Windows.

Step 2 Communication

The staff ask the elderly if they have urine.

Step 3 Place the urinary pot

① The elderly care staff assist the elderly to take the supine position, slightly open the lower body cover and fold to the far side, and assists them to take off the pants to the knee. Tell the elderly to cooperate, bend the knee to raise the buttocks, at the same time to hold up the buttocks of the elderly. The other hand will be once nursing cushion under the buttocks. The elderly are told to bend their knees and separate their legs in figure eight. The elderly care staff hold the urinal, stick the opening edge to the perineum, and cover the quilt, see Figure 8 – 10.

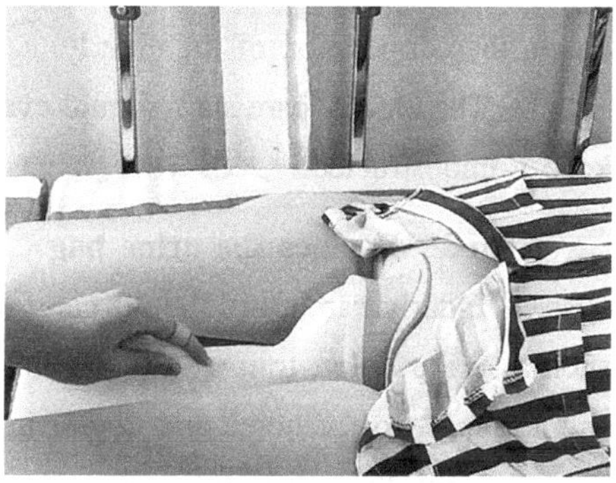

Figure 8 – 10 Use of a urinary pot in female elderly

② The elderly care staff assist the elderly to take the side position for the elderly care. Put the elderly knees together, insert the penis into the interface of the urine pot, hold the urine pot handle with the hand and fix it, and cover the quilt.

Step 4 Arrangement

After the elderly urinate, the elderly care staff remove the urine pot. Use toilet paper to dry the elderly perineum. If necessary, the nursing staff should clean or wipe the perineum for the elderly. Remove disposable care pads, assist the elderly to wear pants, tidy the bed unit, and assist the elderly to wash their hands when necessary. Open the window for ventilation, observe and dump the urine, wash the urinal, and dry it for later use.

Notes

(1) When the elderly use the urinal, they should pay attention to stick it tightly to the perineum, so as not to leak urine and wet the bed unit.

(2) Avoid exposing the body of the elderly for a long time, so as not to catch a cold.

(4) Replace the urine bag for the elderly with indwelling catheterization

Step 1 Work preparation

① Prepare for elderly care staff: dress neatly, wash hands and wear masks.

② Urine bag, iodophor, cotton swab, pin, disposable gloves, hemostatic forceps, pen, and record sheet.

③ The elderly care staff check whether the urine bag reaches the validity period, whether it is damaged, and whether the disinfectant and cotton swab used are within the validity period.

Step 2 Evaluation and communication

① Nursing staff should explain the purpose of the operation to the elderly, so as to obtain the cooperation of the elderly.

② The elderly care staff should evaluate whether the indwelling catheter has slipped, and keep it unobstructed.

Step 3 Replace the urine bag

① Elderly care staff should carefully observe the urine color, character, urine volume, such as urine color, trait or urine volume. If there are some abnormal conditions, the staff should report to the nurse and doctor in time.

② Open the urine port of the urine bag, empty the remaining urine in the urine bag, and close the urine port. Clip the switch on the urine bag drain tube.

③ Open the prepared urine bag, and spread the inner face below the connection of the indwelling catheter and urine bag.

④ Wear gloves, clamp the upper end of 3-5 cm of the indwelling catheter with hemostasis forceps, separate the indwelling catheter and the urine bag, remove the urine bag, place the mouth end of the connecting catheter on the urine bag, roll it up and place it on the side, as shown in Figure 8 – 11.

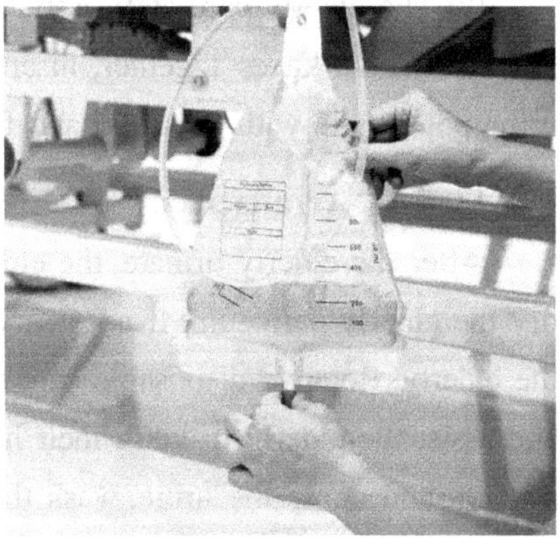

Figure 8 – 11 Open the urine bag port and empty the residual urine

⑤ Disinfection of the catheter port and peripheral with iodophor. Check and tighten the urine port of the replaced urine bag, remove the cap of the new urine bag drain port, and insert the drain port into the urine catheter.

⑥ Release the hemostatic forceps and observe the urine drainage. The drainage should be unobstructed, and close the switch on the urine bag drain. It should be urinated every 2 hours, and hold the urine bag to the bedside with a pin.

Step 4 Sort things

① Put the cotton swabs, the gloves, the replaced urine bags and the objects that may be contaminated by urine in the medical yellow garbage bag, treat them according to the medical waste, and take off the gloves.

② Wash hands and tidy up the elderly bed unit.

Step 5 Record the report

Make good replacement records, and report any abnormal conditions to the medical staff in time.

Notes

(1) When observing the urine volume, the line of sight of the elderly care staff should be kept level with the urine bag scale.
(2) When the elderly care staff insert the drainage port into the urinary catheter, the hand can not reach both ends of the mouth and its surrounding.
(3) Be careful not to pollute other items when taking off the sleeve.

(5) Nursing implementation steps for elderly with urinary retention

Step 1 Preparation

(1) Prepare for elderly care staff: dress neatly, wash hands and wear masks.
(2) Toilet paper, warm water, towel, hot water bag, and cloth cover.
(3) Clean environment, indoor temperature, suitable humidity, no peculiar smell.

Step 2 Communication

The elderly care staff explain the purpose of the operation with the elderly to obtain their cooperation.

① Elderly care staff close the doors and windows, and ask irrelevant personnel to avoid, to create a secure environment for the elderly to urinate.

② Assist the elderly to adjust their posture, and help them to sit up or raise the upper body.

③ Open the faucet of the toilet sink, and use the sound of running water to guide the elderly to urinate.

④ If the urinary retention of the elderly is not alleviated, the staff fill the hot water bag with appropriate amount of warm water (1/2 to 2/3 of the hot water bag), put on the cloth cover, feel warm but not hot, place on the lower abdomen of the elderly, and promote their urination in the form of hot compress.

⑤ After the elderly discharge urine smoothly, the staff help them wash their hands and tidy up their clothes.

Step 3 Sort things

(1) Open the hot water bag, pour out the excessive water contained inside, and dry it for later use.

(2) Elderly care staff should wash hands and take records.

(6) Use glycerin hydrant for the elderly

Step 1 Work preparation

(1) Prepare for the elderly care staff; wash hands and wear masks.

(2) The environment is too warm, safe and comfortable. Close the doors and windows.

(3) Glycerin hydrant, rubber gloves, toilet paper, etc.

Step 2 Communication

Nursing staff explain to the elderly about the purpose of the operation, in order to obtain the consent and cooperation of the elderly.

Step 3 Assist with defecation

The staff take the glycerin bolt to the bed and strip the tin foil outside the glycerin bolt for use. Assist the elderly to take the side position, take off the pants to the buttocks, one hand to separate the buttocks, expose the anus, the other hand wearing gloves to put the thin tip of the glycerin bolt forward, all inserted into the elderly anus 3 to 4 cm, exit the finger, with toilet paper against the anus and gently massage. So it melts under the body cavity humidity. Because of its mechanical stimulation and lubrication effect, the elderly can defecate after 5-10 minutes.

Step 4 Record

After the operation, the elderly care staff will wash hands, assist the elderly to defecate when necessary, and record the medication and the reaction of the elderly.

(7) Use plug dew for the elderly

Step 1 Work preparation

① Prepare for elderly care staff: clean clothes, wash and warm hands, and wear masks.

② Plug dew, toilet paper, bedpan, disposable urine pad. Prepare scissors and screen if necessary.

③ The environment is clean, with suitable temperature and humidity. Close the doors and windows, and block the screen when necessary.

Step 2 Communication

The elderly care staff explain the operation method, purpose, eliminate the tension and fear of the elderly, in order to obtain the elderly cooperation.

Step 3 Place the body position

The nursing staff assist the elderly to take off their pants to their knees, take the lateral position, buttock close to the edge of the bed, and pad disposable urine pads under the buttocks.

Step 4 Inject the liquid medicine

The care staff unscrew the plug's cap and with the left hand separate the buttocks of the elderly. Hold the plastic shell ball with the right hand, squeeze out a small amount of liquid to lubricate the front and the anus of the elderly. Try to press the anus and press the anus with the left hand for 5 minutes, as shown in Figure 8 – 12. The elderly are told to stay in a body position for 10 minutes before defecation. When the elderly complain of defecation, the elderly care staff guide them to take deep breaths and lift the anus (tighten the anus). After 10 minutes, the nursing staff assist them in defecating.

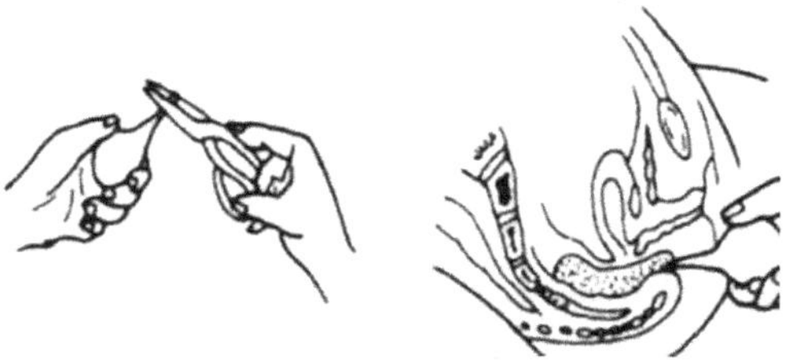

Figure 8 – 12 Usage of plug dew

Step 5 Recording

The elderly care staff arrange the bed unit, classify the garbage and wash the hands, record the amount of open plug dew and the defecation condition (stool amount and times).

(8) Take stool artificially for the elderly

Step 1 Work preparation

① Prepare for the elderly care staff: dress neatly and wear masks.

② Disposable gloves, rubber sheet (disposable urinc pad), warm water, glycerin or open plug dew, toilet paper and bedpan. Prepare the screen when necessary.

③ Clean environment, suitable temperature and humidity.

Step 2 Communication

① The elderly care staff explain the purpose of the operation to the elderly, tell them that they will have a foreign body sensation when taking stool, and eliminate the tension and fear of the elderly, so as to obtain their cooperation.

② The nursing staff should talk with the elderly family members, understand their defecation habits, and obtain the consent of the family members.

Step 3 Place position of the body

Nursing staff assist the elderly to take the side position, take off the pants to the big legs, expose the buttocks, buttock pad rubber single or disposable urine pad. In the operation, they should make the elderly feel comfortable.

Step 4　Manual stool extraction

The elderly caregivers should wear gloves on their right hand, separate the buttocks of the elderly with their left hand, and use the right index finger to ask the elderly to take deep breaths to relax their abdominal muscles. When waiting for anus flabby, the index finger is inserted gently inside old people rectum, slowly from shallow to deep. They take out excrement a piece by piece, and put in bedpan.

Step 5　Clean and tidy up

① The elderly care staff help the elderly to clean the anus with warm water, and wipe the anus with toilet paper.

② Elderly care staff should sort out good things, wash their hands, and make good records according to the requirements.

Notes

(1) Do not use instruments when taking manually, so as not to injure the intestinal mucosa.

(2) In the process of manual access operation, the elderly care staff should pay attention to the situation of the elderly, such as the appearance of surface, shortness of breath, body sweating and other symptoms immediately, and seek medical treatment if necessary.

(3) Pay attention to keep the elderly warm, and cover them up when necessary to protect their privacy.

(9) Assist medical staff in the implementation of enema for the elderly

Nursing staff should not perform enemas for the elderly alone. The following are the specific operation steps of the enema, and the nursing staff can provide specific assistance according to the arrangement of the medical staff.

a. Before operation

(a) Check

As receiving the medical order, double check is the correct method. Check the bed number, name and wristbands of the elderly.

(b) Evaluation and communication

① Evaluate the elderly abdomen with mass, flatulence, perianal skin and mucosa, and enema contraindications.

② Explain the purpose of the operation, and obtain the elderly cooperation.

(c) Preparation

① Wash hands; wear mouth, clothes and tidy; trim nails.

② Close the doors and windows, adjust the room temperature, and block the elderly.

③ Enema fluid, curved disc, anal canal (no. 18 – 22), and enema tube (disposable enema bag) according to the doctor's advice. 1,000 milliliter measuring cup, lubricating oil, toilet paper, water temperature meter, stirring rod, rubber sheet, treatment towel, infusion rack, bedpan, gloves, etc.

④ According to the doctor's advice, generally 0.1% – 0.2% soapy water or normal saline (39℃ – 41℃ for normal elderly, but 28℃ – 32℃ for cooling) for cooling. Liquid volume of 500 – 1,000 mL for adults, 200 – 500 mL for children.

⑤ After the preparation is finished, double check is necessary.

b. In operation

① Carry the material to the bed of the elderly, check the bed number, name and enema solution.

② Assist the elderly to take the side decubitus position, knees flexion, pants back to the knees, hips to the edge of the bed.

③ pad rubber sheet and treatment towel pad under the buttock.

④ Cover the quilt and expose only the buttocks.

⑤ Prepare the enema tube, hang the enema tube on the infusion rack, wear gloves. The liquid level in the tube is 40 – 60 cm higher than the anus.

⑥ Connect the anal canal, lubricate the front end of the anal canal, discharge despite the internal gas, and clip the canal.

⑦ The left hand should pad toilet paper to separate the anus, expose the anal mouth, tell the elderly to breathe deep. The right hand should gently insert the anal tube into the rectum 7 – 10 cm. Fix anal canal.

⑧ Enema. Open the tube clip to allow a slow fluid inflow.

⑨ Closely observe the decline rate of the liquid level in the cylinder and the physical condition of the elderly.

⑩ When the enema fluid is about to flow out, clip the tube, wrap the anal tube with toilet paper and gently pull it out, put it into the bend plate, and clean the anus.

⑪ Assist the elderly to take a comfortable lying position, and tell them to defecate after 5 to 10 minutes.

⑫ For the elderly who cannot get out of bed, the staff assist them in defecation, and help the elderly who can get out of bed to go to the toilet to defecate.

c. After operation

① After defecation, remove the bedpan in time, wipe the anus, assist the elderly to wear good pants, tidy up the bed unit, and open the window for ventilation, collect specimen, observe the stool traits, and keep the samples taken for testing if necessary.

② Handle the objects according to the relevant requirements.

③ Wash hands and record the enema results in the column of body temperature single stool.

Notes

(1) Enema is prohibited for patients with pregnancy, acute abdomen and serious cardiovascular diseases.

(2) The solution used in typhoid fever patients shall not exceed 500 mL, and the pressure value is low (the liquid level shall not exceed the anus for 30 cm).

(3) Accurately grasp the temperature, concentration, flow rate, pressure and solution amount of the enema solution.

(4) If there is abdominal or bowel intention, it should take a deep breath to relieve discomfort.

(5) During the process of enema, the staff should pay attention to the changes of the elderly at any time. If the staff find pale, cold sweat, severe abdominal pain, palpitation and shortness, they should immediately stop the enema and contact the doctors in time to take emergency measures.

(10) Replace the fistula pocket for the elderly

Step 1 Work preparation

① Prepare for elderly care staff: dress neatly, wash hands and wear masks.

② One clean and dry fistula pocket (check whether the fistula mouth is in the validity period, and whether there is any damage), warm water, washbasin, towel, toilet paper, bedpan, etc.

③ Clean environment, suitable temperature and humidity.

Step 2 Communication

① The nursing staff should explain the purpose of the operation to the elderly to obtain their cooperation.

② When the contents of the pocket exceeds 1/3, the pocket should be removed and replaced.

Step 3 Replace the ostomy pocket

① The elderly care staff should first assist the elderly to expose the part of the fistula opening, and pad the toilet paper under the artificial anus.

② Open the chassis buckle at the connection between the fistula pocket and the fistula mouth, remove the fistula pocket and put it on the bedpan, and check the skin around the artificial anus. If there is no abnormality, wipe it clean with soft toilet paper, and then clean the local skin with a hot and hot towel and dry it.

③ Connect the clean fistula pocket with the chassis buckle of the abdominal fistula mouth, buckle the buckle closely and pull the fistula pocket down by hand to confirm that the fistula pocket is fixed firmly, and then close the lower mouth of the stomy pocket.

Step 4 Record

① The elderly care staff should dump the feces into the toilet and clean the fistula pocket with clean water.

② Record relevant contents according to needs. See Table 8 – 3 for common record form.

Table 8 – 3 Change of fistula pocket record form

Time	Name of the elderly	Room number	Skin condition	Abnormalities of the feces	Time of changing the fistula pocket	Next replacement time	Operator's name

Notes

(1) It is not appropriate to replace the fistula pocket within 2 to 3 hours after a meal, because the intestinal peristalsis is more active at this time, and the elderly may defecate.

(2) During the operation, the nursing staff should pay attention to shielding to protect the privacy of the elderly and take warm measures for the elderly.

Chapter 9 Safe drug use

Learning tasks

(1) Master the principles of safe drug use.

(2) Master the precautions for taking medicine for the elderly.

(3) Master the skills of assisting the elderly with oral drugs and atomization inhalation.

1 Characteristics of drug use of the elderly

① The digestive and absorption function of the elderly gradually decreases, resulting in the inability to be effectively used by the body after taking medicine, as well as in a decline in resistance.

② The elderly suffer from a variety of diseases, due to the physiological function of the organs gradually appear degenerative changes which affect the absorption, distribution, metabolism and excretion of drugs.

③ Safe drug use of the elderly is an important part of nursing work.

2 Principles of safe drug use

(1) Take medicine according to the medical advice

Drugs are divided into internal medicine, external medication and injection medicine, according to the regulations of the elderly, which should not be changed without authorization. If there is any doubt, the staff confirm the prescription and should not operate blindly. If there is the wrong medicine, the staff report to the doctor in time to observe the mood and condition of the elderly.

(2) Check it out carefully

First check the name of the drug, then the dose, concentration, date of production and expiration, and the quality of the drug.

(3) Timely medication use to achieve five accurate

After the drug is distributed, the staff assist the elderly to take it in time. And the route, dose, time and other information must be accurate.

(4) Observe and record after medication

Observe the patient's reaction after medication, make a good record, and report to the doctor if there is discomfort.

(5) Common adverse reactions after taking medication

a. Gastrointestinal tract reaction

Such as nausea, vomiting, diarrhea, abdominal pain, constipation, etc.

b. Urinary system reaction

Such as hematuria, dysuria, renal function decline, etc.

c. Neurological response

Such as fever, headache, fatigue, dizziness, insomnia, hand face, etc.

d. Cycle system reaction

Such as palpitation, headache, pale face, dizziness and so on.

e. Respiratory system response

Such as appear bronchial asthma, etc.

f. Skin reaction

Such as dermatitis, urticaria, and so on.

g. Systemic reaction

Such as symptoms of anaphylactic shock.

(6) Check the drug instructions

Understand the clinical adverse reactions and the corresponding treatment methods. The serious adverse reactions should be treated as follows.

① Stop taking the drug immediately and report to the doctor or the family members immediately.

② Assist the elderly to lie supine, and the head to the side, prevent suffocation when vomiting, keep the respiratory tract unobstructed.

③ In case of cardiac or respiratory arrest, cardiopulmonary resuscitation should be performed immediately. Oxygen inhalation should be given immediately when conditions permit.

④ Strengthen the observation of the condition and care of the elderly, closely observe the elderly breathing, heartbeat, consciousness, urine volume. Do a good dynamic record of the changes of the condition, and pay attention to keep warm for the elderly.

⑤ Follow the instructions of the doctor or take the elderly to the hospital.

(7) Common route of medication

a. Oral medication

(a) Oral lozenges and sublingual tablets

Oral lozenges, also known as lozenges, are mostly used for oral and throat diseases, with local anti-inflammatory, sterilization, convergence, analgesic and other effects, such as Watermelon Frost Lozenges, Grass Coral lozenges, Huasu tablets, etc. When the use should be embedded in the mouth, do not chew, but swallow. Do not drink liquid after taking and after taking to prolong the effect.

The sublingual tablets are absorbed directly through the sublingual mucosa or sublingual glands, systemic or dissolved in the oral cavity, such as nitroglycerin. Put the tablet under the tongue and shut up using saliva to dissolve the pill and absorb it.

(b) The orals tablets

Oral tablets are absorbed through the gastrointestinal tract and acting on the whole body, or retained in the gastrointestinal tract acting on the gastrointestinal tract tablets. Oral tablets without special requirements are generally swallowed, swallowed is finished

The whole medicine is taken to the stomach with warm boiled water, so that the medicine is absorbed in the stomach or intestines.

(c) Oral capsules

Oral capsule is a drug made by filling drugs in hollow hard capsule or sealing in elastic soft capsule to hide the bad smell and improve the stability of the drug. When taking, the capsule can not be destroyed, which should be swallowed whole.

(d) The oral solution

Oral solutions are more common in syrup drugs, such as fast branch syrup, compound licorice mixture, etc. After taking, the drug forms a protective film on the mucosal surface of the diseased throat, which should not be taken with warm boiled water.

b. Ultrasonic atomization

Ultrasonic atomization inhalation method is the application of ultrasonic sound energy, the drug liquid into a fine aerosol, and then through the respiratory tract inhalation, to achieve the purpose of treatment. Ultrasonic atomization inhaler is characterized by the adjustable amount of fog, small and uniform droplets. The liquid is inhaled into the terminal bronchus and alveoli with the deep and slow inhalation. And the electronic part of the atomizer can produce heat, which has a warming effect on the atomization fluid. So it can make the elderly inhale warm and comfortable aerosol. The commonly used ultrasonic atomization drugs are as follows.

① Antibiotics: kanamycin, gentamicin, etc.

② Spasmodic drugs: aminophylline, etc.

③ Dilute sputum to help expectorant: chymotrypsin, phlegm easy to clean, mucosolvan, etc.

④ Reduce edema: dexamethasone, etc.

3 Assist the elderly in the oral drug implementation

Step 1 Work preparation

① Prepare for the elderly care staff: dress neatly and wash hands.

② The elderly should take a comfortable body position.

③ Use preparation: medicine cup, medicine, warm water, medicine sheet, according to the need to prepare measuring cups, spoon, dropper, etc.

④ The environment is clean, suitable for temperature, humidity, quiet, and bright in light.

Step 2 Assist in medication

a. Check the information of drugs and the elderly

① The elderly care staff check whether the name of the elderly and the medication are consistent with the medication list.

② According to the amount of medicine for the elderly to pour warm boiled water, according to 2 – 4 tablets (grains) of drugs to prepare 100 mL of water calculation. If the number of drugs is large, take 2 – 4 tablets (grains)/time.

b. Assist the elderly with different physical conditions to take medicine

(a) Self-care elderly people

The elderly care staff hand the medicine cup to the elderly, tell them to drink a small amount of saliva to lubricate the throat, and then watch the elderly take the medicine, as shown in Figure 9 – 1 and Figure 9 – 2.

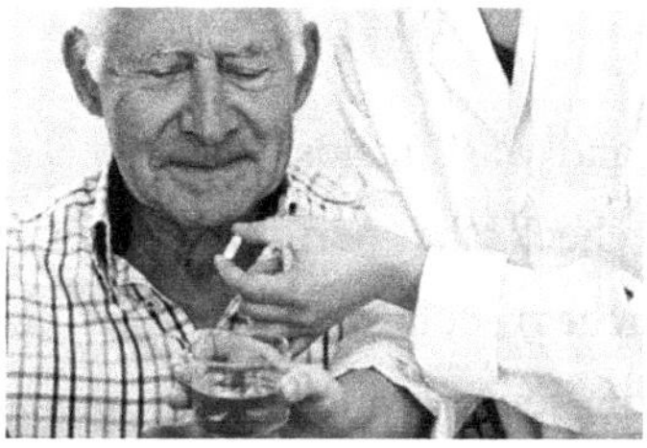

Figure 9 – 1 Hand the medicine to the elderly

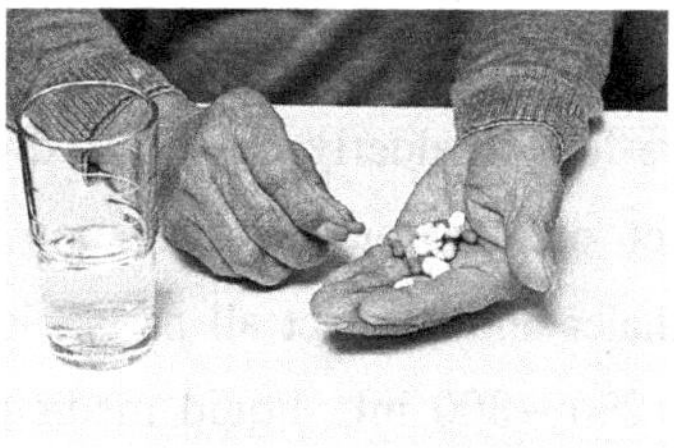

Figure 9 – 2 Self-care elderly take medicine

(b) The elderly who cannot take care of themselves

The nursing staff tell the elderly to take medicine and help them take a half seat, that is, shaking the head of the bed or placing quilts or cushions on the back of the elderly to support the body. They feed/suck a small saliva with a spoon or straw, put the medicine into the elderly population, then use a spoon or straw to help them drinking water and take the medicine, keep the position for 30 minutes, and then assist the elderly to take a comfortable position.

Step 3 Organize the objects used

The nursing staff put the cup back to the original place and arranged the bed unit. Take back the medicine cup, soak and disinfect, wash and dry.

Step 4 Record the observation

According to the known effects and adverse reactions of the elderly, the staff observe and ask the elderly feeling after taking medicine, and record the elderly reaction after taking medicine.

Notes

(1) The staff should follow the doctor's advice to assist the elderly to use drugs, and assist the elderly to take drugs on time and according to the amount of drug boxes. Do not privately add or subtract drugs or stop drugs.
(2) When the elderly have questions about the drug, they need to check again to ensure that the drug can be given, and explain to the elderly.
(3) If any abnormality is found after medication, it should be reported to the medical staff or assist the elderly in time.
(4) For the elderly with dysphagia, the elderly care staff should consult the medical staff or according to the instructions of the drugs, to decide whether to take the drugs can be cut into small pieces for their grind.
(5) When assisting the elderly people with mental disorders to take medicine, the staff should be asked to open their mouths to check whether all the drugs have been swallowed.

4 Assist the elderly in the atomization inhalation

Step 1 Work preparation

① Prepare for the elderly care staff: dress neatly and wash hands.

② One set of ultrasonic atomization inhaler (check the performance of ultrasonic atomization inhaler and connect all parts, close all switches), cold distilled water (cold white boiling water) 250 – 300 mL, liquid medicine, measuring cup, syringe, towel, prepare wiring board if necessary.

Step 2 Evaluation and communication

① The nursing staff introduce the purpose of the operation and the method of cooperation to the elderly in detail.

② Elderly care staff should assess the elderly age, condition, consciousness state, breathing difficulties, cough and other conditions, to determine whether the atomization inhalation can be carried out.

Step 3 Check the dosing

① The elderly care staff add cold distilled water to the aerolizer sink to soak the acoustic film at the bottom of the atomizer tank.

② Follow the doctor's advice with the liquid, the staff put it into the atomized tank, spin the tank cover tightly, put the atomized tank into the tank, the tank tight cover.

Step 4 Implementation of atomization

① The elderly care staff take the atomizer to the bedside of the elderly and check their name.

② Assist the elderly to take the sitting position or semi-sitting lying position, with a towel under the jaw.

③ Turn the power on. Turn on the power switch first. The red indicator light is on, and preheat it for 3 seconds.

④ Adjust the time switch to the required time, generally 15 – 20 minutes. Cover the mask over the mouth and nose of the elderly, or put the mouth into the elderly mouth. Turn on the atomization switch, adjust the amount of fog: high-grade 3 mL/minute, middle – grade 2 mL/minute, low – grade 1 mL/minute, and generally use middle or according to the tolerance of the elderly for appropriate adjustment. Tell the old people to breathe deeply, and take the mask, repeatedly, until the liquid all spray.

⑤ In the process of atomization, elderly caregivers should closely observe whether the elderly have disease changes, such as dyspnea, lip or cyanosis of the nail bed. If the elderly feel tired, they can turn off the atomizer, rest for a while before atomization inhalation. When the elderly feel sputum, they should assist them to discharge sputum.

⑥ After inhalation, take off the mask or hold the mouth of the mouth for the elderly. Turn off the atomization switch first, and then the power switch. Assist the elderly to gargle their mouth and wipe their faces dry with a towel.

Step 5 Organize the objects

① The nursing staff shall assist the elderly to take a comfortable sleeping position and arrange the bed unit.

② Clean the objects, pour the water in the sink and dry the sink. Soak the mask and spiral tube into disinfectant for 30 minutes, then clean, dry, and return the objects to the original place.

③ Wash hands and take good records.

Notes

(1) Strictly implement the check system.

(2) Mask (mouth), spiral pipeline should be dedicated by special personnel.

(3) Because the electric wafer and the acoustic film are easy to damage, the action should be gentle when using.

(4) Correctly control the water temperature, remember to add warm water or hot water in the tank and atomization tank. Do not start up when there is no water in the tank to avoid damage to the machine. Sufficient cold distilled water should be kept in the tank. If the water temperature exceeds 50℃ or the water quantity is insufficient, it should be turned off, and the cold distilled water should be replaced or added.

(5) If the ultrasonic atomization inhaler is used continuously, there should be 30 minutes interval between the two times.

(6) In the process of using the atomization inhaler, the elderly care staff should pay attention to whether the connecting parts are loose or fall off. The opening on the atomized tank should be covered after the field.

Chapter 10 Position conversion skills

Learning tasks

(1) Understand the purpose of position conversion.

(2) Master the prevention points of pressure ulcers.

(3) Master the skills of assisting the elderly to change their positions, turning over and patting their back, assisting the elderly with limb disorders to conduct functional training, and assisting the elderly to prevent pressure sores.

1 Assist in position conversion

Position generally refers to the posture of the human body, which also usually means the posture taken and maintained according to the needs of treatment, care and rehabilitation. Commonly used position is supine, lateral, prone, semi-lying, sitting and so on.

According to the degree of help for the elderly, it can be divided in the following ways.

(1) Self-help body position conversion

Self-service posture conversion refers to the posture transformation of the elderly through active efforts with external assistance, maintaining the posture and position of the body. The main body of the self-service position conversion is the elderly.

(2) Passive body position conversion

Passive position conversion means that the elderly completely rely on external assistance to change the position, and use the support to maintain the body posture and position. The main body of the passive body position conversion is the caregivers.

Recumbent position is the posture adopted by the elderly when they rest or adapt to the needs of medical care. In order to achieve the purpose of examination, treatment or nursing, the elderly need to take the right decubitus position, which can play a good role in treating diseases, reducing symptoms, reducing fatigue, improving comfort, and so on. Position conversion in the elderly can increase active and passive movements of the joints, strengthen the care of the pressure site, so as to prevent the occurrence of pressure sores. Commonly used medical position pads are shown in Table 10 – 1.

Table 10 – 1 Commonly used medical position pads

The names of the products	Pictures	Points for attention
R-shaped pad	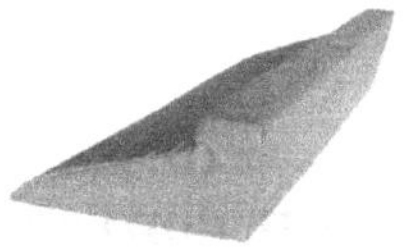	(1) The inner core of the position pad can not be exposed to the sun, otherwise it will affect the physical properties of the memory cotton and affect the service life; (2) The inner core of the position cushion does not need to be washed, and only needs to be placed in a ventilated place after a period of time of use; (3) The coat of the position pad can be removed and washed, and the hand or machine washing are both allowed
Lower limb pad	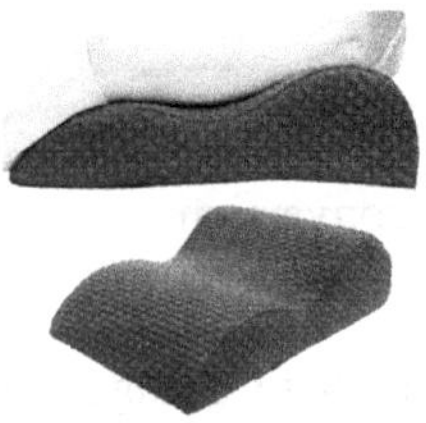	
Triangular pad	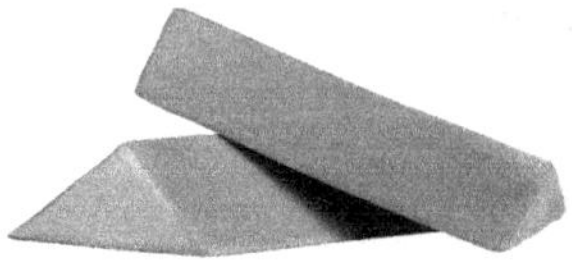	

2 Turn over and pat on the back

(1) The purpose of turning over and patting the back

For the elderly who are bedridden for coma, paralysis and other reasons, turning over, patting and massaging on time can prevent pressure sores. It can also improve local blood circulation of the elderly and make them feel comfortable.

(2) Elderly people suitable for turning over and patting on the back

① The elderly who can't cough.

② The elderly who are diagnosed with pneumonia, bronchiectasis and chronic obstructive pulmonary disease.

③ The elderly who have been long bedridden with poor functions of coughing or discharging sputum, or those who have excessive sputum after surgery.

(3) Elderly people prohibited from turning over and patting on the back

① The elderly with hemoptysis, cardiovascular instability (such as hypotension, pulmonary edema symptoms).

② The elderly people with pneumothorax who haven't been conducted drainage.

③ The elderly with rib or pathological fractures.

(4) Notes for turning over and patting on the back

① It is not appropriate to turn over and pat on the back within one hour after meals, so as not to cause vomiting in the elderly.

② When receiving patting on the back, the elderly can be in the sitting position or lie on their side.

③ After the patting, the staff should tell the elderly to cough up sputum, if necessary with the sputum suction machine.

④ When patting on the back, avoid the spine and kidney areas to avoid injuries to them.

3 Assist in limb dysfunction

(1) Definition of limb dysfunction

Limb dysfunction refers to the condition where an individual experiences difficulty or inability to use their arms or legs properly. It can be caused by a variety of factors, including neurological disorders, injuries, or other medical conditions. Limb dysfunction can greatly impact a person's quality of life and ability to perform daily activities. Treatment for limb dysfunction may involve physical therapy, medication, or surgery, depending on the underlying cause of the condition.

(2) Functional rehabilitation training methods for the elderly with limb dysfunction

a. Turn over in the bed

The bed turning over can make the elderly comfortable, prevent the occurrence of bedsores, and improve the blood circulation of the compression parts. If conditions permit, the elderly should be trained to turn over by themselves. The key to turning over is to use the strength of the side. The specific method is to let the elderly lie on their backs, bend the hip and bend the knee first, hold the affected hand in the healthy hand, extend the upper limbs forward 90°, make the healthy upper limb to help the affected side to swing back and forth 2 to 3 times, and turn to the affected side or the healthy side with the help of inertia.

b. Bridge-style exercise

Bridge-style exercise can help the elderly to increase the movement ability of the trunk, inhibit the spasm of the extensor muscle of the lower limbs, and help to improve the control and coordination ability of the pelvis and lower limbs, which is the basis of successful standing and walking training. Once the elderly can complete this behavior skillfully, they can raise the buttocks at will and make it in a comfortable position, and then reduce the occurrence of pressure sores. The elderly in the acute stage of the disease, can also use this posture to place the bedpan and change clothes. Because the posture makes the body look like a bridge. Bridge-style exercise can be divided into two types: double-bridge exercise and single-bridge exercise. The specific practice is listed as follows: the elderly take the supine position, with legs flexing, and then extend the pulp, lift the hip, maintaining a period of time, which is the double-bridge exercise. If the elderly make the sick leg flex, straighten the leg, and then extend the pulp, lift the hip, maintaining a period of time, which is the single-bridge exercise. Pillows or other objects are held between two legs during training.

c. Sitting-position balance training

(a) Sitting-position balance training

The sitting-position balance training can enhance the control ability of the trunk muscle of the elderly, improve the balance response level, and pave the way for standing and walking.

Sitting balance can be divided into three levels: static balance, automatic balance and dynamic balance.

① Static balance is the first-level sitting balance, which is a relatively easy movement that the elderly can complete at the first time. During the training, let the elderly sit on the chair or by the bed, feet flat on the ground, hands on the knee, while maintaining stability. If it is difficult to do, the staff can help and adjust the position.

At the beginning of training, the elderly may dump into the affected side. At this time, the staff can first hold the affected side hand with the healthy side hand and extend the upper limbs of both hands 90° to maintain the balance of the sitting position, which can stretch the spasm lateral flexors, but also assist the training balance of the sitting position. During sitting balance training, a mirror can be placed in front of the elderly to eliminate the effects of positional visual impairment, So that the elderly can constantly adjust their body position through the vision. After the static balance is completed, proceed to the next training step.

② Automatic balance is the secondary sitting balance. Is is to train the elderly to balance under the dynamic, let the elderly take different directions, the height of the target or transfer objects, from the near distance to increase the difficulty of training.

③ Dynamic balance is a three-level sitting balance, that is, under the static balance, the staff can exert thrust to the elderly from the front, back, left and right, so as to break the static balance. The elderly can adjust to the balance state as soon as possible. Nursing staff should pay attention to protect the safety of the elderly while giving thrust.

Through sitting balance training, it can continuously enhance the control ability of the trunk muscle in the elderly, improve the response level of balance, and prepare for standing and walking. In this training, the protective postural reflex of the affected side of the elderly should be induced to promote the elderly recovery as soon as possible.

(b) Heavy holding training of the sitting position affected limb

This training should be carried out under the guidance of a professional rehabilitation therapist.

The elderly take the sitting position, put their feet flat on the ground, hold the affected hand with the healthy hand, extend the upper limbs of both hands 90°, the shoulder fully forward, the trunk forward and look up, and touch the target in the direction of the affected side. During this process, the heel pushes downward to gradually shift the weight to the lower limb of the affected side.

When training, the staff should pay attention to the heel not off the ground The elderly should not try to make the healthy side leg alone excessive force, otherwise it is easy to cause ankle clonus.

(c) Training is done from sitting down to standing up

The elderly sit on the bed or chair, heel from the edge of about 5 cm, the feet in the same level or the foot slightly biased, trunk forward, feet load, the center of gravity forward to the foot, knee and hip, lift the buttocks to leave the bed surface (chair) after the chest upright.

The elderly care staff can provide help in the elderly with their lateral knees and hips. After standing up, the nursing staff can continue to use their knees against the elderly affected knee, to prevent the elderly "soft" phenomenon.

It should be noted that in this process, the elderly should be prevented from moving the affected foot at the moment of standing, resulting in the situation of the healthy side. The nursing staff can hold the heel of the elderly on the affected side with the feet. This training is a process of bending the trunk forward, not bending the spine and bowing the head.

(d) Training from standing position to sitting down

Sitting training from standing to stability is opposite to the above training, but is more difficult to complete. Because this is mainly controlled by the centrifugal contraction of the quadriceps muscle, the better coordination of the lower limb group is required.

At the beginning of training, the caregivers can help seniors bend their knees and belts to control the speed of sitting down.

4 Prevent pressure ulcers

(1) Common causes of pressure ulcers

① The most important cause of pressure ulcers is pressure. The elderly lie in bed thin or not change body position for a long time, make local tissue pressed too long, lead to blood circulation disorder. It is common in the elderly of coma, paralysis, malnutrition, edema, extreme thin and not taking care of themselves.

② Local skin is often stimulated by moisture, friction and other physical stimuli, such as incontinence, bed wrinkles, debris on the bed, etc., resulting in reduced skin resistance, and destroyed skin integrity.

③ Kinds of fixed treatment or nursing protection refer to improper use, such as plaster bandages, splints, restraint instruments and other medical appliances. Because the tightness is not suitable or improper lining, leading to local blood circulation disorders, and tissue ischemia necrosis in the elderly.

④ The general malnutrition, and too thin elderly.

(2) The positions and stages of pressure ulcers

a. The positions of pressure ulcers

Pressure ulcers are prone to occur in compression and lack of adipose tissue protection, no muscle wrapping or thin muscle layer, which is closely related to body position. The body positions and pressure points are different, and the pressure ulcer prone sites are also different.

(a) Dorsal decubitus

It is prone to the convex part of the external occipital lobe, scapula, elbow, sacrum, heel, etc., as shown in Figure 10 – 1.

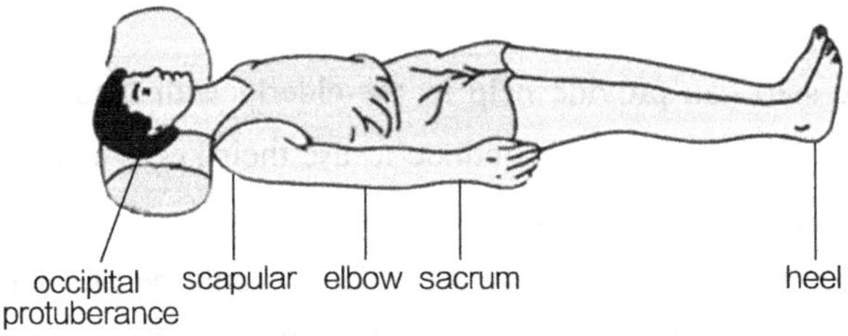

Figure 10 – 1 Dorsal decubitus

(b) Prone position.

It is prone to the auricle and cheeks, shoulders, female breasts, male genitalia, knees, toes, etc., as shown in Figure 10 – 2.

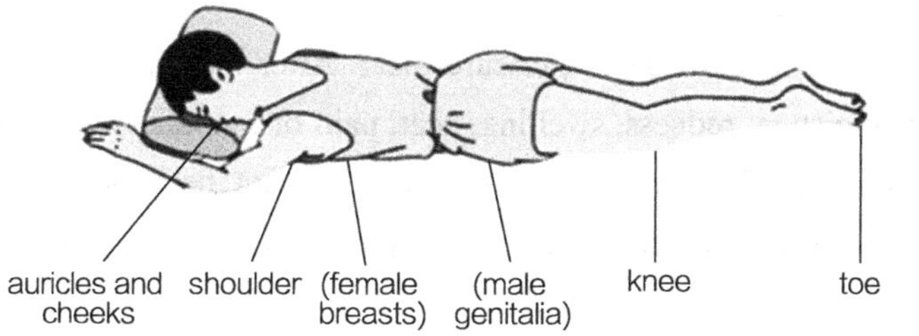

Figure 10 – 2 Prone position

(c) Lateral position

It is prone to the ear, acromion, lateral elbow, femoral tuberprocess, knee medial and lateral sides, medial malleolus, heel, etc., as shown in Figure 10 – 3.

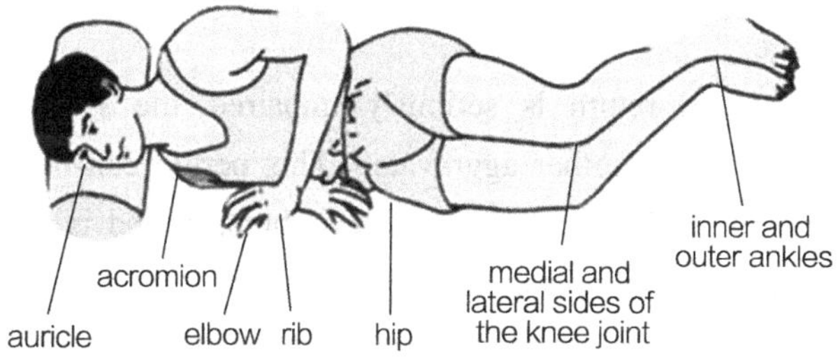

Figure 10 – 3 Lateral position

(d) Sitting position

It is prone to the scapula, elbow joint, tail vertebrae, ischium, popliteal socket, soles, etc., as shown in Figure 10 – 4.

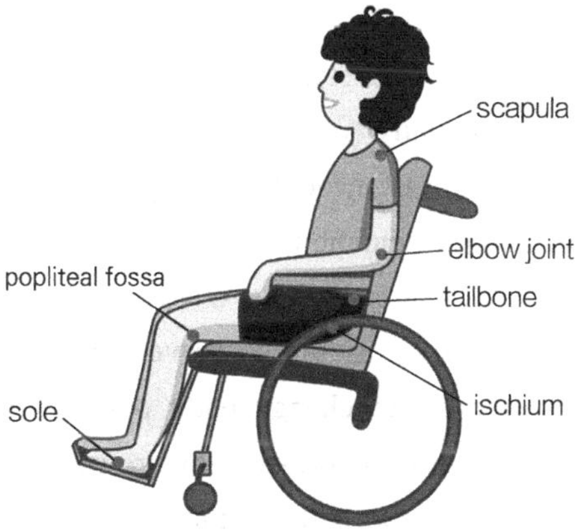

Figure 10 – 4 Sitting position

b. The stages of pressure ulcers

According to the development process and severity, pressure ulcers can be divided into three stages.

(a) Blood ush stage

This stage is the initial period of pressure ulcer. After the local skin tissue is stimulated under pressure or moisture, redness, swelling, heat, pain or numbness appeared, which can not subside after 30 minutes. The integrity of the skin has not been destroyed, such as timely removal of triggers, which can prevent the development of pressure ulcers.

(b) Inflammatory infiltration stage

If the initial skin swelling site continues to be pressed, the pressure ulcer enters the inflammatory infiltration period. The blood circulation disorders are not removed. Venous reflux is blocked. Local venous congestion of the skin color of the pressure site changes from red to purple. The pressure does not fade, with the subcutaneous induration. The epidermis is formed, and the patient has pain. If there are not active measures, pressure ulcers will continue to develop.

(c) Ulcerative stage

When the venous blood return is seriously impaired, the symptoms of local tissue ischemia and hypoxia would be further aggravated. This period can be divided into shallow ulcer and deep ulcer (or necrotic ulcer). The shallow burst period is manifested as broken, blisters sore surface exudation of yellow liquid, later outflow of pus, ulcer formation, pain. Deep ulcer stage would show local tissue necrosis, increase purulent secretion, odor, infection to the surrounding and deep tissue, then invade the dermis, muscle layer, deep to the periosteal or joint cavity, and even cause sepsis, causing systemic infection and endangering the life of the patient.

(3) Prevention and nursing of pressure ulcers

The prevention of pressure ulcers is mainly based on the elimination of their causes. When taking daily care of the elderly, the staff need to do "six frequently", that is, frequently turn over, frequently scrub, frequently massage, frequently arrange, frequently change, frequently observe. Every day the staff need to strictly and carefully check the local skin changes of the elderly and the implementation of nursing measures.

Do a good job of the elderly skin care. Once the skin is dirty, the staff need to clean in time, and use lubricants such as lotion, vaseline to prevent the dry skin of the elderly.

Encourage and assist the elderly to change body position often, change body position every 1 ~ 2 hours, to avoid long-term compression of pressure ulcer site. When moving the elderly, do not drag, pull, push, raise the parts to move to reduce friction, make the elderly adopt 30° oblique position. Unless the elderly lie supine, the elevation angle of the bed should be as low as possible, avoid more than 30°, and protect the bone bulge. If necessary, local turning auxiliary tools (such as body position pad, water sac, soft pillow) can be used to increase the pressure area and reduce local tissue pressure.

Understand the nutritional status of the elderly, pay attention to increase the high protein, high calorie diet, prevent anemia and low proteinemia in the elderly, pay attention to the supplement of vitamins and trace elements.

a. Help the elderly from supine to lateral position

Step 1 Work preparation

① The elderly are willing and physical permission.

② Elderly care staff: neatly dressed, kind attitude.

③ Use of material: soft pillow or body position cushion, bath towel. If necessary, prepare bed sheets, clothes, urine pads, etc.

Step 2 Communication

Before changing the body position, the nursing staff should first explain to the elderly to complete the action, clear steps, in order to obtain the cooperation of the elderly.

Step 3 Turn over

① The elderly care staff turn the elderly's head to one side, and ask the elderly to cross on the chest and abdomen, so that the lower limbs straighten or knees flexion and the feet are supported on the bed.

② The elderly care staff stand on the side of the bed that the elderly need to turn to, and ask the elderly to move the body to the far end. The elderly care staff support the shoulder with one hand and the other hand to the knee. The elderly knees are turned upside down to one side, and the back also leans to one side, into a side decubitus position. Support the back of the elderly with soft pillow or body position cushion, under the knee, elbow pad small soft pillow when necessary. After making the elderly lie down comfortably, arrange the bed unit.

Step 4 Observation

In the process of position conversion, the nursing staff should ask the elderly about their feelings at any time, pay attention to his face and expression. Once the condition is abnormal, they should immediately stop the operation and restore the previous position.

b. Help the elderly supine and sitting position swap

Step 1 Work preparation

① The elderly are willing and physical permission.

② Nursing staff: neatly dressed, kind attitude.

③ Use of material: soft pillow or body position cushion, bath towel. If necessary, prepare bed sheets, clothes, urine pads, etc.

Step 2 Communication

Before changing the body position, the nursing staff should first explain to the elderly to explain the action to complete, clear the steps of the action, so as to obtain the cooperation of the elderly.

Step 3 Assistance in sitting up

① The elderly care staff guide the elderly to put their upper limbs on both sides of the body, bilateral elbow flexion support on the bed surface, pay attention to protect the elderly to avoid injury.

② The nursing staff stand in front of the elderly, support their shoulders with hands and pull upward. Guide the elderly to use the support of both elbows to lift the upper torso, and gradually use both hands to support the body and then sit up. Adjust the sitting position to make the elderly feel comfortable.

Step 4 Lying down

① The elderly take the sitting position, with both hands to support the bed surface, and gradually use the bilateral elbow joints to support the body. So that the body slowly pour backward.

② The elderly care staff stand in front of the side of the elderly, and support the shoulders of the elderly with both hands to maintain the speed of its backward dumping, so as to slowly complete the transition from sitting position to supine position, adjust the lying position. So that the elderly can have a comfortable position.

Step 5 Observation

In the process of position conversion, the nursing staff should ask the elderly about their feelings at any time, and pay attention to his face and expression. Once there is abnormal should immediately stop the operation, and restore the previous position.

c. Help the elderly from supine to bedside sit-up position conversion

Step 1 Work preparation

① The elderly are willing and physical permission.

② Nursing staff: neatly dressed, kind attitude.

③ Use of material: soft pillow or body position cushion, bath towel. If necessary, prepare bed sheets, clothes, urine pads, etc.

Step 2 Communication

Before the conversion of body position, the elderly care staff first explain to the elderly the action to complete, clear the steps of the action, in order to obtain the cooperation of the elderly.

Step 3 Assistance of lateral position

① The elderly care staff turn the head of the elderly to one side, and ask the elderly to cross on the chest and abdomen, so that the lower limbs straighten or knees flexion, and the feet are supported on the bed.

② The elderly care staff stand on the side of the bed that the elderly need to turn to, and ask the elderly to move the body to the far end. The elderly care staff support the shoulder with one hand and the other hand to the knee. The elderly knees are turned upside down to one side, and the back also leans to one side, into a side decubitus position. Use a soft pillow or position cushion to support the back of the elderly, and pad a small soft pillow under the knee and elbow when necessary. After making the elderly lie down comfortably, the staff arrange the bed unit.

Step 4 Assistance of sitting up at the bedside

The elderly care staff stand on the side that the elderly need to turn, make their knees bend, assist the elderly to put their lower limbs to the bed, and then hold the shoulders of the elderly with both hands and pull them up. At the same time, ask the elderly to look up, with one side of the upper limbs to support the body, and with the pelvis to convert the body into a sitting position as the axis.

Step 5 Observation

In the process of position conversion, the elderly care staff should ask the elderly about their feelings at any time, such as whether there is dizziness, nausea and other discomfort, and pay attention to the complexion and expression of the elderly. Once there are abnormalities, they should immediately stop the operation and restore the previous position.

Notes

(1) The elderly with infusion tube, catheter and drainage tube should first place the catheter properly and fixed, and the catheter should be checked after turning over to ensure that it is smooth.

(2) When the switch is from the lying position or sitting position, the action of the nursing staff must be slow. Especially for the elderly bedridden for a long time, it is the best to complete step by step.

(3) Pay attention to the skin condition of the elderly during body position transformation.

(4) The use of the elderly bed block should be timely restored after the bed block protection, so as to ensure the safety of the elderly.

(5) In order to give full play to the potential ability of the elderly, the staff should provide too much help to them, but to be good at encouraging and waiting patiently, and let the elderly to do their own things.

(6) For the elderly who cannot cooperate or have a large weight, two nursing staff should cooperate with the body position conversion operation at the same time to ensure the safety of the elderly.

d. Assist the elderly to turn over and beat the back

Step 1 Preparation

① The elderly caregivers dress neatly and wash hands.

② The elderly are in the sitting or lateral position asked whether they need urine and feces.

③ Sputum cups and paper towels. Prepare warm water when necessary to help the elderly gargle.

④ Clean environment, suitable indoor temperature and humidity.

Step 2 Communication

The nursing staff explain the purpose and main function of the operation to the elderly, and obtained the consent of the elderly to obtain the cooperation of the elderly.

Step 3 Turn over and pat the back to promote sputum discharge

The elderly care staff will take the prepared objects to the room of the elderly, clamp the nipple of the sputum cup with the index finger and middle finger, and hold the sputum cup with the remaining 3 fingers. Relax the wrist, knock evenly, along the bronchial direction, from the bottom up, from the outside. The ask staff the elderly to do slow deep breathing. The tapping part should overlap 1/3 of the last time, back time 5 to 15 minutes each time.

e. Assist the elderly people with limb disabilities in the functional training

Step 1 Work preparation

The nursing staff should comprehensively assess the physical condition and the degree of disease of the elderly, and fully communicate with the elderly and their families to obtain support and cooperation.

Step 2 Training program

According to the situation of the elderly and the rehabilitation plan of doctors, a rehabilitation training program suitable for the elderly should be formulated, including the goals to be achieved, daily training content, training time, etc.

Step 3 Rehabilitation training

① The nursing staff tell the elderly the steps of each operation at a slow and gentle speed.

② Break down the specific actions of each step.

③ Repeatedly demonstrate and guide the elderly to practice.

④ Get the feedback from the elderly and then start the next movement training.

Step 4 Observe and record

① In the process of rehabilitation training, the nursing staff should observe the reactions of the elderly at any time.

② Immediately stop abnormal.

③ The performance of the elderly should be encouraged and rewarded appropriately.

④ Communicate with the elderly at any time about their feelings during rehabilitation training.

⑤ Timely record the training of the elderly.

⑥ Find problems and make improvement timely.

Notes

(1) Select different rehabilitation training programs, according to the limb disorders of the elderly.
(2) The rehabilitation training of the elderly with limb disorders should be planned, regular, and persistent.
(3) Elderly care staff should respect and understand the elderly with physical disorders, and encourage the elderly and their families to actively participate in and actively cooperate with the training.

f. Assist the elderly to prevent pressure ulcer

Step 1 Preparation

① Prepare for the elderly care staff: dress neatly, wash them, and warm hands.

② The elderly lie flat on the bed.

③ Several soft pillows, washbasin (45℃ – 50℃ warm water, 1/2 – 2/3 full), towel, record sheet, pen.

④ Clean environment, suitable temperature and humidity.

Step 2 Evaluation and communication

Nursing caregivers assess the nutritional status of the elderly, as well as the skin condition in the compressed parts of the body. The staff explain the operation methods to the elderly to obtain their cooperation.

Step 3 Assistance of side sleeping

① The elderly care worker puts his hand into the cover, gently holds the near arm of the elderly and put it on the near side, put the far arm on the chest, and put the distal lower limbs on the near lower limbs inside the cover. The nursing staff hold the hands of the shoulders and hips of the elderly, so that the elderly are in the lateral position.

② Place a soft pillow on the chest of the elderly, put the upper arm on the soft pillow, and pad a soft pillow in the middle of the upper calf to keep the elderly position stable and comfortable.

③ Open the cover of the back and the clothes of the elderly, and check the skin condition of the back and buttocks again.

④ Wipe the back and buttocks of the elderly with a warm towel, and flatten the jacket. Support the back with a soft pillow and cover the quilt.

Step 4 Make the bed

Step 5 Recording

The staff wash hands and take notes. The records include turning time, body position, skin condition(whether there is no humidity, red pressure and is regression time, whether there is no blisters, broken stains, infection, etc.), find abnormal record and report in time.

Notes

(1) When turning over, the elderly should be lifted, to avoid dragging, pulling, pushing, pulling and other actions, so as not to hurt the skin.

(2) For the bedridden elderly, under general circumstances they should be turned over once every two hours, and be turned over once every hour when necessary.

Reflection

Grandpa Li, 72 years old, was hospitalized for acute asthma attack. He had extreme difficulty breathing and could not lie supine, which showed his restlessness. How should the ward nurse place the patient's lying position to reduce the his symptoms.

Questions:

What should be the suitable position for the patient?

What are the precautions to ensure patient safety?

Chapter 11 Psychological care for the elderly

Learning tasks

(1) Understand the psychological characteristics of the elderly.

(2) Master the skills of psychological comfort for the elderly.

1 Psychological characteristics of the elderly

(1) Psychological changes of the elderly

Memory is an important part of human mental function. Adult memory activity changes with age, which can understand the changing characteristics of elderly memory from the three content changes related to memory.

a. From the memory process

Instantaneous memory (i. e., maintaining memory for 1 to 2 seconds) decreases with the increase of age, while short-term memory (i. e., maintaining memory for less than 1 minute) changes less. For the elderly, the memory decline is mainly long-term memory (that is, the memory is kept in the mind for more than 1 minute until life). Empirical studies have found that elderly people often remember what happened when they are young and have a better ability to recall things in middle age, while only forget things quickly and often remember after entering old age. The facts are chaotic. The plot is fragmented and even fragmented.

b. From the memory content

The meaning memorization of the elderly (i. e., memory based on understanding) remains better, while the mechanical memorization (i. e., memory by rote) decreases rapidly. For example, the memory of place names, names and numbers gradually decreases.

c. From the recognition activities

The elderly's activity of recognition (i. e., the memory that can be recognized when the object appears again) remains better, while the reproduction activity (i. e., the memory that makes the object present in the mind) is significantly decreased. It can be seen that the memory decline of the elderly is not comprehensive, but the partial decline, mainly long-term memory, mechanical memorization and reproduction memory decline faster.

The decline of memory has brought many inconveniences to the life of the elderly. For example, sometimes the glasses are clearly on the bridge of the nose but looking for glasses everywhere, often forget the key to go out, not remember to turn off the fire, but forget to turn off the gas when the rice is cooked. Poor memory virtually increases the risk of the elderly's environment.

(2) Changes in intelligence in the elderly

Intelligence is a stable psychological characteristic, which is shown in people's specific behavioral activities. Human intelligence can be divided into two forms: the crystalline intelligence and the liquid intelligence.

The crystalline intelligence is mainly acquired, it is related to knowledge, culture, experience accumulation and comprehension ability, including adjustment ability, motivation, common sense, language understanding ability and social cognition. The liquid intelligence is mainly related to the physiological structure and function of brain, nervous system, sensory and motor organs, but has little relationship with knowledge and cultural background, including memory, reasoning ability, computing ability and association ability. Many studies have confirmed that the intelligence of the elderly is not as comprehensive as people think, and its degradation is mainly liquid intelligence. On the contrary, the elderly's analysis, judgment and thinking ability will not decline but improve. Therefore, the intelligence is a complex problem, and the factors such as culture, occupation, health, physical exercise and gender, as well as the lack of self-confidence, can all affect the intelligence level of the elderly.

(3) Characteristics of changing emotions of the elderly

Emotions are the subjective experience of joy, anger, sorrow, fear, love, and hate caused by whether the objective things meet their own needs. After entering the old age, with the aging of the elderly physiological function and the decline of health conditions, after retirement from the original job, the family children gradually being independent and married, the living environment and role of the elderly have changed greatly. Therefore, the emotions of the elderly also show new characteristics.

① The emotional activities of the elderly concerned about their own health status are enhanced. With the growth of age, the health status decreases, and the elderly pay more attention to their own body and the disease. Older women, in particular, suspect their illness and significantly more insomnia than men.

② The elderly tend to control their emotional performance and outpouring. The elderly often hide their true feelings in daily life, such as happy events. They no longer cheer, such as sad things. They are not easy to cry.

③ Negative and pessimistic emotions gradually begin to prevail. Generally speaking, the elderly show more negative emotions, such as the sense of loss, loneliness, doubt, depression and fear.

④ The interests of the elderly have changed. The changes are mainly manifested in the dilution of the attention to things, the narrow attention to things, and the lack of passion for new things. Generally speaking, the scope of the elderly will gradually shrink with the growth of age. Curiosity will gradually weaken. The attitude towards various things will become indifferent. The desire to explore new things will gradually decline, showing psychological "inertia".

(4) Personality changes of the elderly

Generally speaking, character is the relatively stable and lasting psychological characteristic manifested in the realistic attitude and the corresponding behavior mode. But when people get to the old age, their personality will also change greatly. For example, some elderly people become stubborn, rigid, retreat, conformist. They will have obvious prejudice against people or things, and do not listen to any persuasion. Some old people will become selfish, appear self-centered tendency. They are very indifferent to the surrounding relatives and friends, no longer considerate, care about others, and even ask others to obey them, according to their needs. Some old people become suspicious. They are always afraid of their children calculating themselves, and distrust the people around them. Therefore, people often say that the older the people are, the more strange the temper is, which is actually a change of character due to old age.

(5) Changes in the self-awareness of the elderly

The self-awareness of the elderly is mainly reflected in how they view themselves and their life, and how to treat the upcoming life course correctly. Old age is the period of individual aging decline. In this stage, how the elderly recognize and experience their own aging and decline, and how they control the resulting emotional abnormal emotions, constitute the main content of the elderly self-consciousness. Because of old age and infirm, most elderly people's sense of loss and helplessness would become stronger and stronger, which would make them not feel the happiness of the present and the hope of the future. As they get older, the idea of "I am getting old" gradually permeates into the minds of old people and becomes a part of their self-awareness.

At this time, the elderly would gradually show their indifference to life, and no longer have hope for the future. But there is a strong nostalgia for survival, which deepens the aging awareness of the elderly.

(6) The psychological needs of the elderly

Human needs can be divided into biological needs and social needs. Generally speaking, after entering the old age, the biological needs of human beings are reduced, which is reflected in the reduced material needs for clothing, food, housing, transportation and other aspects of the elderly. But some new characteristics appear in the social needs or psychological needs. The psychological needs of the elderly can be summarized into the following points.

a. Elderly care

When old people lose whole or partial labor ability and economic source, they need to have support and care of the offspring, which is the most basic and lowest psychological needs of the elderly.

b. There are some successors

In the traditional Chinese concept, the full number of children and grandchildren is regarded as one of the signs of the happiness of the elderly, namely the so-called "many children and many happiness". Among the elderly today, there are still many people who want their family to thrive. Since the implementation of the family policy, many elderly people have paid more attention to the quality of their offspring, rather than the number, and hope their children to succeed when they grow up.

c. Return to their roots in old age

After the children "leave the nest" and the integrity of the family is divided, the loneliness of the elderly also arises. At this time, the elderly need a spiritual sense of belonging to relieve their loneliness. Many elderly people are eager to return to their hometown to spend their old age after retirement, which reflects the psychology of the elderly returning to their roots.

d. Love the elderly

People's emotional needs for love run through the whole process of life. Therefore, the elderly also need love, which is a spiritual need of the elderly. From the point of view of the relationship between husband and wife, love is more expressed between the elderly couples with mutual respect, support and care. From the perspective of parent-child relationship, if the elderly lack the care of their children, they will often have a sense of loneliness and loss. Full happiness of family with the spiritual support of family, is the greatest happiness and comfort of the elderly.

e. Respect the elderly

The elderly have the psychological needs to be respected, which is shown for others to listen to their own opinions, value their own experience and affirm their past. The respect for them reflected in daily life and all kinds of etiquette will make them get respected psychological satisfaction.

2 Psychological care for the elderly

(1) Psychological care of the general elderly

① Strengthen the psychological health care of the elderly themselves. Educate the elderly to establish a correct view of life and death and overcome their fear of death.

② Guide the elderly to correctly evaluate their own health status.

③ Educate the elderly to correctly understand the retirement problem.

④ Help the elderly establish new ideas of learning, doing and using.

⑤ Guide the elderly to arrange their family life and deal with the generation gap.

⑥ Guide the elderly to deal with the family economic problems.

⑦ Guide the elderly to exercise actively and develop good living habits.

⑧ Guide the elderly to pay attention to moderate work and rest.

⑨ Improve and strengthen the mental health services for the elderly in the whole society.

(2) Psychological care for the special elderly

a. The elderly are afraid of aging pressure and treatment

(a) Performance

The increase of age leads to not only the decline of organ function, but also the physical appearance. A variety of physiological function have also changed, such as obesity, unclear vision, loss hearing, declined, reaction inflexible, legs and feet. They feel helpless about the objective fact of aging, which gives birth to the sad sense of "sunset", which can easily lead to depression, loss of interest in life, often low self-esteem, self-pity. And seriously some people may have suicidal tendencies.

(b) Treatment method

In order to relieve the pressure of the elderly fear of aging, the caregivers should know more about the experience of the elderly, find meaningful life value, respect and appreciation attitude the old experience in the past They can tell the elderly: "We really envy you. We hope to be the old, as you, as dignified, elegant, radiant, and bright. "Praise and appreciation can dispel the gloom and bring confidence and courage to the elderly.

b. The elderly are afraid of disease stress and treatment

(a) Performance

As a result of the degenerative lesions of various tissues and organs, paroxysmal dizziness, heavy shoulder and back, loss of appetite, waist and leg pain, lack of physical strength, chest tightness and palpitation, night sleep difficulties, constipation or dry stool and other symptoms appear. The fear of disease makes the elderly extremely sensitive to the declining body, and they can also perceive the physical changes or pain they can not experience. For example, they can feel the physical changes such as the beating of the heart and the peristalsis of the gastrointestinal tract. And these symptoms can often make the elderly feel anxious and nervous. Because the spirit is in a long-term tense state, it will also lead to the elderly physical illness.

(b) Treatment method

For physical disease, caregivers must remind the elderly diagnosis and treatment as soon as possible. And in the face of only suspicious fear of pressure of the elderly, caregivers can use not only their own knowledge to remove the concerns of the elderly, but also can use the transfer method. According to the interests of the elderly, the pure excessive attention to their body can be transferred to other things. For example, they inspire the elderly to do some other things within their ability, or provide services to others, and reflect their own value in the process, so as to relieve the pressure.

c. The elderly are afraid of lonely stress and treatment

(a) Performance

Before the old people are in retirement, as the result of being busy with work every day, they contact with the society more. Because the interpersonal relationship is wider, the achievement obtained in the work also has brought great sense of achievement. After retirement, the elderly gradually stay away from the society, forming a lonely living habits and behavior patterns, and silently bear the pain brought by loneliness. This is one of the most common psychological problems for the elderly. Its main manifestations are low self-evaluation, negative sense of survival, often dissatisfaction and complaints to others.

(b) Treatment method

In order to get rid of the loneliness of the elderly, caregivers in addition to care in life, should also try to take time to accompany the elderly, know what they need most, let them listen to music or watch TV. They can organize them to participate in activities together, and let them expand the scope of interpersonal activities to add fun to life.

d. The elderly are afraid of death stress and treatment

(a) Performance

Some elderly people are afraid to talk about death, afraid to visit patients. When hearing that the death of colleagues, they will be suffered a lot, which makes the already fragile psychology more unbearable. They are pessimistic, afraid of passing through the cemetery, afraid of hearing sorrow, even afraid of night, afraid of sleeping, feeling that the rest of their life is not much, afraid that once they lie in bed, they would never wake up, always pestering their families, asking someone to accompany them.

(b) Treatment method

Facing the fear of death, the elderly caregivers should first have a correct view of death, face death with a calm mind, care for the elderly with high sympathy, talk the elderly health, talk about the people around the elderly, take some examples although they are sick, but still have long life, do more entertainment with the elderly to distract their attention, relieve their fear.

3 Assist the elderly to adapt to the elderly care environment

(1) Assist the elderly to adapt to the environment

When the elderly newly moved into the elderly care institutions, the elderly care staff should take the initiative to do a good job in the guidance of the elderly. For the introduction of the surrounding environment and some of the elderly people, the new elderly feel warm and cordial. After the introduction, the nursing institutions and nursing staff should provide a beautiful, fresh, quiet, comfortable and safe living environment for the elderly, so as to meet the basic living needs of the elderly, and let them let into the new environment as soon as possible.

(2) Help the elderly to change their roles

In nursing, the elderly care staff should take the initiative to communicate with the elderly. They care and accept for the elderly. Let them express their inner ideas, according to their needs, make nursing plans, so as to meet the psychological needs of the elderly. Therefore, when taking care of the elderly, the elderly care staff should be treated according to their physical conditions. Under the premise of not violating the principle of nursing, THEY try to let the elderly to take care of themselves, in order to reflect their value. And they should not let them feel useless.

(3) Maintain a good image of the elderly

Due to disease and physiological limitations, the elderly who enter the elderly care institutions are often in an uncomfortable state. Especially the elderly who cannot take care of themselves, they often lose themselves because of inferiority. In the process of care, the elderly care staff should take the initiative to communicate with them by a gentle attitude, maintain the image of the elderly, and actively assist the elderly to do hair washing, comb hair, wipe bath, change clothes, etc., so as to meet the physical and mental needs of the elderly.

4 Case analysis of psychological comfort for the elderly

Grandpa Wang, 79 years old, was a leader of an organization before his retirement. His wife died of illness three years ago. He suffered a stroke and had to be in a wheelchair most of the time. After living in a nursing home, he needs elderly care workers to take care of them. On weekdays, he likes to play the piano and read books. Every day, he has to go to the activity room to practice the piano for one hour. His sister and son visited him once a week to talk to him about their daily lives. But, six months ago, his sister died of a sudden illness, and only his son came to see him. Recently, he often stayed alone in the house. He always can not sleep at night, and during the day can not go to the activity room to practice the piano. His usual favorite books are piled in the room did not move. In the last two weeks, when he came to dinner, he always said that he had no appetite, ate less than half as usual, and lost his weight. Sometimes he finally advised to go to the hall to watch TV for recreation. He always sat in front of the TV in a daze, and even tears. When asked what was wrong, he always said he was not in in being old. From grandpa Wang's performance, he lost his interest in the piano, whose the mood is low. He often tears with insomnia, appetite loss, weight loss and other physiological symptoms. He may be in a state of depression.

The nursing staff according to Grandpa Wang carry out a series of psychological counseling, the specific implementation steps are as follows.

Step 1 Evaluation and communication

Combining with elderly depression assessment scale, the staff talk with the elderly, through the daily observation of the elderly mood and behavior, find out what the elderly is the most care, the most troubled, most need to solve. Then they determine the priority to solve the problem, and further understand the ins and outs of the problem, including the cause of the problem, process, measures, etc. In addition, vision, hearing, speech and comprehension should be assessed.

In the case, Grandpa Wang lost interest in the piano he loved, and often shed tears. He always said that living was meaningless. It appears physical symptoms such as insomnia, appetite loss and weight loss. His depression assessment scale scored 22 points, moderate to severe depression. Judging from this, the first problem that Grandpa Wang needs to solve is depression. The cause of depression may be the following aspects. First, the son is busy, who does not come to visit him recently, with make grandpa Wang feel lonely. He worried that he is the son's burden. Second, because of Grandpa Wang's own physical illness, most of the time is in a wheelchair. He needs to be taken care by others with a strong sense of uselessness. Third, his wife have died, especially his sister died in the first half of the year, which is a great blow to Grandpa Wang.

Step 2 Work preparation

a. Prepare for elderly nursing staff

① Discuss with other personnel. Before psychological counseling, the elderly care workers should communicate with social workers, nurses and other professionals to make psychological counseling plans.

② Arrange enough time. The elderly care workers should arrange their own work, set aside about one hour of each time, to avoid the psychological counseling to be interrupted due to temporary work.

b. Learn about the preparation work of the elderly.

① Know the purpose and time of psychological counseling, and reach a consensus with the elderly on the goal, time and frequency of psychological counseling in advance.

② Prepare the vegetables before the guide. Avoid eating, nap, other treatment and nursing operations, make the elderly go to the toilet before you, to avoid disrupting the psychological counseling process.

c. Environmental preparation work

Choose a separate room with bright light, quiet, neat, relaxed atmosphere. The room had better not be too big. There is at least a table, two chairs or a sofa in the room. The height of the sofa is the best 40 – 50 cm. The sofa on both sides should have armrest. Some green plants or colorful flowers can be placed in the room. Before the implementation, close the sound equipment in the room, adjust the temperature of the room, to 22 – 24℃ which is appropriate. Do not walk around during the implementation. If the elderly live in a single room, psychological counseling can also be implemented in the elderly in their own rooms.

d. Item preparation

The sheet, a pen, and a box of paper towels.

Step 3 Making a plan

According to the evaluation results, psychological counseling plans are jointly formulated with social workers, nurses and other professionals, including the objectives, forms and methods of psychological counseling, time and frequency, content outline, and method effect evaluation time, etc.

a. objective

Goals should be set with the elderly, and consensus should be reached. The objectives should be specific, feasible and positive, acceptable to both parties, which can be evaluated. At the same time, pay attention to the combination of short-term goals and long-term goals. For Grandpa Wang, the short-term goal can be set to restore sleep and diet to the previous level, and reduce the depression assessment scale score to the normal range. The long-term goal is to adjust the emotional state with the learned coping methods.

b. Method

One-to-one psychological counseling, group psychological counseling, psychological health knowledge education, arrangement to participate in leisure and entertainment activities and other forms of psychological counseling can be used. For Grandpa Wang, the staff can choose a one-to-one psychological counseling, supplemented by relaxation training, to participate in the form of leisure and entertainment activities.

c. Time and frequency

It is usually one to two times a week, for 60 minutes each time. For Grandpa Wang, he can be arrange psychological counseling every week for 40 to 60 minutes, and go to the activity room for 1 to 2 times a week. After 4 times of psychological counseling, the effect could be evaluated again.

d. Content outline

List the content outline of each psychological counseling. The psychological counseling can be closely related to the theme, so as to improve the efficiency, try to set up open questions, guide the elderly to fully express their inner feelings. For Grandpa Wang, the outline of his first psychological counseling can be formulated as follows. Why do you think you are in a bad mood recently?how will you be in a bad mood before?

e. Effect evaluation time and method

The effect is evaluated at the end of each psychological counseling and after four times of psychological counseling. The methods of evaluation include scale assessment, observation of changes in mood and physiological symptoms, and self-assessment of the elderly.

Step 4 Implementation of the plan

Psychological counseling should be carried out in accordance with the formulated plan.

a. Start stage

At the beginning of psychological counseling, efforts should be made to establish a trust relationship with the elderly through various ways. When making psychological counseling programs, the elderly should be involved and reach a consensus. The time and place should be informed before each psychological counseling. Prepare the comfortable, neat, warm, intimate, familiar rooms, to create a comfortable, safe, relaxed atmosphere.

b. Progress stage

Make full use of various language and non-language guidance skills, such as appropriate spatial distance, clear expression, attentive listening, timely response, open questions, appropriate body posture, encouraging eyes and facial expressions, to mobilize the enthusiasm of the elderly. Inspire and guide them to express their inner feelings, find their own problems and solve problems, encourage and support the elderly, and enhance their confidence and strength in solving problems.

(a) Inspiration and guide

Inspire and guide the elderly to explore ways to solve their own problems. Teach them how to "fish", instead of giving them a "fish". It includes inspiring and guiding the elderly to understand the existing problems, correcting the wrong cognition, learning to accept the reality, constructing new behavior patterns and interpersonal process through appropriate spatial distance, eye contact, timely response in the process. Show concern for the elderly, through the use of open questioning, repetition and clarification. Mobilize the enthusiasm of the elderly. Guide the elderly to express their true feelings to discover their own problems. And explore their own potential to solve problems.

(b) Support and encourage

The elderly have experienced the trouble and pain brought by their own problems. They may have the desire to change themselves in their hearts, but they often lack the confidence and strength to change themselves. Through support and encouragement, it can improve the confidence of the elderly to solve their own problems and stimulate their inner strength to change themselves. In the process of psychological counseling, through attentive listening, timely reaction, appropriate body posture, timely body touch, encouraging eyes and facial expressions, the staff understand the feelings of the elderly, and provide emotional support and encouragement. At the same time, the staff guide the elderly to learn the skills of relaxation training.

(c) The end stage

At the end of each psychological counseling, the staff tell the elderly in advance. Do not suddenly stop the conversation. At the end of the conversation, the staff try not to ask new questions. The staff briefly summarize the focus of the meeting, propose the time and focus of the next meeting, thank the elderly for their cooperation, and arrange their rest.

Step 5 Effect evaluation

a. The summary after each psychological counseling

After each psychological counseling, the staff should pay attention to observe the psychological and emotional changes of the elderly, reflect on whether their words and deeds in the process of psychological counseling are appropriate, and whether the grasp of the problems of the elderly is accurate. At the same time, the staff summarize the elderly after this psychological counseling, what changes and what is the cause of the change. Through the reflection and summary of both sides, new problems can be found in time to determine the focus of the next psychological counseling.

b. Final effect evaluation

After four times of psychological counseling, the final effect evaluation is conducted. The evaluation methods shall include the following aspects.

① Evaluation by using the scale;

② Observation of the improvement of emotional symptoms and physiological symptoms;

③ Evaluation of the effect of the elderly themselves.

If there is no improvement, the case should be discussed with social workers, nurses and other professionals in order to adjust the psychological counseling program. For the elderly with serious psychological problems, referral should be timely, for the help of social workers or psychiatric professionals.

Step 6 Record

Recording the time, place, participants, content, and abnormal conditions in the process of each psychological counseling, and file the psychological evaluation results, psychological counseling plan and implementation records.

Notes

(1) Respect the wishes of the elderly themselves. Psychological counseling programs should reach a consensus with the elderly as far as possible. Before each psychological counseling, the elderly should consent. In the process of psychological counseling, if the elderly are too excited, should bc terminated.

(2) Pay attention to the privacy of the elderly. Some older people think that depression is a shameful thing. Therefore, attention should be paid to protect the privacy of the elderly. Every time for psychological counseling, attention should be paid attention to the privacy of the environment. And the relevant information should be kept confidential.

Project 3
First aid treatment of accidents

Learning target

(1) Master the first aid operation of trauma and bleeding of the elderly.

(2) Master the treatment of the elderly.

(3) Master the correct methods of falling falls and falls, and master the on-site treatment of fractures and operation points of cardiopulmonary resuscitation.

(4) Master the method of using Heimlich first – aid method to help the elderly know the foreign body stuck in the throat or trachea.

Chapter 12 First aid treatment of traumatic bleeding

Learning tasks

(1) Understand the classification of bleeding.

(2) Master the first aid methods of trauma hemostasis.

1 Purpose of the aid and the responsibility of the rescuer

(1) Purpose of the rescue

a. Be able to survive

The primary purpose of the first aid is to ensure that the elderly can survive accidents. Only alive can we win valuable time for the medical staff to carry out further treatment.

b. Prevent the injury from deteriorating

The responsibility of the elderly care is to save, not to cure. Its purpose is to give the elderly accident hemostasis, fixation, bandage and ensure the safety of the elderly, etc. Treatment is the doctor's business. The elderly care only need to prevent the deterioration of the injury.

c. Promote recovery

Elderly care staff with the right way to the elderly accident assistance for the doctor win time to promote a better recovery of the old people.

(2) Responsibility of the rescuer

① If the elderly have accidents, environmental risk factors should be eliminated first.

② Quickly identify the severity of the illness of the elderly.

③ Seek help and call for health care staff as soon as possible.

④ Use the basic knowledge of teaching and assistance, and adopt correct and rapid methods to provide assistance to the elderly as soon as possible.

⑤ In case of group accidents, the elderly caregivers should quickly distinguish the condition, and teach all the elderly according to the principle of first grab and then rescue, first for the heavy and then for the light.

2 Classification and characteristics of bleeding

(1) Internal bleeding

After injury, bleeding is not visible on the body surface, but the elderly show shock symptoms such as pale complexion, weak pulse, cold limbs, sweating, weak breathing, changes and decreased blood pressure.

(2) External bleeding

a. Artery hemorrhage

Artery bleeding is bright red, ejection shape, the same as the pulse rhythm.

b. Venous bleeding

Venous bleeding its blood color dark red, bleeding like a spring or slowly outflow.

c. Capillary hemorrhage

The blood color is bright red, and the blood seeps slowly from the wound.

3 Emergency management of bleeding

(1) Emergency treatment of internal bleeding

If the elderly care staff can't move the elderly, they can call the medical staff to come over immediately, or ask relevant leaders to dial the emergency phone "120", to send the elderly to hospital for rescue.

(2) Emergency treatment of external bleeding

a. Finger pressure hemostasis method

Press the artery near the heart of the wound with fingers, palms or fists to block blood flow and achieve temporary hemostasis, as shown in Figure 12 – 1.

b. Limb hemostasis method

When arm or leg bleeding, it can be in the elbow socket, knee socket with gauze pad or towel, flexion joint, with the triangle towel to do "8" shape fixed. Note that the fracture or joint dislocation should not be used. See Figure 12 – 2.

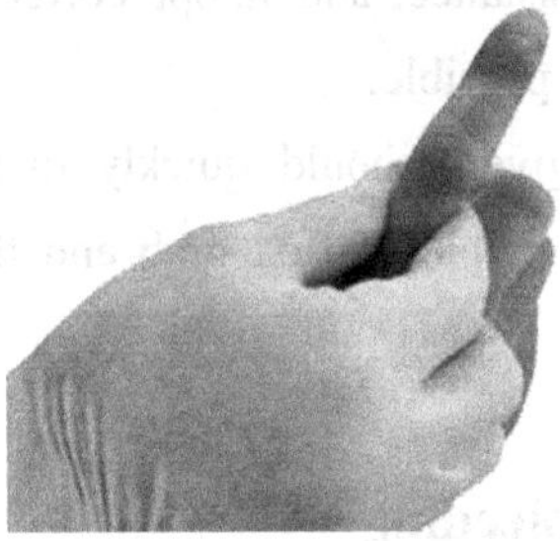

Figure 12 – 1 The finger pressure hemostasis method

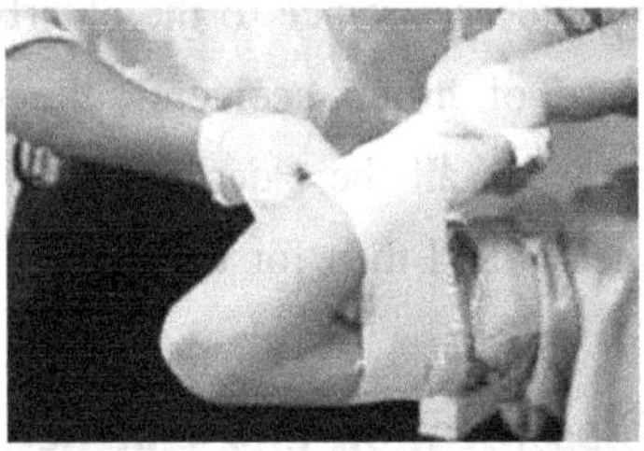

Figure 12 – 2 Limb hemostasis method

c. Filling hemostasis method

The disinfected gauze, cotton pad and others fill and compress in the wound mouth, external bandage, triangle towel bandage. The tightness to achieve hemostasis is appropriate. See Figure12 – 3.

d. Stringing hemostasis method

Fold the triangle towel into a ribbon, make a movable knot, take a small stick to wear on the outside of the belt, and insert the twisted stick in the movable knot circle. See Figure 12 – 4.

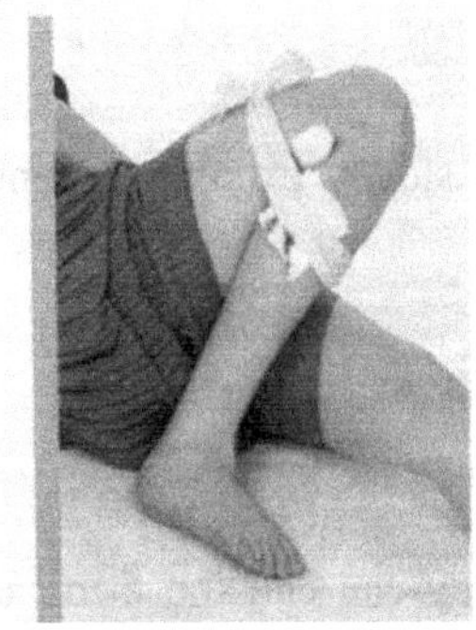

Figure 12 – 3 Filling hemostasis

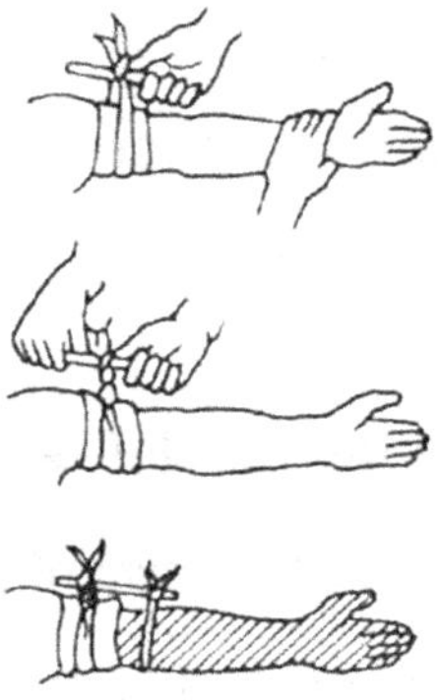

Figure 12 – 4 Stringing hemostasis method

Notes

(1) The finger pressure hemostasis method is a simple and effective first aid measure, but it can not last long. It should be combined with the wound pressure dressing, clamp or ligation for hemostasis.

(2) The tourniquet should be accurate, should be stuck at the heart end of the wound, and should be as close as possible. Note that the forearm and calf are not suitable for the tourniquet method. Because the artery often moves between the two bones (forearm ruler, radius, calf tibia, fibula), the hemostasis effect is not good.

Chapter 13 First aid treatment of scald

Learning tasks

(1) Understand the causes and prevention of scald in the elderly.

(2) Master the emergency treatment requirements of scald.

1 Causes and manifestations of scald in the elderly

(1) The cause of scald in the elderly

① When heating the elderly, the hot water bag or hot treasure is placed in a part for a long time, so that the local chronic heating, resulting in burns.

② When soaking feet for the elderly, the soaking water burns the feet.

③ When bathing for the elderly, the bath water overheating causes the elderly skin to be scalded.

④ The elderly take a warm water bottle for water. Because of the movement or insufficient arm strength, the hot water sprinkled on the body to cause burns.

⑤ The elderly turn over hot water or hot rice, causing burns.

⑥ When cupping or moxibustion for the elderly, scald due to improper operation.

⑦ The elderly lying on the bed smoking ignited bedding, causing burns.

⑧ Elderly diabetic patients are prone to scald due to skin aging, thinning, kneeling enlargement, sensory retardation and other reasons.

(2) Scald degree

Scald refers to the skin damage caused by the thermal radiation of the body directly contacting high temperature liquid, high temperature solid, or high temperature hot steam.

① Ⅰ degree scald: burning red skin, sensitive pain, dry without blisters.

② Shallow Ⅱ scald: local redness and pain, with blisters of different sizes.

③ Deep Ⅱ scald: blisters, dull pain, hair removal pain.

④ Ⅲ Degree scald: the subcutaneous, fat, muscle, bone have scald damage, and the color is gray or reddish brown.

2 First aid treatment for scald burns

(1) Quickly escape from the heat source

After the scald occurs, the elderly should be immediately removed from the heat source, so as not to cause further damage.

(2) Treatment principles for all kinds of scald burns

a. Ⅰ degree scald

Immediately the wound should soak in cold water for cooling treatment. Cold water can reduce waste heat damage, reduce swelling, relieve pain, and prevent blisters. If there is ice, apply ice to the injury. Its analgesic effect is better, cooling for about 30 minutes can completely relieve pain. Then applying the scald ointment to the scald site, 3 to 5 days can be cured.

b. Ⅱ degree scald

Do not break the blister, first for cooling treatment, and immediately report to the doctor, quickly seek medical attention.

c. Ⅲ degree of scald

Immediately bandage the clean sheets or clothes to avoid infection and reinjury. Do not apply medicine to the traumatic surface. But keep it clean. Report to the doctor immediately, and seek medical attention quickly.

(3) Initial first aid implementation steps for scald of the elderly

Step 1 Preparation

(1) Material preparation: several ice cubes, a handkerchief, a burn cream, a record sheet, and a pen.

(2) Elderly care staff quickly assist the elderly out of the heat source. Do not take off clothes.

Step 2 Cooling treatment

Rinse or soak in cold water, or cover the ice and cool down for more than 30 minutes.

Step 3 Apply a skin protectant

Apply scald cream and other skin protectants to the red skin area (first cover dry skin moisture and then apply scald cream).

Step 4 Seek rescue and reporting

Call emergency services for further medical treatment and report to medical staff and family member of the elderly.

Step 5 Record

Record the cause of scald, the area, degree of the injury, the treatment process and time, and the signature of the executor.

3 Methods and requirements to prevent scald of the elderly

① When using the hot water bag, the water volume should not be more than 3/4 of the capacity. Plug the piston, and check whether the hot water bag is discharged leakage and rupture, and add a bag cover. Inspection should be strengthened in the using process of the elderly.

② When the elderly soak their feet, the temperature of the foot water can be maintained at about 45℃.

③ When bathing for the elderly, the staff should put cold water first, and then heat the water to adjust the water temperature. Even if there is a water temperature heating regulation device, the hot water should flow out fully first. And the test water temperature is about 45℃ before washing the body of the elderly.

④ For the elderly who do not move well or have insufficient arm strength, it is forbidden to place hot water bottles beside them, and the hot water used should be solved regularly by the elderly care staff.

⑤ Put hot water or food in front of the elderly, and keep it at about 45℃. Nursing workers take hot water or meals to avoid the elderly.

⑥ The elderly is strictly prohibited to smoke in bed, to avoid ignition bedding caused by scald, but also to avoid causing fire.

⑦ Strictly control the heating and water temperature of the elderly with diabetes.

Notes

(1) If the clothes, shoes and socks are scalded, do not rush to take off the shoes, socks, clothes and trousers of the scalded parts, so as not to cause the skin and fall off together with the shoes, socks, clothes and trousers. First use cold water or vinegar (vinegar has convergence, pain, swelling, sterilization, analgesic effect) through the clothes, shoes and socks poured to the injury and surrounding, and then take off the shoes, socks or clothes, in cooling treatment. Cut off clothes if necessary.

(2) During the cooling treatment, keep the elderly warm to avoid catching cold.

(3) The earlier the soaking time and the lower the water temperature of the cooling treatment are, the better the effect are. But the water temperature should not be lower than 5℃, so as not to cause frostbite.

(4) If the injured blister has been broken, it should not be soaked to prevent infection. Use sterile gauze or clean handkerchief, cold compress around the area to relieve pain, and immediately report to medical attention.

(5) After scald, the staff can not use folk remedies (such as wiping soy sauce, edible oil, toothpaste, purple medicine, etc.) to treat the affected area.

Chapter 14 First aid treatment of falling from bed and ground

Learning tasks

(1) Master the causes of elderly falling and falls and preventive measures.

(2) Master the first-aid treatment methods for the elderly to fall into bed and ground.

(3) Master the on-site emergency treatment of the elderly when they fall and fracture.

1 Common factors of falls and preventive measures of the elderly

(1) Common factors of falls of the elderly

a. Physiological factors

(a) Gait and balance function

Reduced gait stability and impaired balance function are the main causes of falls in the elderly. On the one hand, in order to make up for the decline in their physical mobility, the elderly may be more cautious about slow pacing and walking, resulting in shorter stride length, discontinuous walking, and the feet lifted not to a suitable height, thus increasing the risk of falling. In addition, the elderly have decreased central control ability, reduced contrast feeling, increased trunk swing amplitude, decreased response ability, prolonged reaction time, decreased balance ability and synergistic movement ability, which would also lead to the increased risk of fall.

(b) Sensory system

The vision, visual resolution, visual acuity and visual acuity decline with age, thus increasing the risk of falling. Senile deafness and earwax accumulation can also affect the hearing of the elderly. Old people with hearing problems have difficulty hearing sound warnings about the risk of falling, and they can respond longer even after hearing them, thus increasing the risk of falling. Lower touch sensation, degenerative vestibular function and proprioception lead to lower balance ability, and increase the risk of falls.

(c) The central nervous system

The degeneration of the central nervous system often affects intelligence, muscle strength, muscle tone, sensory reaction, response ability, reaction time, balance ability, gait and synergistic movement ability, thus increasing the risk of falling in the elderly.

(d) Bone and muscular system

Structural, functional damage and degeneration of the bones, joints, ligaments and muscles of the elderly are common causes of falls. The functional degradation of bone and muscle system would affect the agility, strength and tolerance of the mobility gait of the elderly, making the elderly not lift their feet high, walk slowly and move steadily, leading to fall and increasing the risk of falling. Osteoporosis of the elderly correspondingly increases the risk of fracture after a fall.

b. Pathological factors

Some diseases of the elderly can also lead to an increased risk of falls. For example, the elderly rush to the bathroom due to urinary diseases or other causes with symptoms such as frequency, urgency and incontinence, and urinary syncope, which can also increase the risk of falls.

c. Drug factors

Many drugs can affect the intelligence, spirit, vision, gait, balance and other aspects of the elderly and cause falls. Drugs that may cause falls of the elderly include psychotropic drugs (diazepam, anxiolytics, etc.), cardiovascular drugs (Antihypertensive drugs, etc.), and other drugs (hypoglycemic drugs, analgesics, anti-parkinsonian drugs, etc.).

d. Psychological factors

Frustration may weaken the attention of the elderly, and some poor mental states can cause anxiety, which can lead to a decline in the ability to perceive and respond to environmental risk factors. In addition, the fear of falling down also makes people grow old. Reduced behavior capacity and limited mobility can affect gait and balance ability, which in turn increases the risk of falls.

e. Environmental factors

Dim lighting, slippery and uneven road, obstacles on the way to walk, the height and placement of inappropriate furniture, stairs, steps, toilets and no bars, and handles may increase the risk of falling of the elderly. Inappropriate shoes and walking aids are also related to falls. Outdoor risk factors, such as steps and sidewalks, rain and snow, and crowding, may cause the elderly to fall.

f. Social factors

Factors such as education and income level, health care level, access to social services and health services, safety design of the outdoor environment, and whether the elderly live alone, communication and contact with society would all affect the probability of falling.

(2) The harms of falls of the elderly

Fall mortality of old people increases with increasing age. In addition to the direct death of the elderly due to cerebrovascular accidents and other reasons, falls also lead to disability and long-term bed rest due to fractures or other injuries, followed by pulmonary infection, pressure ulcers and other serious consequences. Old people who died several months after a fall are more common among old people who fall. Falling people seriously affect their physical and mental health, such as fear after falling that may affect the mobility of the elderly, limiting their range of motion and reducing their quality of life.

(3) How to prevent falls of the elderly

a. Preventive measures for falling in getting on and off the bed

(a) Provide a safe environment

① Keep the bedroom, corridor, toilet, bathroom lights bright and the ground dry.

② Remove the obstacles in the bedroom, bedside and corridor.

③ Fix and adjust the bed to the appropriate height.

④ Place the bedside table, garbage bags, bedpan and daily necessities at the reach of the elderly.

⑤ Make"Careful Slip" warning signs in the activity area for use at any time.

(b) Strengthen the key prevention of high-risk groups

① For the elderly who are prone to fall or fall into bed, they should be informed in advance. The staff should hang warning signs at the end of the bed, inform the matters needing attention, and do a good job of the daily bedside handover work.

② For the elderly who are in bed for a long time, they should be accompanied by special personnel when getting out of bed, and informed of the principle of gradual activities.

③ Place bed stops and use protective restraint tools if necessary.

(c) Precautions of elderly care staff

① Accompany the elderly at any time.

② Pay attention to the fixation of wheelchairs, bedpan and sitting chairs.

③ Provide the elderly people to call and seek help, and guide them to learn how to use call bells.

④ Guide the elderly to correctly implement the method of shifting and getting up and down the bed.

⑤ Guide the use of the bedpan and the urinal pot in the bed.

b. Preventive measures for falling up and down stairs

If conditions permit, it should try to reduce the number of the elderly up and down the stairs. When they have to go up and down stairs, they master certain skills, do rather inclined not straight, being rather slow not fast.

(a) Better oblique than straight

From a physical point of view, leaning up the stairs will make the stride larger, but the rise is the same (because each step is fixed), which makes the opening range of each unit step relatively smaller, which can achieve labor-saving effect. Additional, oblique stair can make slope slow down, and make the force that the human body keeps the balance of the body reduce. Because it can feel relaxed, and save effort.

(b) Better to be slow rather than be fast

The word "slow" should be the main theme in the life of the elderly, and slow walking stairs is more beneficial. First of all, the elderly have limited physical strength. Strenuous exercise is easy to aggravate the burden of the heart. There is a risk of accidents. Second, the elderly have slower responses and have poor central nervous control. For example, they clearly want to put the feet on the stairs, but only put the feet hanging in the air. When they realize it is wrong, they can not correct in time. Third, slow motion can effectively avoid the above risks. The elderly should not step up the stairs, but wait for both feet to stand on a step, and then take the next step, to reduce the bearing force of the joint. This is particularly important for the elderly with osteoporosis. It can greatly reduce the probability of fall and fracture.

(c) Side downstairs

When the front goes downstairs, the human body is almost vertical, and it is easy to fall head-on. And for the side downstairs, the body will have a tilt, such as dizziness, misjudgment and other accidents, which can have sufficient reaction time. Even if there is an accident, the injury can be avoided or reduced.

c. Preventive measures for falling in the toilet or bath

(a) Keep the bathroom floor in a dry state

After the elderly take a bath, the caregivers must remember to clean the water on the ground and often keep the bathroom floor dry.

(b) Install a handrail in the bathroom and put a non-slip mat on the floor

Especially when the elderly take a bath, it is very important to put the anti-slip pad. Because there is water on the ground. An armrest should be installed in the bathroom to prevent the old people to pour, so that the old people can be more assured and safe to wash exercise.

(c) Non-slip slippers

Providing a pair of non-slip slippers for the elderly can also prevent them from falling down.

(d) The furniture is placed reasonably

Do not put the furniture in the house disorderly, so as not to make the elderly get up in the middle of the night to go to the toilet and bump into the furniture. Furniture should be placed in the appropriate position, in order to leave a safe corridor, so that the elderly walk more smoothly.

d. Implementation steps of on-site emergency treatment for elderly falls

Step 1　Communication and evaluation

① When the caregivers find that the elderly fall, they should immediately come to the elderly, comfort the elderly and give psychological support.

② Caregivers should immediately assess the awareness, gender, age, physical condition of the elderly, and whether they can sit up or stand.

Step 2　The situation points processing

a. On-site first aid treatment for those who are unconscious

If the elderly are unconscious, or conscious after the fall but with serious the preliminary judgment, they should immediately call the emergency number correctly. They should clearly explain the information of the caller, the cause of the accident, the time and place of the accident, the gender and status of the patient, the treatments that have been done and the contact information of the caller for help.

① If the elderly have trauma and bleeding, hemostasis and dressing measures should be taken immediately.

② Keep the respiratory tract unblocked. If the elderly have vomiting symptoms, the head should be tilted to one side, and the vomit should be cleaned up in the mouth and nasal cavity, to ensure its smooth breathing.

③ If the elderly have convulsions, it should be moved to the flat, soft ground or soft pad under the body, to prevent its touch and scratch. If necessary, they can be on the teeth between the pad by horn or thick clothes, to prevent the tongue from being bitten. Do not break the limbs of convulsions to prevent damage to muscles and bones.

④ The elderly breathing, heartbeat arrest, should immediately perform chest compressions, mouth-to-mouth artificial respiration and other first aid measures.

⑤ If the staff need to move the injured elderly people, they should try to ensure a smooth, as far as possible in a supine posture.

b. On-site first aid treatment for those who are conscious

For the elderly who are fully conscious after falling, the consciousness of the elderly should be observed at any time during the rescue process. Identify the abnormal situation and report it in time, and deal with it as appropriate. Do not help up or move the elderly at will. If they need to move, it should ensure stable to rest.

① Ask the elderly about the fall and whether they have a memory of the fall process. If they cannot remember the fall process, there may be syncope or cerebrovascular accident. They should immediately notify the medical staff or call the emergency number.

② Ask whether there is a severe headache or observe whether there is a crooked mouth, bad speech, weak hands and feet and other signs of stroke. If there is the above situation, it should immediately call the emergency phone, and can not immediately help it up. Because doing so may aggravate the symptoms of cerebral hemorrhage or cerebral ischemia, aggravating the disease.

③ In case of trauma or bleeding, they should immediately stop the bleeding, bandage it up and notify the medical staff.

④ If the elderly try to stand up, they can help them to stand up slowly, or let them sit, rest and observe.

⑤ Check whether there is limb pain, deformity, joint abnormalities, limb position changes and other signs of fracture. If it can not judge, do not easily move the elderly, so as not to aggravate the condition, and immediately call the emergency phone.

⑥ Check whether there is waist, back pain, leg activity paraesthesia or incontinence and other symptoms of lumbar damage injury. If it can not judge, do not easily move the elderly, so as not to aggravate the condition, and immediately call the emergency number.

2 Common reasons for the elderly falling and first aid measures

(1) Common reasons for the elderly falling

① The people with conscious disorders, because of restlessness, fall into bed in autonomous or involuntary activities.

② In the process of nursing, the elderly fall into bed due to improper turning over.

(2) Precaution of the elderly falling

a. Strengthen prevention

For the elderly with consciousness disorders, or use a chair beside the bed; for the elderly with large turnaround, take insurance on both sides of the bed to prevent falling bed.

b. Strengthen inspections

When the old people sleep, endowment nurse should often patrol, discover the old people in sleep sleep near the bed edge, want to block in time, turn over to the inside of the bed when necessary, in order to prevent the old people to fall into bed.

c. Strengthen collaboration

When turning over or transfer care, it had better be done by two people.

(3) First aid measures for the elderly falling

Step 1 Judgment of consciousness

Elderly care workers should immediately judge whether the awareness of the elderly is clear, and do not move the elderly when the injury is not clear to the elderly.

Step 2 Inquire

Ask the elderly about their discomfort.

Step 3 Deal with trauma

If there is trauma and bleeding, the trauma should be dealt with first.

Step 4 Assist in moving or seeking medical treatment

Elderly people without discomfort can be helped to stand up and sit and lie to rest. The elderly with serious external injuries should not be moved at will. But the staff should seek immediate medical treatment or help from medical staff.

Step 5 Record

Observe the abnormality and discomfort of the elderly, and record the cause and processing of the fall.

3 Emergency treatment for the elderly fracture

Once the elderly fracture, the elderly care staff should tell the elderly not to panic. If it's not happening major bleeding, cardiovascular and cerebrovascular diseases, there is generally not life-threatening. But they must do emergency treatment.

(1) The common causes of fractures in the elderly

① Changes of the body load quantity and load type.

② Changes in bone structure, such as osteoporosis in the elderly.

③ Improper force, wrestling, bed falling, etc.

(2) Preliminary judgment and first-aid principles

a. Preliminary judgment

When the elderly are injured by external force, if there is a part of the limb pain, deformity or limited movement, hear bone rubbing, it can basically judge the possibility of fracture.

b. First aid principles for fracture

(a) Save lives

Give priority to handling life-threatening complications, such as massive bleeding, shock, and organ damage. At the same time, attention should be paid to avoid more soft tissue, vascular, nerve or visceral damage when the fracture end moves.

(b) Fracture fixation

Splints should be used to fix the fracture site in the elderly. Put two pieces of wood pad on cotton cloth or soft towel, with fine belt or soft rope to its affected place. If it is not fixed, it may cause dislocation of the fracture end, damage the nerves and blood vessels there, and even cause paralysis of the limbs. However, due to the frequent internal bleeding and continuous swelling in the fracture site, the fixation of the affected area should not be too tight. Otherwise it will compress the blood vessels and cause limb ischemia.

(c) Timely delivery to the hospital

The elderly should be sent to the hospital for diagnosis and treatment. Pay attention to the elderly on the way to the hospital. The elderly should be dealt with in time for accidents, because the elderly are less likely to recover than the young people, so it should be dealt with as soon as possible to avoid deepening the injury.

Notes

(1) If the staff need to move the elderly, the staff should ensure a smooth, and try to make them supine rest.

(2) The elderly may have limb pain, deformity, abnormal joint, abnormal limb position, fracture, lumbar and back pain, leg movement or sensory abnormalities and incontinence, lumbar injury. If the scene can not judge the situation, do not move the elderly at this time, so as not to aggravate the condition. They should immediately call the emergency phone.

4 CPR procedure during cardiac arrest

(1) Check the responses of the elderly

① Tap it again and shout again. After finding the elderly fall to the ground, the elderly care should kneel on the right side of the elderly, pat their shoulders, at the same time volt in the ears of the elderly loudly call, in order to judge whether it is conscious. If there is no response, call for help immediately to find it.

② Assist the elderly to pillow and lie on a solid surface (ground or pad). If the elderly are in the prone position, they should be transferred to the supine position, namcly thc resuscitation position. When moving, keep the elderly head, neck and spine moving overall.

③ Release the neckline and belt of the elderly to expose the chest and abdomen.

④ Determine the carotid artery pulsation and breathing for less than 10 seconds. One index finger and middle finger are placed in the carotid pulse (find the middle of the trachea, men can touch the node, and then slide 2 – 3 cm, to the sternocleidacastoid muscle medial edge depression), at the same time take one – listening (listen to the sound of breathing), bilateral (see chest without ups and downs), three-feeling (feel nose is breathing) method to check whether the elderly have vital signs.

(2) The treatment method of chest compressions

① If the elderly without breathing, heartbeat, chest compressions, caregivers kneel in the elderly right with knees apart. The body is located in the right shoulder. The left palm root close to patients sternum under a third, hands overlap, five fingers up, two arms straight up, vertical force pressure, press depth in 4 – 5 cm, after each press make the chest recovery. Hands should not leave the chest wall, frequency of 100 – 120 times/point. Ensure the pressing speed and depth. Press and relaxation time is basically equal, minimizing the interruption. And the interruption time does not exceed 10 seconds.

② Open the airway, remove foreign bodies in the mouth and airway, remove the teeth with dentures, and lift the head of the jaw, the neck and the jaw to open the airway of the elderly.

③ When taking the method of artificial respiration, keep the airway of the elderly fully open. The elderly care staff hold the nostrils of the elderly, inhale deeply, blow into the patient's mouth, and then relax the nostrils. The air supply is 700 – 1 000mL each time, and the frequency is 10 – 12 times/minute. Pay attention to the mouth of the nurse to cover the mouth of the elderly. Blowing should see the chest ups and downs, indicating that the artificial respiration is effective.

④ The ratio of chest compressions and artificial respiration is 30: 2, after repeated 5 cycles (about 2 minutes). Judge whether it is effective, whether there is carotid pulse, whether spontaneous breathing recovers, whether the dilated pupils shrink, and whether the peripheral blood circulation improves (such as red lips). If the patient's condition does not improve, the staff continue to circulate chest compressions and artificial respiration until the professional rescue personnel arrive for further life rescue.

⑤ If the resuscitation is successful, the elderly can be restored to the right side decubitus position. And the staff continue to accompany them for observation, waiting for the arrival of medical staff.

⑥ After the medical personnel arrive at the scene, the nursing staff report the condition to them. And after giving the elderly to the medical staff, the basic assistance task of the elderly care staff is completed.

Reflection

Grandma Xu, 85 years old, stumbled on her way to the exercise room one morning. Some care staff immediately came to Grandma Xu. She was in a coma. She did not respond although the caregivers called out repeatedly. Her face was blue. Her chest couldn't be able to see rising up and down. It was no use of pinching her acupuncture. The caregivers preliminary judged Grandma Xu may have had cardiac arrest.

Questions:

If you are this caregiver, what measures will you take to provide emergency assistance to Grandma Xu?

Chapter 15 First aid treatment for choking and aspiration

Learning tasks

(1) Understand the causes and precaution of choking and aspiration of the elderly.
(2) Master the emergency treatment requirements of choking and aspiration.
(3) Master the Heimlich Maneuver.

1 A common cause of choking and aspiration of the elderly

① Aging causes the decline of nerve reflex activity. Poor masticatory function, reduced digestive function, reduced saliva secretion, cause swallowing disorder.

② Cerebrovascular disease makes the elderly swallowing muscles uncoordinated with each other, resulting in uncoordinated swallowing movements.

③ Emotional excitement during eating, causes esophageal spasm.

④ Eat large pieces of food, especially meat or dumplings, and swallow without chewing them.

⑤ Eat too fast.

⑥ Improper feeding is caused by choking or aspiration.

2 Methods and requirements to prevent choking and aspiration of the elderly

Choking and aspiration refers to food blocking the throat or stuck in the stenosis of the esophagus or even mistakenly inhaled the trachea, causing respiratory depression, thus life-threatening.

To prevent the elderly from choking and aspiration, in addition to timely treatment of various induced diseases, attention should also be paid to the "four appropriate". Food should be soft, eating should be slow, drinking should be less, and head should be calm. 80% of the elderly people choking food accidents occur at home, resulting in a serious illness. The success of the rescue lies in whether the timely identification and diagnosis, and whether the local rescue can be carried out against time. If the rescue is properly done, 50% of the elderly can be made out of danger.

3 On-side judgment and first aid treatment of choking and aspiration

(1) On-site judgment

When the elderly eat, they suddenly can not speak, severe cough, dyspnea and even breathing stop. The performance is hypoxia, pale face, straight eyes, hands and limbs convulsion. It can lead to loss of consciousness, paralysis, pale and cold limbs, incontinence, breathing and heart arrest.

(2) On-site first aid treatment

① Make the elderly stand or sit. The elderly care staff stand behind the waist around the elderly. The left hand fists, and the palm of the other hand is on the fist. They continuous push fast, and upward push impact 6 – 10 times (not to hurt the ribs).

② The supine position is adopted for the unconscious elderly, and the elderly caregivers ride on the hip of the elderly, push and impact the upper navel according to the upper method. This impact on the upper abdomen is equal to a sudden increase in abdominal pressure, which can raise the diaphragm, so that the airway pressure instantly quickly increased. The air in the lung is forced to discharge, so that the food (or other foreign bodies) blocking the trachea up and driven out. This first aid method is also known as the "residual gas shock method".

③ If it is ineffective at this time, the operation can be repeated every few seconds, causing an artificial cough and flushing the blocked food mass out of the airway.

(3) Implementation steps of the Heimlich Maneuver

a. Work preparation

The elderly care staff evaluate the physical condition of the elderly, whether they are unconscious or not, and whether they can stand or sit up.

b. The pendulum position

According to the physical condition of the elderly for their good standing position or sitting position, the staff tell them to lower the head, and mouth to the ground.

c. Repeate force-appropriate extrusion

The elderly staff stand behind the elderly, two arms from behind them around the place between the navel and the ribs, one hand into a fist, the other hand wrapped the fist, and then quickly and powerful inward and upward impact.

d. Remove the foreign matters

Tell the elderly to open the mouth to spit out foreign matters or see foreign matters discharge in time to help them out.

e. Observation and medical treatment

If there is no relief or there are other abnormalities, seek medical attention immediately.

Notes

(1) Master the force the operation.

(2) After using this operation method to successfully rescue the elderly, the staff should ask whether they have discomfort and check whether there is the occurrence of complications.

Project 4
Symptoms and care of elderly common diseases

Learning target

(1) Grasp the symptoms of common diseases of the elderly.

(2) Provide basic daily care for the elderly of chronic diseases.

Chapter 16 Symptoms and care of hypertension

Learning tasks

(1) Understand the symptoms of hypertension.

(2) Provide corresponding care for the elderly of high blood pressure.

1 Symptoms of hypertension

Hypertension is a disease of high blood pressure, which can cause stroke, heart disease, hemangioma, kidney failure and other diseases. Hypertension is a kind of characterized by elevated arterial pressure, which can be accompanied by heart, blood vessels, brain and kidney organs functional or organic changes of systemic disease. It includes primary hypertension and secondary hypertension. There are many causes of hypertension disease, which can be divided into genetic and environmental aspects. In the absence of antihypertensive medication, systolic BP 139 mmHg and/or diastolic BP 89 mmHg. Hypertension is classified into grades 1, 2 and 3 according to blood pressure level. Systolic blood pressure of 140 mmHg and diastolic blood pressure of <90 mmHg were separately classified as simple systolic hypertension. The patients have a previous history of hypertension and were currently using antihypertensive drugs. Although the blood pressure is lower than 140/90mmHg, they should also be diagnosed as hypertension.

(1) General performance

a. Stayed hypertension

① Early manifestations: There is asymptomatic, occasionally found hypertension or blood pressure increased blood pressure, or physical examination. Emotional excitement or fatigue after feeling dizziness, headache, tinnitus, insomnia, inattention and other symptoms, may be caused by senior mental dysfunction. In the early stage, blood pressure only increase temporarily, with the progression of the disease and organ involvement.

② Brain manifestations: Headache and dizziness are common. Often due to emotional excitement, excessive fatigue, climate change or discontinuation of antihypertensive drugs and induced, blood pressure rises sharply. Severe headache, visual impairment, nausea, vomiting, convulsions, coma, transient hemiplegia, aphasia, etc. appear.

③ Cardiac manifestations: Cardiac function compensation and the symptoms are not obvious. Then cardiac function decompensation, and heart failure occurs.

④ Kidney manifestations: Long-term hypertension is caused by renal arteriosclerosis. When renal function drops, it can cause nocturia, polyuria, urine contain protein, tube type and red blood cells. Low urine concentration function, phenol red excretion and urea clearance disorders, nitroxaemia and uremia appeared.

⑤ Artery changes.

⑥ Fundus changes.

b. Acute and progressive hypertension

Malignant hypertension, accounting for 1% of hypertension disease, can be suddenly changed from the slow type. It also can start disease. Malignant hypertension can occur at any age, but most often at 30 to 40 years old. Blood pressure increased significantly, with diastolic blood pressure of more than 17. 3 KPa (130 mmHg). And the symptoms are fatigue, thirst and polyuria. Vision quickly decreases, with retinal fundus hemorrhage and exudation, often bilateral optic nerve papillary edema. Proteinuria, hematuria, and renal insufficiency appear rapidly. It may also occur heart failure, hypertensive encephalopathy and hypertensive crisis. The course of the disease progresses quickly, and more people die of uremia.

c. Staging of hypertension disease

Phase 1: blood pressure reached the level of confirmed hypertension, and clinical signs of unintentional, brain and kidney damage.

Phase 2: blood pressure reached the confirmed hypertension level, and one of the following.

① Physical examination, X-ray, electrocardiogram or echocardiography show left ventricular enlargement;

② Fundus examination, universal or local stenosis of the fundus artery;

③ Proteinuria or plasma creatinine concentration slightly increases.

Phase 3: the blood pressure reached the confirmed hypertension level, and one of the following items.

① Cerebral hemorrhage or hypertensive encephalopathy;

② Heart failure;

③ Renal failure;

④ Fundus hemorrhage or exudation, with or without optic nerve papillary oedema;

⑤ Angina pectoris, myocardial infarction, cerebral thrombosis.

d. Hazards of hypertension

Blood pressure increases suddenly, above 200/120 mmHg. Rapid deterioration and irreversible vital organ damage in a short time could lead to death.

2 Key points of hypertensive elderly nursing care

a. Enough sleep

Guide the elderly with mild hypertension to work and participate in physical activities appropriately. The elderly with moderate hypertension should rest properly to ensure adequate sleep, and severe hypertension, especially those with diastolic pressure above 110 mmHg.

b. Diet care

Guide the elderly to eat light, easy digestion, low calorie, low fat, low cholesterol, low salt (daily salt amount is not more than 6 grams). Appropriate protein diet. Avoid overeating. Overweight people should control the food amount. Quit smoking and alcohol. Eat more vegetables and fruits, supplement potassium, calcium, iron and other minerals.

c. Exercise

Guide the elderly to exercise step by step and according to their ability. The total training time was from 30 to 60 minutes each time, once daily. It takes at least 1 week to produce the training effect, and it takes 4 to 6 weeks to achieve a significant antihypertensive effect. The training methods are mainly as follows.

(a) Aerobic training

① General exercises, such as walking, jogging, cycling, swimming, climbing stairs, slow rhythm, ballroom dance, etc.

② Ball games, such as volleyball, basketball, etc.

③ Housework, such as cleaning Windows or floors, gardening activities, clearing snow, sweeping leaves, etc.

The greater the activity intensity, the more attention should be paid to the preparation and ending of the activity. During exercise, the heart rate should be maintained at 100 ~ 125 times/minute, and the heart rate of exercise over 50 years old should not exceed 120 times/

minute. The heart rate should return to normal within 3 to 5 minutes after stopping activity.

(b) Cycle-resistance training

Within a certain range, medium and low intensity resistance exercise can produce good antihypertensive effect, and can not cause excessive increase in blood pressure. 40% of the maximum primary contraction force is often used as the exercise intensity, and the resistance contraction of the muscle group is enlarged. Each section of exercise is repeated for 10 to 30 seconds, 1 cycle for 10 to 15 sections, 1 to 2 cycles per training, 3 times a week, and 1 course for 8 to 12 weeks.

(c) Relax the training

Guide the elderly to use relaxation techniques, such as boxing (commonly used blood pressure comfort exercises, Taijiquan and other forms of boxing), slow breathing, relaxing massage, acupoint massage, music therapy, etc.

(d) Drug use and nursing care

Give antihypertensive drugs according to the doctor's advice. The blood pressure is observed after medication to determine the curative effect and pay attention to the side effects. Elderly care staff should master the types and dosage of antihypertensive drugs used by the elderly. Especially when taking the first dose of drugs or dosage or several antihypertensive drugs, they should pay more attention to the change of blood pressure to prevent orthostatic hypotension. If this symptom occurs, the elderly should be immediately told to take the head and low feet high supine. In most cases they can return to normal, and generally they do not need to apply vasoconstrictor drugs for treatment. The principle of blood pressure is to strive for safe. The general blood pressure should be maintained at 150/100 mmHg.

(e) Psychological care

There are mainly supportive psychotherapy, emotional therapy, relaxation therapy, music therapy and so on. The staff eliminate the pessimistic mood of the elderly in time, care and considerate of the elderly, so that they establish the confidence to overcome the disease, and actively cooperate with the treatment, in order to facilitate the blood pressure often maintain at the normal or close to the normal level.

Chapter 17 Symptoms and care of diabetes

Learning tasks

(1) Understand the symptoms of diabetes.

(2) Provide corresponding care for the elderly with diabetes.

1 Symptoms of diabetes

Diabetes is a series of metabolic disorders caused by sugar, protein, fat, water and electrolytes, microbial infection, toxins, free radical toxins, mental factors and other pathogenic factors. Clinically, hyperglycemia is the main characteristic. Typical cases can appear polyuria, polydipsia, wasting and other manifestations. That is the "three more and one less" symptoms. Diabetes (blood sugar) can cause complications, leading to failure of kidney, eye and foot. And there is no cure.

(1) Polyuria

Polyuria is due to high blood glucose, exceeding the renal glucose threshold (8.89 – 10.0 mmoL/L). The glucose filtered through the glomerulus cannot be completely reabsorbed by the renal tubules, forming permeable diuresis. The higher the blood glucose is. the more urinary glucose excretion is, and the more urine volume is. The urine volume of 24 hours can reach 5,000 ~ 10,000 mL. But for the elderly and those with kidney disease, renal glucose threshold increases, and urinary glucose excretion disorders. Polyuria is not obvious when blood glucose is mild or moderate.

(2) Drink more water

Polydipsia is mainly due to the significant increase of plasma osmotic pressure of hyperglycemia, coupled with polyuria, excessive water loss, intracellular dehydration, aggravating hyperglycemia, further increase of plasma osmotic pressure, stimulate thirst center, cause thirst and polydipsia, and polydipsia further aggravates polyuria.

(3) Eat more food

The mechanism of overfeeding is not very clear. Most scholars tend to reduce the glucose utilization rate (glucose concentration difference in the arteriovenous blood before and after the entry and exit of tissue cells). The difference in arteriovenous blood in normal fasting decreases. Stimulate the feeding center. Generate a sense of hunger. Blood glucose is increased after feeding. Increase concentration difference in arteriovenous blood (greater than 0.829 mmoL/L). The feeding center is inhibited. Be full of the central excitement. Feed requirements to disappear. However, due to the absolute or relative lack of insulin or tissue insensitivity to insulin, decreases capacity of tissue uptakes utilizing glucose. Although blood glucose is at high levels, the difference in glucose concentration in arteriovenous blood is small. Tissue cells are in fact "starved", thus stimulating the feeding center. To cause hunger, polyphagia, the body can not make full use of glucose, and a large amount of glucose may excrete from the urine. The body is actually in a semi-hungry state, and lack of energy also causes hyperappetite.

(4) Weight loss

Although diabetic patients have normal appetite or even increase, their weight loss is mainly due to the absolute or relative lack of insulin. The body can not make full use of glucose to produce energy, resulting in the strengthening of fat and protein decomposition, excessive consumption, negative nitrogen balance, weight loss, and even emaciation. Once diabetes are reasonably treated and well controlled, the weight loss can be controlled or even recovered. For example, the weight loss of diabetic patients continues or obvious wasting during the treatment, indicating possible poor metabolic control or combined with other chronic wasting diseases.

(5) Feeling weak

It is also common in diabetic patients, because glucose cannot be completely oxidized, that is, the human body can not make full use of glucose and effectively release energy, tissue water loss, electrolyte imbalance and negative nitrogen balance, to I feel fatigue and depression.

(6) Blurred vision

Many diabetic patients complain of decreased or blurred vision in the early stage, which may be caused by the change of lens osmotic pressure by hyperglycemia and the change of crystal refraction. In the early stage, there are generally functional changes. Once blood sugar is well controlled, vision can quickly return to normal.

2 Key points of the diabetic elderly nursing care

(1) Diet therapy

The principle of dietary therapy is to take an appropriate amount of calories, maintain a balanced nutrition and correct and regular eating habits. Give low concentrate, low fat, high vitamin, rich protein and cellulose diet. Nursing staff should introduce the purpose, significance and specific implementation of dietary therapy to the elderly before nursing, in order to obtain the cooperation of the elderly, which specifically includes the following aspects.

a. Control the total daily heat

The restriction of daily total quantity to maintain ideal body weight is the principle. Obese person should strictly limit total heat, and wasting person can be appropriately relaxed appropriately. Old people caloric intake is lower than adult. Standard weight can be calculated by the height of the elderly (Standard weight (kg) = height (cm) – 105) The total daily calories required are calculated according to the standard weight and activity.

b. Appropriate proportion and intake of the three major nutrients

(a) Carbohydrates

Accounting for 55% to 65% of the total calories, the intake of monosaccharides and disaccharides is strictly limited.

(b) Protein

About 1.0 grams of ideal body weight per kilogram per day, accounting for 10 % to 20% of the total heat.

(c) Fat

0.6 to 1.0 grams of daily weight per kilogram, accounting for 20% to 25% of the total calories, and fatty acids (animal fat) should be less than 1/3, unsaturated fatty acids (plant fat).

c. Supply of vitamins and trace elements

Balanced intake of animal and plant food, dairy products, fresh vegetables and fruits to supplement vitamins and trace elements.

d. Food selection

Increasing the intake of dietary fiber, staple food should eat more wheat bran, pumpkin, corn, beans food, non-staple food should eat more celery, cabbage, cucumber, tomato and other vegetables containing less sugar.

e. Food exchange

The exchange of food means that in the case of equal calories, the elderly can replace each other according to the nutritional composition of the food. The diet of the elderly is formulated according to the total daily diet required by the elderly.

The calculation of diet quantity should be combined with the individual differences in the daily diet quantity, psychological characteristics and daily activities of the elderly, rather than simply applying theorctical calculation. Fully respect the elderly's personal eating habits, economic conditions and market conditions, and try to strive for the elderly to eat together with their families. Attention should be paid to the changes of eating and blood sugar and urine sugar in the elderly, such as the increase of blood sugar and urine sugar. And the diet should be appropriately reduced. When the amount of insulin is large, more meals should be added between meals or before going to bed late to prevent the occurrence of hypoglycemic reaction.

(2) Exercise therapy

Exercise therapy is mainly suitable for type Ⅱ diabetes, uncomplicated obese and overweight elderly, and the elderly with stable disease, good glycemic control of type Ⅰ diabetes, and no ketoacidosis.

It should be based on the elderly's work and living habits, individual differences and conditions. The duration of exercise can be rooted, according to the individual tolerance ability, generally 20 to 30 minutes at a time, exercise once a day or 3 to 4 times a week. The most suitable one for the diabetic elderly is low to moderate intensity aerobic exercise, such as walking, jogging, floor climbing, swimming, boating, aerobic gymnastics and ball games, can also use activity tablet, power bicycle, etc.

Before exercise, one should carry a diabetes first aid card or bracelet (indicate the name, disease, address, telephone number), carry cookies or candy, and replenish water at any time. Warm-up and relaxation activities should be performed before and after exercise to avoid cardiovascular and cerebrovascular events or damage to muscles and joints.

The elderly people with poor disease control, acute complications and chronic complications in the progressive period should not participate in sports. The exercise training time for the elderly should be arranged 1 to 2 hours after a meal, and should not exercise on an empty stomach in the morning. The elderly treated with insulin should also avoid exercise at the peak of drug action. The insulin injection site should be adjacent to the umbilicus of the abdominal wall, and avoid the motor muscle group as far as possible not accelerating the absorption of insulin at this site and causing hypoglycemic response. In the process of exercise, if there are chest pain and chest tightness symptoms, one should stop exercising immediately, rest in place and take nitroglycerin under the tongue. If one can not relieve the symptoms, one should seek medical advice immediately. It is best to exercise with others to ensure that one can get timely assistance in case of an accident. In case of hypoglycemia, one should stop exercise immediately and take oral sugary drinks or food. If the symptoms are not relieved, one should seek medical attention immediately. After exercise one should not wash cold water bath or hot water bath immediately, and should carefully check whether there is a foot skin injury. For appropriate participation in housework, but it needs to remind the elderly that the general housework can not replace exercise therapy. Fierce exercise should be avoided. As the start of exercise, it should be implemented under the supervision of the medical staff, and then gradually transition to the exercise under the self-supervision. Regular review should be carried out, and the amount of exercise should be adjusted according to diet and drug treatment, such as refreshing after exercise, physical increase, blood sugar and blood lipid decline is rehabilitation exercise effect. Otherwise, if the excessive drink, eating, polyuria symptoms increase, blood sugar and urine sugar increase, the amount should be reduced until the exercises stop.

(3) Drug therapy

On the basis of diet therapy and exercise therapy, insulin preparation and dosage as well as other drugs should be selected according to the condition, and blood sugar should be monitored.

(4) Psychological intervention

Take effective psychological counseling measures to reduce all kinds of adverse stimulation to the elderly. Communicate with the elderly in a planned and purposeful way. Listen to their illness, patiently explain the relevant knowledge of diabetes to them, use music therapy, seminars, sightseeing and tourism and other forms. So that the elderly can correctly understand the disease, eliminate bad psychological factors, and maintain emotional stability.

(5) Prevention and treatment of diabetic foot

Reduce the foot pressure, use of therapeutic footwear and socks, wear fit shoes (no high heels). Shoes and socks should be comfortable and breathable. Check the foot for trauma and damage. If the wound does not heal after 2 to 3 days, seek medical attention as soon as possible, avoid strong irritating disinfectant such as iodine and dark disinfectant such as purple medicine, do not cut the foot eyes with a knife, do not use corrosive drugs such as chicken eye cream to avoid skin ulcers, pay attention to foot warmth in winter, ankle flexion and foot flexion, etc. But long walking or running is forbidden.

(6) Guide the elderly on self-monitoring

Monitor the disease Assist in the observation and recording of the elderly condition, including daily diet, mental state, physical activity, insulin injection and blood glucose, urine glucose, urine ketone test results, etc. Guide the elderly to master the specific requirements and methods of blood sugar and urine sugar monitoring and testing. Assist the elderly to complete self-monitoring under the guidance of medical staff.

Chapter 18 Symptoms and care of stroke

Learning tasks

(1) Understand the symptoms of stroke.
(2) Provide corresponding care for the elderly with stroke.

1 Symptoms of stroke

Stroke is also called cerebrovascular accident. It is an acute cerebrovascular disease, a group of brain tissue damage caused by sudden rupture of brain blood vessels or blood vessels cannot flow into the brain, including ischemic and hemorrhagic stroke. The incidence of ischemic stroke is higher than that of hemorrhagic stroke, accounting for 60% to 70% of the total number of stroke. Occlusion and stenosis of the internal carotid artery and vertebral artery can cause ischemic stroke, aged more than 40 years old. The number of men are more than women. It can cause death in severe cases. The mortality rate is higher in hemorrhagic stroke.

In July 2021, during the Seventh Annual Conference of China Stroke Association, it officially released the "BE FAST" to identify the early symptoms of stroke. The first five letters each represent an early symptom, and the last one is to remind that once stroke symptoms are found, it should call the emergency number immediately and seek medical attention immediately.

"B" refers to the loss of balance, balance or coordination, and sudden difficulty in walking;

"E" refers to the eyes, sudden changes in vision, visual difficulty;

"F" refers to the face, facial asymmetry, mouth askew;

"A" refers to the arms, which suddenly feels weakness or numbness, usually on one side of the body;

"S" refers to speech, language, vague and unable to understand others' language;

"T" refers to time, when the above symptoms indicate the possibility of stroke. Do not wait for the symptoms to disappear spontaneously, and call an ambulance immediately to get medical assistance.

(1) Clinical symptoms and key nursing points of cerebral arteriosclerosis

a. Clinical symptoms

(a) Dizziness

Sometimes is transient, often suddenly squat or stand, and sometimes is persistent.

(b) Headache

Headache is persistent dull pain or pulsating pain. The place is mostly in the forehead on both sides of the forehead, which often occurs when waking up in the morning, and activity and symptoms gradually reduce after meals.

(c) Forgetting

It is manifested as inattention, recent memory loss, but the past.

(d) Numb

Common fingers, toe numbness, neck and back muscle tension, pain, or ant feeling of skin.

(e) Bleeding

Arterial cerebral sclerosis can make vascular elasticity decreased, increase brittleness. It is easy to rupture and bleeding when blood pressure is increased, followed by conjunctival hemorrhage, fundus hemorrhage, cerebral hemorrhage, etc. According to statistics, in the nosebleed of the elderly, about 80% suffer from hypertension.

b. Key nursing points for institutional care staff

(a) Eat properly

Don't drink more and eat more, control the total calories, control cholesterol, avoid eating too much animal fat.

(b) Vitamin supplements

Eat a light diet with more fresh vegetables and fruits.

(c) Limit salt

Limit salt intake to 6 grams per day.

(d) Proper exercise

Help the elderly to exercise appropriately, such as walking, jogging, and other activities.

(e) Smoking cessation and alcohol restriction

Smoke is harmful. Wine is a double-edged sword, more harmful, less beneficial.

(f) Treatment of the related diseases

Under the guidance of doctors, take medicine in time to treat related diseases, such as hypertension, diabetes, hyperlipidemia, gout, liver disease, kidney disease and so on.

(2) Symptoms of transient ischemic attack and key nursing points

a. Clinical symptoms

(a) Sudden onset of the disease

The elderly people suddenly appear on one side of the limb numbness, weakness, failure, paralysis, dysphagia, aphasia, miscalculation, loss, incontinence, or incontinence and other symptoms.

(b) Short-time recovery

Localized neurological deficit occurs in several seconds, minutes, and hours, and the longest time does not exceed for the next 24 hours.

b. Key nursing points for institutional care staff

(a) Low-fat diet

Try to eat vegetable oil, fast animal oil, avoid excessive fat food, fast fried, sweet food.

(b) Emotional stability

Help the elderly to maintain good living habits, work and rest on time, avoid fatigue, add life interest, keep a good state of mind.

(c) Proper exercise

Exercise can reduce fat accumulation, reduce blood sugar, improve heart and lung function, accelerate blood circulation, promote metabolism, and improve the comprehensive quality of the body.

(d) Prevent attacks

Regularly check blood pressure, blood lipid and blood sugar for the elderly. And under the guidance of doctors, take medicine for the elderly in time to keep blood pressure stable.

(e) Strengthen protection

Usually pay attention to the mental and physical changes of the elderly. As the discovery of the disease attack, strengthen protection to avoid accidents.

(3) Symptoms and nursing points of cerebral infarction and cerebral hemorrhage

a. Symptoms of cerebral infarction

① A history of cerebral arteriosclerosis or transient ischemic attack, which often occurs during quiet or sleep.

② Symptoms and signs as consciousness impairment, visual impairment, language impairment, swallowing disorder, motor disorder, one side of the limb sensory disorder, hemiplegia or bilateral paralysis and other symptoms.

b. Clinical symptoms of cerebral hemorrhage

① Most of the sudden disease in the activity, sudden onset. The disease is dangerous, and the death rate is very high.

② Symptoms of cerebral hemorrhage and bleeding parts, bleeding, bleeding rate, hematoma size and the general situation of the elderly, usually have sudden headache, jet vomiting, eyes to the contralateral gaze, speech or aphasia, urinary incontinence, quadriplegia, high fever, coma, etc., often with lung infection, upper digestive tract blood and other symptoms.

c. Nursing points of cerebral infarction and cerebral hemorrhage

(a) Dietary care

The onset is closely related to bad living habits. After the onset of light diet, be easy digestion as the principle, quit smoking and alcohol, eat more vegetables and fruits.

(b) Psychological care

The elderly suddenly change from normal people to life who can not take care of themselves, they are prone to anxiety, pessimistic mood. Elderly caregivers should care for the elderly, strengthen communication and comfort, so that the elderly would have a good attitude to receive treatment, so as to promote rehabilitation.

(c) Oral care

For the elderly in the limb paralysis at the same time it will occur crooked mouth, spring throat difficulties, and saliva. Keeping the mouth clean of the elderly is a good measure to avoid lung infection and gastrointestinal infection. When scrubbing the mouth for the elderly, the staff should use blood vessels to clamp the cotton ball, prevent the cotton ball left in the mouth, cotton ball touch mouthwash that can not be too wet, in order to prevent the elderly to inhale the respiratory tract by mistake.

(d) Skin care

The elderly have hemiplegia or total paralysis, which can lead to long-term bed can not turn over. The occurrence of pressure ulcers affect the recovery of the disease. In the process of nursing, the elderly care staff should keep the bed clean, smooth, soft, comfortable, but also closely observe the pressure part of the elderly, turn over every two hours, avoid skin pressure, so as to prevent the occurrence of pressure sores.

(e) Postural care

In order to prevent the joint deformity of the paralyzed elderly, correctly change the body position, let the elderly have side position, supine position, healthy side position used alternately. Timed turnaround is the most therapeutic response that stimulates the whole body, inhibit spasticity and reduce compression of the affected limb. The affected side decubitus position is the most important position of all positions, which facilitates the stimulation of afferent nerves and the recovery of sensory function in the affected limb.

(f) Urinary urination care

If the elderly have urinary retention, the doctor should give indwelling catheterization, and bladder washing and catheter replacement treatment. The nursing staff should encourage the elderly to drink more water to facilitate urination and avoid catheter blockage and urinary tract inflammation. The elderly urinary incontinence should change diapers frequently, use warm water after each toilet scrub clean, and keep the perineum clean and dry.

(g) defecation care

Hemiplegic or total paralyzed elderly mostly have different degrees of constipation. The elderly care should encourage the elderly to drink more water, eat more coarse grains, vegetables and fruits and other food containing fiber, in order to keep the stool unobstructed. When necessary, it can take laxatives under the guidance of doctors or give artificial defecation.

(h) Drug use care

Because most of the elderly are accompanied by hypertension and hyperlipidemia, further treatment is still needed after cerebral infarction or cerebral hemorrhage. Elderly care staff should strictly follow the doctor's advice, and take antihypertensive, lipid-lowering and related drugs for the elderly in time. At the same time, they should closely observe the efficacy and side effects of drugs, and timely feedback to the medical staff.

(i) Pneumonia prevention care

In order to prevent the elderly occurrence of falling pneumonia, in addition to every 2 hours to turn over 1 times, pat back care every 10 minutes or so, in order to assist the elderly cough sputum, purify the respiratory tract.

(j) Functional training and nursing care

In order to prevent joint contracture and avoid muscle wasting atrophy, elderly care workers can assist or guide the family members to massage the affected limbs of the elderly. If the elderly get better and can carry out autonomous activities, they should be assisted in the affected limb function training, such as bed activities, sitting and standing to maintain balance, walking up and down stairs. The procedure of limb training is: "passive movement + assisted movement + active movement". Passive exercise needs the help of nursing staff, and auxiliary exercise needs the help of rehabilitation equipment. After active exercise is recovered, the elderly can exercise by themselves. Each training time is appropriate not to feel tired after the training.

Chapter 19 Symptoms and care of coronary heart disease

Learning tasks

(1) Understand the symptoms of coronary heart disease.

(2) Provide corresponding care for the elderly with coronary heart disease.

1 Symptoms of coronary heart disease

Coronary artery atherogenic heart disease, also known as coronary artery disease (CAD), is a condition in which the arteries that supply blood to the heart become narrowed or blocked due to the buildup of plaque. It can lead to reduced blood flow to the heart, which can cause chest pain (angina), shortness of breath, and even heart attack.

The development of CAD is a gradual process that begins with the buildup of fatty deposits, which is called plaque, on the walls of the coronary arteries. Over time, these deposits can harden and narrow the arteries, reducing blood flow to the heart. In some cases, the plaque can rupture, causing a blood clot to form that can completely block the artery, leading to a heart attack.

(1) Chest pain or discomfort

This is the most common symptom of CHD. The pain may feel like pressure, tightness, or a squeezing sensation in the chest. It may also be felt in the arms, shoulders, neck, jaw, or back.

(2) Shortness of breath

CHD can cause shortness of breath, especially during physical activity or exertion. This may be accompanied by a feeling of fatigue or weakness.

(3) Heart palpitations

CHD can cause irregular heartbeats or palpitations. This may feel like a fluttering or racing sensation in the chest.

(4) Dizziness or lightheadedness

CHD can cause a feeling of dizziness or lightheadedness, especially when standing up or changing positions quickly.

(5) Nausea or vomiting

CHD can cause nausea or vomiting, especially during physical activity or exertion.

(6) Sweating

CHD can cause excessive sweating, especially during physical activity or exertion.

(7) Fatigue

CHD can cause a feeling of fatigue or weakness, especially during physical activity or exertion.

It is important to note that some people with CHD may not experience any symptoms at all. Additionally, some people may experience atypical symptoms, such as indigestion, jaw pain, or upper back pain. If you experience any of these symptoms, it is important to seek medical attention immediately.

2 Key nursing points for the elderly with coronary heart disease

(1) Drugs for daily use at hand

Drugs to relieve angina pectoris, such as nitroglycerin, and quick effect rescue pills must be ready at hand, so as to take them conveniently at any time. If the pain in the anterior heart area can not be relieved quickly after taking medicine, the caregivers must report it to medical staff immediately.

(2) Keep warm

Pay attention to keep the elderly warm, and avoid small vasoconstriction spasm, slow blood flow, increased blood viscosity, and coronary artery spasm caused by low temperature, thus inducing the risks of angina pectoris or acute myocardial infarction.

(3) Eat in moderation

Pay attention to the amount of food and weight control. Reduce the intake of cholesterol. Avoid excessive drinking and eating. Especially pay attention for the elderly not to eat too much for dinner to avoid increasing the burden of the heart. The increasing of the burden of the heart can cause the sudden increasc of blood fat and blood viscosity and induce angina pectoris or acute myocardial infarction.

(4) Limit table salt

Limit salt intake of the elderly should be to less than 6 grams a day.

(5) Regular life

Help the elderly to develop good living habits. They need to dine, sleep, and exercise regularly. They must avoid mental tension or mental excitement. They must have enough sleep and smooth bowel movement.

Chapter 20 Symptoms and care of COPD

Learning tasks

(1) Recognize the symptoms of COPD.
(2) Provide corresponding care for elderly people with COPD.

1 Symptoms of COPD

Chronic obstructive pulmonary disease is a chronic bronchitis and /or emphysema characteristic of airflow obstruction that can further develop into a common chronic disease of pulmonale and respiratory failure. Related to the abnormal inflammatory reaction of harmful gases and harmful particles, the disability rate and case fatality rate are very high, and the global incidence of over 40 years old has been as high as 9% to 10% . It is a common disease that can be prevented and curative, characterized by persistent airflow limitation, and it is associated with an enhanced chronic inflammatory response to toxic particles or gases in the airways and lungs. The clinical symptoms of COPD are listed as follows.

(1) Chronic cough

Chronic cough is often the earliest symptom, with the development of the course of the disease which can not heal. Morning cough is often obvious, and intermittent cough or sputum discharge occurs at night. When the airway is severely obstructed, dyspnea occurs instead of a cough.

(2) Cough phlegm

With white mucus or serous, foam sputum is more usual, and occasionally the streaks of blood can be seen in the phlegm. More sputum is discharged in the morning. Sputum volume may increase in periods of acute attack, with purulent sputum.

(3) Shortness of breath or difficulty in breathing

The symptoms of shortness of breath or difficulty in breathing appear when exercising in early period, and then gradually aggravate. Then they feel short of breath in daily life and even at rest, which is a typical symptom of COPD. However, due to individual differences, some people can tolerate it.

(4) Gasping for breath and chest tightness

Some elderly people who have aggravated would show gasping for breath or chest tightness.

(5) Others

The elderly people at the advanced stage of COPD will have such symptoms as weight loss, loss of appetite, etc.

2 key nursing points for the elderly with COPD

(1) Diet and nursing care

Get familiar with the eating habits of the elderly. Provide them with digestible food of high calorie, high protein, and high vitamin. In order to improve their resistance ability against various diseases, avoid offering them food which is too cold or overheated, and gas-producing food. Avoid food that easily causes constipation. Avoid abdominal distension not to affect the diaphragm movement. Assist the elderly to eat. Help them eat at the best time, when they feel hungry or after a good rest. They must rest for at least 30 minutes before meals. Avoid drinking too much water before and during meals. Help them gargle before meals and after coughing. And they must avoid lying flat after the meal.

(2) Rest

During the acute attack, the bed rest should be the priority to assist the elderly to take a comfortable position. In the advanced stage, the elderly should lean forward and use an auxiliary ventilator to participate in breathing. Assess the physical strength of the elderly daily. Give care in life. Assist the elderly in passive exercise or guide their active exercise. According to the condition to arrange the appropriate amount of activity, activities should not make the elderly feel tired. Do not aggravate the symptoms are appropriate. Solution period can be reasonably arranged to rest and activity according to the condition.

(3) Living environment

Each bedroom should pay attention to regular ventilation. Keep the indoor air fresh. Adjust the appropriate temperature and humidity. Pay attention to keep warm in winter, to avoid the elderly directly inhaled cold air.

(4) Symptomatic care

In case of fever, the staff should assist in medication or physical cooling. If wheezing is severe, the staff should assist in aerosol and oxygen.

(5) Promote sputum discharge

Guide the elderly to drink more water or assist in ultrasonic atomization inhalation to wet the airway. Assist the elderly in back percussion and position drainage. Guide the elderly to effectively cough sputum. COPD elderly are prone to fatigue, so the adequate rest is necessary for effective expectoration.

(6) Oxygen therapy

For the elderly with dyspnea and hypoxemia, the elderly care staff should assist in giving oxygen therapy according to the doctor's advice. Generally, the nasal catheter is used to continuously low flow oxygen, and the oxygen flow is 1 ~ 2 liters/minute. The effective indicators of oxygen therapy are the reduced dyspnea, the reduced frequency, the reduced cyanosis, the slowed heart rate, and the increased activity endurance of the elderly.

(7) Respiratory function exercise

Guide the elderly to perform lip contraction breathing or abdominal breathing to strengthen the respiratory muscle strength and endurance , and improve respiratory function. Lip contraction breathing or abdominal breathing should be trained 3 to 4 times a day, and each repeats 8 to 10 times.

(8) Disease observation

Assist in monitoring the four vital signs of body temperature, pulse, blood pressure and respiration, and observe cough, sputum cough and respiratory distress degree of difficulty.

(9) Drug use care

Use antibiotics, bronchodilators and expectorant drugs according to the doctor's advice. Guide the elderly to use aerosol correctly and use other drugs regularly and quantitatively. And pay attention to the curative effect and adverse reactions.

(10) Complications prevention and care

A common complication of COPD is respiratory failure, and the key to prevention lies in purifying the respiratory tract and improving ventilation.

(11) Psychological care

Guide the elderly to adapt to chronic diseases and treat diseases with a positive attitude, and cultivate the interests of the elderly, such as listening to music, to distract their attention, and reduce loneliness, relieve anxiety and nervous mental state.

Chapter 21 Symptoms and care of cognitive disorders

Learning tasks

(1) Identify the clinical symptoms of cognitive disease.

(2) Guide the nursing needs of the elderly to prevent cognitive disease and cognitive disease.

1 Symptoms of cognitive disorders

Cognitive disorders, also known as cognitive impairment, usually show symptoms of memory disorders. Patients will first appear recent memory loss, and often do daily things and some commonly used items forgotten. With the development of the disease, it will also appear long-term symptoms of memory loss, followed by moderate patients in addition to memory impairment continues to aggravate. The original knowledge and skills will also appear obvious decline. Clinical symptoms are listed as follows.

(1) Hidden onset, progressive aggravation, and no remission

From onset to death, the average course of disease is 8 to 10 years, and some elderly people with cognitive decline can last for 15 years or more.

(2) Mild cognitive impairment

Mild cognitive impairment is an intermediate state between normal aging and dementia, which can be divided into two types: forgotten mild cognitive impairment and non-forgotten mild cognitive impairment. The common symptom of forgotten type is memory loss and loss in daily life. Non-forgotten type of mild cognitive impairment is mainly manifested as abnormal temperament, being easy to anxiety, irritability, etc. Such patients should pay attention to their emotions in life. This state is common among the elderly, and the personal life can still take care of themselves. Only personality changes, such as lack of initiative, reduced activities, loneliness, selfishness, less interest, cold talk to people around, indifference to loved ones, emotional instability, irritability, difficult to adapt to the new environment.

(3) Moderate cognitive impairment

Patients are unable to live independently. As increasing memory impairment, they can still remember their own name. But forget the home address and the names of friends and relatives. They often mistake and fictitious because of low memory. They don't know their own family and friends, Don't recognize their image in the mirror. They are unable to express his will by hand, unable to make continuous movements, unable to work. They have difficulty in completing household chores. Their unstable mood swings. They are suspected of being stolen, and unfaithful spouse. It appears auditory hallucinations, hallucinations, hallucinations; sleep disorders, sleep during the day, cannot sleep at night; disorder. They often hide dirt, take things from others. It can also be manifested as instinctive activity, such as being naked in public. Sometimes it appears aggressive behavior, etc.

(4) Severe cognitive impairment

Memory, thinking and cognitive function are impaired. They forget their name and age, do not know relatives. With language expression ability further degradation, only spontaneous speech, monotonous or repeated content, incomprehensible sound, eventually loss of language education function. Their activities gradually reduce. They gradually loss the ability to walk, even not stand, eventually only stay in bed all day, with large and urinary incontinence. The old people with severe illness can have primitive reflex, which is manifested as increased muscle tone, body flexion. It finally develops to severe cognitive dysfunction, often dying due to pressure ulcers, fractures, pneumonia, and malnutrition.

2 Key nursing points for the elderly of cognitive disorders

(1) Take medicine

① When taking medicine, someone must accompany them to help the elderly take all the medicine, so as not to avoid forgetting or wrong taking.

② For the elderly people who are associated with depression, hallucinations and suicidal tendencies, the elderly care staff must manage the drugs well, and put medicines out of places not available or found by the old people.

③ The elderly of cognitive disease often do not admit that they are sick, because they are of hallucinations, suspicion and think that the elderly care staff would give them into poison. In order to let them take the medicine, the elderly care staff need to patiently persuade. They can break the medicine, mix it in the meal, and watch them take the medicine and let them open their mouth, observe whether it is swallowed, to prevent them from spitting out the medicine when they are unattended.

④ The elderly of cognitive disease often can not tell their discomfort after taking medicine. Nursing staff should carefully observe their adverse reactions and report to the doctor in time to adjust the treatment plan.

⑤ The elderly with bed and dysphagia should not swallow tablets, so it is best to grind the medicine dissolved in water.

⑥ The elderly people with coma can be injected with drugs from the gastric tube through nasal feeding.

(2) Life care

① Daily life should be regular, but not changeable, generally to go to bed early and get up early.

② For the elderly who have difficulty falling asleep, oral sedative drugs can be taken under the guidance of doctors.

③ Diet must emphasize "three fixed, three high, three low and two quit", that is, timing, quantitative, qualitative, high protein, high unsaturated fatty acid, high vitamin, low fat, low calorie, low salt and smoking and alcohol.

④ Eat more foods rich in lecithin to promote the metabolic repair of nerve cells, such as soy products, egg yolk, mushrooms and fish.

⑤ Eat more foods rich in linoleic acid to promote the protection of nerve cells, such as peanuts, walnuts, sesame, pine nuts, hazelnuts, sunflower seeds, etc.

⑥ Help the elderly to defecate regularly and keep the stool unobstructed.

(3) Mental care

① The cognitive elderly should be respected, and reduced adverse stimulation. The staff should regularly arrange them to listen to music, read newspapers and do other appropriate educational activities, in order to stabilize their emotions.

② Encourage the elderly with mild diseases to participate in more social activities and sports. Do physical labor at their best to delay the progress of the disease.

(4) Emergency treatment

In the nursing home, if the elderly with cognitive disease is found to be lost, the nursing staff should immediately report to the nurse on the floor where the elderly live, and report to the supervisor of the institution.

① Ask the elderly care staff on the floor, especially the elderly care staff who are responsible for nursing the elderly on that day, whether someone accompanied them or saw the activity direction of the elderly.

② The regional supervisor shall instruct and coordinate the next step. Use the intercom to call the order maintenance department personnel to investigate the monitoring of the relevant floors, the entrance and exit of the park and the underground parking lot. Check the activity routes of the elderly.

③ On the condition of ensuring the needs of other elderly people, the staff on duty should dispatch other available elderly care staff to find them by route, and ask colleagues from the order maintenance department to assist.

④ Notice the department supervisor and the nurse immediately after finding the elderly. The nurse should inform other relevant personnel who are looking for the elderly outside, and also inform the staff of the order maintenance department.

⑤ Bring the elderly back to the floor, and check whether there is trauma. The elderly then can be placed for rest.

⑥ The staff on duty especially the elderly care staff responsible for the elderly, should fill in the "Abnormal Event Reporting Record Form", to describe and record the event, and ask the department supervisor and other leaders to sign.

⑦ To prevent the elderly lost, should do the following two points.

The first point is to strengthen safety management. Nursing workers often inspect the rooms of the elderly.

The second point is that the cognitive elderly are forbidden to go out. If they need to go out, they must be accompanied by family members or staff.

3 Prevention of cognitive disorders

① The prevention of cognitive disease should start from the middle year.

② Keep a reasonable use of the brain, combine work and rest, protect the brain, ensure adequate sleep, and pay attention to the variety of mental activities.

③ Cultivate a wide range of interests, hobbies and cheerful personality.

④ Cultivate good healthy eating habits, eat more brain foods rich in zinc, manganese and selenium, such as shells, fish, milk, beans, nuts, etc., and appropriately supplement vitamin E.

⑤ Smoking cessation and alcohol restriction.

⑥ Try not to use aluminum laughing gear. Too sour or salty food stored in aluminum cooking utensils for a long time, would make aluminum deep into the food and absorbed by the human body.

⑦ Actively prevent and treat chronic diseases such as hypertension, cerebrovascular disease and diabetes.

⑧ Massage or acupuncture for the vein of shenque, qihai, guan yuan, zhishi, zhusan Li xue (double), all of which have the effect of tonifying kidney, filling spirit, helping mind, preventing aging and dementia. Studies have shown that massaging the sun, temple, Baihui and other acupoints can effectively improve cognitive function or the decline of cognitive function.

⑨ Many drugs can cause adverse reactions in the central nervous system (including confusion and burnout). Sedatives and anticholinines such as benzodiazepines, certain tricyclic antidepressants, antihistamine preparations, antipsychotics, and benzatropine mesylate should be avoided if possible.

Project 5
Hospice care

Learning target

(1) Understand the meaning of hospice care.
(2) Master the basic skills of hospice care.
(3) Master the psychological nursing skills of hospice care.

Chapter 22 Requirements for skills in hospice care

Learning tasks

(1) Understand the definition of hospice care.
(2) Master the skills to correctly implement hospice care.

1 The terminal elderly and hospice care

(1) The terminal elderly

The terminal elderly refers to thc aging and incurablc discases of the body, whose life is difficult to maintain, and it is only expected to survive for 3 to 6 months. The general performance has the following several aspects.

a. Breathing

The strenuous breathing, shortness of breath and dyspnea begin to appear, which gradually became shallow and slow breathing and deep and big breathing. With the change of breathing, the blood oxygen saturation also gradually decreases, from the normal above 90% , gradually resulting in the symptoms of respiratory arrest.

b. Heart rate

The beginning is a compensatory increase in heart rate. With the gradual fatigue of the heart and the aggravation of hypoxia, the gradual decline of heart rate can be seen, and eventually lead to zero heart rate.

c. Consciousness

At the very beginning, they are only drowsy. Then they slowly develop into a shallow coma, and finally into a deep coma.

d. Diet

They can eat liquid food firstly, then it slowly develops into the stage that they can't eat or drink. They can only rely on intravenous infusions to offer nutrition.

(2) Hospice care

Hospice care refers to providing physical, mental and humanistic care services for patients at the end of the disease or the elderly. Its purpose is to control pain and discomfort symptoms, improve the quality of life, and help patients to die comfortably, peacefully and with dignity. Panning, hospice and palliative cares have similarities. The National Health Commission collectively describes them as palliative care.

2 Different stages of development and nursing of terminal patients

The psychology of the dying elderly can be divided into five stages, and their psychological reaction process also varies from person to person. The order and time of the five stages do not have a certain regularity. Sometimes they occur at the same time, sometimes occur repeatedly, or stay in a certain stage.

(1) Denial period

The elderly people do not admit the fact that their condition have deteriorated, believing that the doctor has made a mistake. At this time, the nursing staff should give them full understanding and try to comfort them with a sympathetic attitude rather than refute or argue with them, considering their inner pain.

(2) Angry period

The elderly know that the prognosis is poor, but they can not understand or accept the reality that they are dying, so they often turn their anger at others and scold the people around them. At this time, the elderly care staff should take a sympathetic attitude and try to understand and tolerate them. Caregivers should not affect their emotions and behavior because of the anger of the elderly. And they should not argue with the elderly, apply the acceptable tone of the elderly, and persuade each other with a smile.

(3) Agreement period

After a period of time of the elderly psychological adaptation, from anger to calm, at this time, the nursing staff should careful care them, as far as possible to relieve their physical pain and psychological burden.

(4) Depression

The old people are very sad because they know their lives are dying. At this stage, the elderly care staff should try to meet the requirements of the elderly, arrange them to meet with friends and relatives, review the former family affection, and try to let their family members accompany them.

(5) Acceptance period

The old people will feel that they have no sorrow and pain, so they begin to accept the face the fact of an imminent death. At this stage, the elderly are quite calm, showing amazing calm. They no longer complain about fate, like to be alone, sleep time increase, and emotional decline. At this stage, the elderly caregivers should actively help the elderly with their unfinished wishes, continue to give care and support, respect the elderly, not force them to talk with them, give the elderly a quiet and comfortable environment, and reduce external interference. Strengthen basic care should be taken so that the elderly can leave the world with peace, serenity and dignity.

3 Nursing skills in the hospice care

① Try to keep patients in their most comfortable mood to help them relieve the psychological pressure in the dying process. When caring for people who are about to die, they should focus on relieving pain instead of worrying about the long-term use of drug dependence or drug abuse.

According to the WHO guidelines, the five basic principles of drug treatment include: oral administration, step administration, regular administration, individualized administration, and attention to specific details.

Opioids are the first choice for the treatment of acute severe cancer pain and moderate and severe cancer pain that need long-term treatment. For long-term use, oral administration is preferred. When there are clear indications, transdermal absorption route can be used, with temporary subcutaneous injection, and patient-controlled analgesia pump administration if necessary.

After the use of analgesia, attention should be paid to the prevention of adverse reactions of drugs and timely adjustment of drug dose. Give other drugs and non-drug treatment to ensure clinical safety and analgesic effect. Sudden opioid interruption-induced withdrawal syndrome should also be avoided.

② Simple physical contact, holding hands, touching or gently massage can make patients feel associated with their loved one.

③ At the end of life, dyspnea is a very common phenomenon. Try to put the head of the elderly lying in bed high, open the window and the atomization humidifier and the fan to make the indoor air circulation.

④ Dry facial parts such as lips and eyes are the common cause of discomfort. Lip balm prevents the situation from getting worse. Closing eyes and putting a wet cloth on them can also relieve the dryness. If the mouth looks dry, it can also help to wipe mouth with a wet cloth, a cotton ball, or a specially treated medicine swab.

⑤ Terminal patients in the state of dehydration, will cause the accumulation of ketone bodies in the blood. This time it will produce a analgesic effect, giving the patient comfort, so to avoid the intake of glucose.

⑥ For the dying patients to ease the worry, the staff should reduce their disappointment. People may worry about who will take care of their belongings or family after their death. Therefore, the staff should strive to help solve the practical affairs of the dying patients to remove their inner problems.

Chapter 23 Requirements for psychological hospice care

Learning tasks

(1) Understand the definition of hospice care.

(2) Master the skills of correctly implementing psychological hospice care.

1 The psychological analysis of the terminal elderly

The terminal elderly and their treatment usually cause their psychological fluctuations, which will make the elderly and their families at a loss, and the psychological problems are reflected in the body, with physiological reactions, making the already complicated treatment more complex. Therefore, timely and reasonable "heart medicine" must be given at the end of the physical symptoms of the elderly, so psychosocial care is particularly important for the elderly and their families. In the face of the terminal elderly, people usually only focus on the physical pain, but ignore other aspects of the pain, which may also come from the following aspects.

(1) Psychological pain

Psychological pain includes anxiety, loneliness, depression, injury, and anger. Some people worry about their condition. They are very anxious about the next day's surgery. Some people think they are incurable and unhappy. Some people are very irritable or sensitive to the words of others.

(2) Social pain

Social pain includes social isolation and interpersonal relationships. Many elderly people are afraid that people around them would treat themselves with strange eyes or attitudes, but they dare not contact with close people. They are afraid that approaching others would cause disgust and thus isolate themselves from others.

(3) Pain in the heart

According to their religion, race and cultural background, individuals would have different degrees of spiritual pain. For example, their own actions and words violate the creed of their faith, and the mind would have fear and regret. For the elderly people in China they are more reflected in the influence of cultural traditions on the mind. For example, after some people believe in karma, they start to think about what they have done and regret it, which even develops into serious anxiety and depression.

2 Nursing requirements and precautions

The psychological pain of the elderly will not only aggravate the pain of the body, but also even cannot be relieved after the body pain is treated enough. Just as "symptomatic treatment and symptomatic medication" for physical symptoms, the same is true of psychological problems. "Heart disease still needs heart medicine", and this "heart medicine" is not a pill in a bottle. But it needs psychologists, social workers, patients' families and friends, and even patients themselves to prescribe their own prescriptions. As the institutional nursing staff, they should do the following points in the face of the psychological care of the elderly.

① Try their best to minimize the pain of the dying elderly, ease their fear and unease in the face of death, maintain their dignity, improve the remaining quality of life, and make the dying elderly leave the world in a friendly and warm environment.

② Provide good personal manners for the elderly, do a good job of personal hygiene and living environmental hygiene. Combined with the daily health habits and physical conditions of the elderly, the staff help the dying elderly to do a good job of personal hygiene, so that the elderly build up confidence and believe that they are the same as normal people.

Help the elderly to keep themselves clean and tidy. The elderly care staff help the elderly to do the necessary combing every day, and encourage the elderly to make up as long as conditions permit. The people should be clean and comfortable. When relatives and friends come to visit, they should pay attention to its dress appearance more, and pay attention to the clean bed set, in order to maintain the dignity of dying old people.

Do good personal hygiene for the elderly. Don't ignore the personal hygiene of the people because they are in the terminal stage. The elderly care staff should help the elderly to do a good job of personal hygiene, regularly for their bath or wipe the body, regularly change sheets, pillow towels or other bedding, help the elderly wash face, comb hair, wash feet, cut fingers (toe) armour, shave, etc. For the elderly who are about to die, it is particularly important to do a good job of skin care to avoid bedsores.

Keep the room clean and hygienic. Indoor should often clean, and sheets should be changed at any time. Open the window regularly, timely disinfection, and put flowers if conditions allow.

③ Follow the doctor's advice to relieve the pain of the elderly. Under the guidance of medical staff, do a good job of observing the elderly condition work, use analgesic drugs on time, and keep the drainage tube unobstructed.

④ Do a good job of life care, enhance comfort, adjust the temperature and humidity, and keep a comfortable lying position, touch, massage, etc.

⑤ Accompany the elderly every day, communicate with them, tell about the new things happening in the society, guide the elderly to recall the beautiful things in life, help complete the unfinished wishes, arrange the last wishes, and promote psychological peace.

⑥ Do a good job of psychological counseling for family members. And assist and encourage family members to participate in the nursing of the dying elderly. So that they can express their inner feelings and vent their emotions. Assist the family members to arrange for the death of the elderly.

3 Implementation steps of psychological hospice care

(1) Work preparation

① The elderly care staff should dress neatly and keep a good attitude.

② The room should be quiet and clean, the light should be soft, and the bed unit should be tidy.

③ The elderly clothes should be clean and take a comfortable position.

(2) Communication with the elderly

Elderly care staff should communicate with the elderly, and ask their feelings and what discomfort, so as to shorten the distance with the elderly.

(3) Listening

Elderly care staff are expected to patiently and carefully listen to the elderly talk, and make understanding, tolerant and positive responses.

(4) Appeasing

The staff should use body language to comfort the elderly, hold their hands or touch them, so that they feel accompanied and support themselves.

(5) Communication with family members

The staff should communicate with the family members about the content of the communication with the elderly, and inform the family members of their last wishes to meet the wishes of the elderly.

4 Psychological care for the families of the terminal elderly

(1) Hospice care

Hospice care is to make the dying elderly feel more warmth in their limited life, and to die with peace, comfort and dignity, finally to achieve the dead without regrets, the living without conscience of the purpose. In the process of family care of the dying elderly, they will face the following pressure.

a. Economic pressure

Because the elderly cannot fully take care of themselves during the period of illness and death, and they need to treat the disease, the families have to pay the relevant medical costs, care costs, nutrition costs, etc., so the family will face the change of economic conditions.

b. Increasing stress and less social activities

In the process of long-term care of the dying elderly, family members reduce the communication and interaction with relatives, colleagues and even their children, thus bringing the imbalance of social life.

c. The emotional stress of being about to lose a loved one

In the face of the sick elderly, the family members will hope for the elderly to continue to survive and do not want to see the elderly suffer from pain for a long time, thus falling into the contradiction of life and death. This psychology usually causes the sense of guilt and the family members, and the mood falls into an unstable state.

(2) How to comfort the families of the dying elderly

In addition to helping the elderly through this special time, the elderly caregivers also need to assist the elderly families in a reasonable time and release normal sadness on the premise of ensuring physical and mental health, so as to start normal life more quickly. The ultimate goal is to help the family deal with the emotional distress caused by the dead and the dead and complete the unfinished business.

The effective way to help the griever to ease their emotions is to maintain a sincere understanding relationship with them, so that the families of the dying elderly have the opportunity to talk about things related to the dying elderly. In the process of conversation, do not say some empty surface words, such as "mourning changes, time will cure everything, or travel can relax" and so on. In conversation, the staff should listen to their speech, with concerned expression, gentle eyes, considerate action. The decent language can make them feel warm, so that they can vent their emotions. In order to alleviate their sadness, the staff should pay attention to several aspects.

① In the process of helping the families of the elderly to relieve their sadness, the elderly caregivers should tolerate and understand the extreme words and deeds of their families which always maintain good interpersonal relations with the elderly and their families, to establish a good image of the elderly caregivers.

② The elderly care staff should encourage and patiently guide the family members to take good care of the elderly, so that the family members can get psychological comfort in the process of taking care of the elderly, and at the same time, the dying elderly can feel the warmth of family affection, which may help to reduce the pain of the elderly.

③ The elderly care staff should encourage their family members to talk with the dying elderly. They can arrange some family reunion activities such as the physical conditions and psychological needs of the elderly (eating together or watching TV together) to create a warm family life atmosphere.

④ To meet the reasonable needs of the elderly and the family members, the staff should help them to arrange and solve the life and other difficulties of the family members during the care of the dying elderly.

The psychological care of the dying elderly and their families runs through the process of nursing the dying elderly. The care and support for the elderly and their families would help them solve the psychological, social, economic and other problems, which is the focus of hospice care. Hospice care can ensure that the dying elderly have dignity and comfort through the pain of the last stage of life, and can also reflect the humanitarian spirit of the elderly caregivers.

Notes

(1) The elderly care staff should have enough patience and listen carefully to the last wishes of the dying elderly.

(2) The elderly care staff encourage family members to combine verbal and body language to comfort the elderly.

Appendix

Social participation assessment form

Secondary indicators	Code of points	Score
Living ability	0 point, in addition to personal self-care (such as food, washing, wearing, two stool); he/she can take care of housework (such as cooking, laundry) or managing affairs	
	1 point: in addition to perform self-care, he/she can also do some housework, but can't do it very well. He/she can't arrange family affairs quite well	
	2 points: only with the help of others can do some housework, but can't do very well	
	3 points: he/she can take care of themselves (such as diet, two stool) under the supervision of others; he/she can wash and gargle	
	4 points: with personal basic life affairs (such as diet, secretion) , he/she needs partial help or completely dependent on other's help	
Working ability	0 point: he/she can do some mental or manual work as before.	
	1 point: the ability to do some mental or manual work has decreased	
	2 points: the ability to do some mental or physical work is obviously not as good as before, partially forgetting	
	3 points: only some fragments of skilled work, all forgetting	
	4 points, all of the previous knowledge or skills are forgotten	
Time/spatial orientation	0 point: the concept of time (time) is clear; he/she can go far alone; he/she can quickly grasp the new environment	
	1 point: the concept of time is decreased; year, month, day is clear, sometimes different days; or he/she alone can go from and from near the street, know the name and location of the current place, but not know the route home	
	2 points: the concept of time, year, month is poor; day is not clear; may know the first half or the second half; he/she only can go alone near the home action. he/she may only know the name, not the location	
	3 points: the concept of time is poor; year, month, day is not clear; may know the morning or afternoon; he/she only can go between the neighborhood, not the name and location	
	4 points: he/she has no time concept; he/she can not go out alone	
Interpersonal cognition	0 point: he/she may know the relationship between the people around him/her; he/she may know the meaning of grandparents, uncles, nephews, nieces; he/she can distinguish the general age and identity of strangers	
	1 point: he/she may only known close relatives; he/she can tell the approximate age of strangers, but can't tell their names.	
	2 points: he/she can only call the family people, or can only still address; can not know its relationship, and the generation	
	3 points, he/she may only know the relatives who often live with them; he/she can call their children or grandchildren; he/she can identify acquaintances and strangers	
	4 points: he/she may only know the protector; he/she can not distinguish between acquaintances and strangers	

(continued)

Secondary indicators	Code of points	Score
Social interaction skills	0 point: he/she can participate in the society; in the social environment he/she can have a certain adaptability to treat people appropriately	
	1 point: he/she can adapt to the simple environment, take the initiative to contact people, first meet difficult to find intellectual problems; he/she can not understand the metaphor language	
	2 points: he/she may divorce from the society; he/she can make contacts with others passively; he/she can not take the initiative to associate with people; he/she may use a lot of inappropriate words in the conversation; he/she is easy to be cheated	
	3 points: he/she can barely communicate with people; the content is not clear, and the expression is not appropriate	
	4 points: he/she is difficult to contact with people	

Social support rating size survey (SSRS)

Guidance: The following questions mainly reflect the level of support you can get in the society.

1. How many close friends do you have who can get support and help (choose only one item)

① none;

② 1 ~ 2;

③ 3 ~ 5;

④ 6 or more

2. In the past year you (only one)

① stay away from family and live alone in one room;

② change residence frequently and spend most of the time with strangers;

③ live with classmates, colleagues or friends;

④ live with family

3. You and your neighbors (choose only one item)

① do not interact with each other, just nod friends;

② encounter difficulties may be slightly concerned;

③ some neighbors care about you;

④ most neighbors care about you

4. You and your colleagues (choose only one item)

① do not interact with each other, just nod friends;

② encounter difficulties may be slightly concerned;

③ some colleagues care about you;

④ most colleagues care about you

5. Support and care received from family members (delimit "√") in the appropriate box

	Root for		
	Not have	**Precious few**	**Same as**
A. Husband and wife (lovers)			
B. Father and mother			
C. Sons and daughters			
D. Brothers and sisters			
E. Other members (such as the sister-in-law)			

6. In the past, when you encounter urgent situations, you have received financial support or help to solve practical problems

① Without any source;

② The following sources (multiple optional): A. spouse; B. other family members; C. friends; D. relatives; E. colleagues; F. work unit; G. official or semi-official organizations such as party and league unions; H. unofficial organizations such as religious and social organizations; I. other (please list)

7. In the past, when you encountered emergencies, you had some sources of comfort and care

① Without any source;

② The following sources (multiple optional):

A. spouse; B. other family members; C. friends; D. relatives; E. colleagues; F. work unit; G. official or semi-official organizations such as party and labor unions; H. unofficial organizations such as religious and social organizations; I. others (please list)

8. How you talk when you encounter trouble (choose only one)

① never complain to anyone;

② to tell only to a few very close people;

③ if your friend asks you, you will speak out;

④ take the initiative to tell their own troubles to gain support and understanding

9. How to seek help when you encounter trouble (choose only one item)

① only rely on themselves, do not accept the help of others;

② they rarely ask for help;

③ sometimes they ask for help;

④ when there are difficulties, often ask family, relatives and organizations for help

10. For organizations (such as party, league, religious organizations; trade, student unions, etc.), you (only one)

① never participate;

② occasional participation;

③ frequent participation;

④ active participation and active activities to score points:

Ⅰ. Scale and Item scoring method

(1) Article 1 ~ 4, 8 ~ 10, choose 1, 2, 3, 4 to count 1, 2, 3, 4 points respectively.

(2) Article 5 is divided A, B, C and D, each item from nothing to full support.

(3) Article 6 ~ 7 respectively if answer "without any source" then count 0 point, while answer "from the following source", the number sources will count points.

Ⅱ. The scale analysis method

(1) Total score: that is, the sum of the ten items scored.

(2) Objective support points: 2, 6, and the sum of 7 scores.

(3) Subjective support points: the sum of 1, 3, 4 and 5 scores.

(4) Utility of support: Articles 8, 9 and 10.

Basic living function index evaluation table

Take food refers to the process of delivering food from the container to the mouth, chewing, swallowing and so on	score	10 point, eat independently (eat prepared food independently within a reasonable time)
		5 points, partial help (help during eating, such as holding tableware)
		0 point, need great help or complete dependence on others, or have an indwelling nutritional tube
Bathe	score	5 points, after preparing the bath water, complete the bath process by himself/herself
		0 point, others need help during the shower
Modification (refers to washing a face, brushing your teeth, combing your hair, shaving, etc.)	score	5 points, be completed independently
		0 point, need help from others
Dressing (referring wearing and stripping, buckle, zipping, shoes and socks, and shoelaces)	score	10 point, be completed independently
		5 points, partial help (wear and take off by yourself, but help organize clothes, buckle/shoelaces, and zippers)
		0 point, need great help or total dependence on others
Fecal control	score	10 point, control the stool
		5 points, occasionally out of control (less than once a week), or need a prompt
		0 point, completely out of control
Urine control	score	10 point, control the urination
		5, occasionally out of control (less than once a day, but more than once a week), or needed Tips from others
		0, completely uncontrolled, or indwelling urinary catheter

(continued)

Go to the toilet (including going to the toilet, undressing, wiping, dressing, flushing)	score	10 point, be completed independently
		5 points, partial help (to go to the toilet, to flush or tidy clothes, etc.)
		0 point, need great help or total dependence on others
Bed chair transfer	score	15 points, be completed independently
		10 point, partial help (people or crutches)
		5 points, need great help (largely dependent on others to help)
		0 point, completely depend on others
Walk on the ground	score	15 points, walk on flat ground 45 m
		10 point, need partial help (due to physical disability, poor balance, excessive weakness, vision and other problems, to a certain extent, need to help others or use crutches, and other)
		5 points, need great help (due to physical disability, poor balance ability, excessive weakness, vision and other problems, to a large extent, rely on others to help, or sitting in a wheelchair to move by themselves)
		0 point, completely depend on others
Stair activity	score	10 point, independently go up and down the stairs (continuous up and down 10 to 15 steps)
		5 points, need some help (need others to help, or holding the stairs, using crutches, etc.)
		0 point, need great help or total dependence on others
Total score for activities of daily living	score	The sum of the scores of the above 10 items
Classification of activities of daily living	score	Level 0, good ability: a total score of 100 point grade 1, slightly impaired: total score 65 to 95 grade 2, moderately impaired: total score 45 to 60 grade 3, severely impaired: total score 40

Disease status assessment form

Class Ⅰ diseases	Cardiovascular system	Coronary heart disease☐ Hypertension ☐ Rheumatic heart disease ☐ Angina pectoris ☐ Arrhythmia (general) ☐ Heart failure (Grade I-) ☐ Aortic aneurysm/arterial dissection ☐ Atherosclerotic artery stenosis ☐ Ischaemic heart disease ☐ Others
	Respiratory system	☐ Chronic obstructive pulmonary disease ☐ Emphysema ☐ Bronchial asthma ☐ Bronchiectasis ☐ Chronic bronchitis ☐ Others
	Metabolic and endocrine systems	☐ Hyperthyroidism/Hypothyroidism ☐ Diabetes mellitus ☐ Rheumatoid arthritis ☐ Malnutrition ☐ Hyperuricemia and gout ☐ Osteoporosis ☐ Metabolic syndrome ☐ Hyperlipidemia ☐ Others
	Alimentary system	☐ Peptic ulcer ☐ Liver cirrhosis ☐ Other digestive diseases ☐ Others
	Bone/joint/spinal column	☐ Fracture (lower limbs, upper limbs) ☐ Arthritis ☐ Cervical spondylosis ☐ Lumbar spine disease ☐ Others
	Nervous system	☐ Parkinson's syndrome ☐ Epilepsy ☐ Cerebral hemorrhage/cerebral infarction ☐ Post-circulatory ischemia ☐ Depression (mild) ☐ Others
	Urogenital system	☐ Chronic renal insufficiency (non-uremic stage) ☐ Prostate disease ☐ Others
	Hematological system	☐ Anemia ☐ Bone marrow abnormality syndrome ☐ Others
	Tumour	☐ Early tumor stage ☐ Middle tumor stage
	Others	
Class Ⅱ diseases	☐ Dementia ☐ Tumor (advanced) ☐ Severe arrhythmia ☐ Bedsore ☐ Chronic heart failure (cardiac function-grade) ☐ Chronic renal failure (uremic stage) ☐ Multiple organ failure ☐ Protein energy deficiency (severe) ☐ Chronic obstructive pulmonary disease (pulmonary heart disease heart grade) ☐ Respiratory failure ☐ Cerebrovascular accident combined with swallowing disorder ☐ Others	
Classification of disease status	☐ level	Grade 0: No first and second class diseases mentioned above
		Level 1: Patients with 1 to 2 category Ⅰ diseases
		Grade 2: Patients with more than 3 type Ⅰ diseases
		Grade 3: Patients with type Ⅱ disease

Brief form of micro nutrition assessment (MNA-SF)

Height: ________ m; Weight ________ kg; Body mass index (BMI): ________ kg/m^2	0 point: BMI <19 1 points: 19≤BMI<21 2 points: 21≤BMI<23 3 points: BMI≥23
Lf circumference cm (if BMI is not available, use calf circumference)	0 point: <31cm 3 points: 31cm
Whether to eat less in the past 3 months because of loss of appetite, digestive problems, chewing or swallowing	0 point: serious reduction 1 point: moderate reduction 2 points: not reduce
Body weight loss in the last 3 months	0 point: more than 3kg 1 point: I don't know 2 points: 1 ~ 3kg 3 points: no loss of body weight
Ability to move	0 point: stay in bed or be in a wheelchair for a long time 1 point: be able to get out of bed or leave your wheelchair, but can not go out 2 points: be able to go out
Have you suffered psychological trauma or acute illness in the past three months?	0 point: yes 2 points: no
Mental and psychological problems	0 point: severe dementia or depression 1 point: mild dementia 2 points: no mental and psychological problems
Rating results: ________ component	

Assessment form for mental and psychological health status of elderly

1. Basic information of the elderly

Assessment scale of the mental health status of the elderly

Surname and given name ________ Sex ________ Age ________

2. Cognitive assessment (the elderly): following the questions listed in the following table, ask the elderly and record the results

	Item score	1 point	2 points	3 points	4 points
Study	Who are ☐ the national president, ☐ the premier and ☐ the director of the village (residence) committee?				
	Recently what happened ☐ in the city, ☐ (village) committee, ☐ neighbors?				
General knowledge	☐ What year is it today? ☐ What season is it now? ☐ What day? (Look at the calendar and say it.)				
	Which day is ☐ Spring Festival, ☐ Mid-Autumn Festival, ☐ National Day?				
	Identification of 3 common items (named) ☐ pen ☐ coins ☐ watch				
Memory	☐ How old are you? (± 2 the zodiac is also counted) ☐ What day is your birthday?				
	☐ What is this place? ☐ Who is the person next to you? ☐ what is your spouse's name?				
	Recall 3 identified items, ☐ pen ☐ coin ☐ watch				
Operation	10 yuan −3 −3 −3 = yuan? (Not reminded) ☐ Take the paper with your left hand. ☐ Fold the paper in half. ☐ Put it on your right leg				
Description: In the above matters, 3 questions for 1 point , 2 questions for 2 points , 1 question for 3 points; 3 questions are wrong for 4 points					
Total score: Source: ☐ I ☐ Others					
Reference for grading	☐ Junior high school and above group ☐ Illiterate group 14 points to 16 points Mild: 15 ~ 19 points 17 ~ 21 point Moderate: 20 ~ 24 points 22 ~ 26 points Severe: 25 ~ 27 points	Parameter and item level judgment	Normal ☐ Mild ☐ Moderate ☐ Severe ☐		
Description of the evaluation conclusion:					

3. Behavioral assessment (relevant information acquired through relatives or caregivers)

Item score	Not have	Occasionally have	Sometimes have	Often have
1. ☐ Leave home alone regardless of safety ☐ Wander about	0	1	2	3
2. ☐ Confused about day and night ☐ Relieve oneself everywhere	0	1	2	3
3. ☐ Stealing ☐ Take other people's things for their own ☐ Turn everything inside out	0	1	2	3
4. ☐ Restless ☐ Destroy things and hurt other people	0	1	2	3
5. ☐ Slow movements ☐ Timid non-slip ☐ No behaviors	0	1	2	3
6. ☐ Masturbation ☐ Naked in public ☐ Rude	0	1	2	3
7. ☐ Have a record or tendency of using fire dangerously	0	1	2	3
8. ☐ Physical aggression ☐ Verbal aggression ☐ Self-harm	0	1	2	3
9. ☐ Mumbling ☐ Say nonsense ☐ Strange call (loud)	0	1	2	3
10. ☐ Suspect that the spouse has an affair ☐ Suspect that someone wants to steal his properties ☐ Suspect that someone wants to bully him/her ☐ Say he is haunted by something foreign	0	1	2	3

Total score:

Source: ☐ Relatives ☐ Others

Note: Those with a total score of 10 are recommended to be transferred to a specialized hospital for diagnosis and intervention

Reference for grading	Normal: 0 ~ 2 points Mild: 3 ~ 9 points Moderate: 10 ~ 16 points Severe: 17 points	Grades	☐ Normal ☐ Mild ☐ Moderate ☐ Severe

Description of the evaluation conclusion:

4. Emotional assessment (relevant information learned from relatives or caregivers)

Item score	Not have	Occasionally have	Sometimes have	Often have
1. Worry (repeatedly talk about his/her medical conditions)	0	1	2	3
2. Be anxious and distracted	0	1	2	3
3. Pessimistic	0	1	2	3
4. Unusually euphoria	0	1	2	3
5. Melancholy	0	1	2	3
6. Irritable	0	1	2	3
7. Slow response	0	1	2	3
8. Feel blue frequently	0	1	2	3
9. Indifferent expressions	0	1	2	3
10. Be nervous easily	0	1	2	3
Total score: Source: ☐ Elderly person ☐ Others				
Emotional assessment score is as follows: those with a total score of 11 points are recommended to be transferred to the mental health center for intervention				
Reference for grading	Normal: 0 ~ 3 points Mild: 4 ~ 10 points Moderate: 11 ~ 17 points Severe: 18 points	Grades	☐ Normal ☐ Mild ☐ Moderate ☐ Severe	
Description of the evaluation conclusion:				

5. Depression assessment: Did you have the following conditions and feelings in the last week? (The elderly have to answer the questions by themselves.)

Item score	Not have	Occasionally have	Sometimes have	Often have
1. It's very hard to do anything	0	1	2	3
2. Don't sleep well	0	1	2	3
3. Feel very lonely and lonely	0	1	2	3
4. Think everyone is unkind (bad to yourself)	0	1	2	3
5. Very sad	0	1	2	3
6. I think other people don't like you	0	1	2	3
7. Do anything hard	0	1	2	3
8. Can't pay attention	0	1	2	3
9. I don't think it beats the ordinary people	0	1	2	3
10. Feel that life is meaningless	0	1	2	3
Total score: Source: ☐ I ☐ Others				
Melancholy judgment score: 13 points it is recommended to transfer to the mental health center for intervention				
Reference for grading	Normal: 0 ~ 3 points Mild: 4 ~ 12 points Moderate: 13 ~ 20 points Severe: 21 point	Grades	☐ Normal ☐ Mild ☐ Moderate ☐ Severe	
Description of the evaluation conclusion:				

Assessor Signature: ________ Date: ________

Sense-perception and communication assessment

Level of consciousness	Score	0 point: be conscious and alert to surroundings
		1 point: drowsiness, manifested by excessively prolonged sleep state. When calling or pushing their body, talk to or perform instructions, stop stimulation and continue to sleep
		2 point: lethargy, the general external stimulation can not make its awakening, give more strong stimulation; have a short consciousness awake; briefly answer the question; when the stimulation is weakened, go soon into the sleep state
		3 point: coma, or avoidance and pain expression in shallow coma; no response to stimulation in deep coma (if assessed as coma, directly assessed as severe disability, and the following items are not evaluated)
Vision: If you usually wear glasses, it should be evaluated wearing glasses	Score	0 point: be able to see the standard font in the book and newspaper
		1 point: be able to see the large font, but can not see the standard font on the book and newspaper
		2 point: limited vision, can not see the newspaper headlines, but can identify objects
		3 point: difficult to identify the object, but the eyes can follow the object movement, only see the light, color, and shape
		4 point: no vision, the eye can not follow the object to move
Hearing: If you usually wear a hearing aid, it should be evaluated wearing one.	Score	0 point: be able to talk normally, can hear the sound of TV, telephone, or doorbell
		1 point: can not hear clearly when speaking softly or more than 2 meters
		2 point: have difficulty in normal communications; need to be in the quiet environment or speak loudly to hear
		3 point: have to be spoken loudly or slowly to hear
		4 point: completely no vision
Communication (including non-verbal communication)	Score	0 point: no difficulty in communicate and communicate with others normally
		1 point: be able to express the needs and understand others' words, but need to increase time or help
		2 point: with difficulty in expression need or understanding, requiring frequent repetition or simplified head expression
		3 points: can not express the need or understand others' words
Sense-perception and communication grading		Grade 0, perfect ability: be well conscious, with vision and hearing rated as 0 or 1, and communication rated as 0; Grade 1, mildly impaired: be basically conscious with at least one of vision and hearing rated as 2, or with communication rated as 1; Grade 2, moderately impaired: be basically conscious with at east one of vision and hearing rated as 3, with communication rated as 2; or be drowsy, with vision or hearing rated as 3 or less, and communication rated as 2 or below; Grade 3, severely impaired: conscious or drowsy, with one of vision and hearing rated as 4; or communication rated as 3; or drowsy/in coma.

The Hamilton anxiety scale (HAMA)

Please evaluate the physical and mental symptoms in the last 1 week(0 for asymptomatic, 1 for mild, 2 for moderate, 3 for severe, and 4 for severe).

Circle the score that can best represents the patient's conditions					
Anxiety	0	1	2	3	4
Tension	0	1	2	3	4
Fear	0	1	2	3	4
Insomnia	0	1	2	3	4
Cognitive function	0	1	2	3	4
Depression	0	1	2	3	4
Somatic anxiety: the muscular system	0	1	2	3	4
Somatic anxiety: the sensory system	0	1	2	3	4
Symptoms in the cardiovascular system	0	1	2	3	4
Respiratory symptoms	0	1	2	3	4
Gastrointestinal symptoms	0	1	2	3	4
Genitourological symptoms	0	1	2	3	4
Plant neurological symptoms	0	1	2	3	4
Behavior performance during the meeting	0	1	2	3	4

HAMA has no working scoring criteria. The symptoms assessed in the 14 items are as follows.

(1) Anxiety: be worried, feeling that the worst thing is going to happen; be easy to be provoked.

(2) Tension: be easy to get tired; can not be relaxed; frequent have emotional reaction; be easy to cry and tremble; feel uneasy.

(3) Fear: fear of darkness, strangers, being alone, or crowded occasions such as those in travel or with lots of animals, cars or people.

(4) Insomnia: be difficult to fall asleep; be easy to wake up; shallow sleep; too many dreams; night terror; tired after waking up.

(5) Cognitive function: memory and attention disorders; can't focus on attention; poor memory.

(6) Depression: loss of interest; lack of pleasure to the previous hobbies; wake up too early; sleepy in the daytime but awake at night.

(7) Symptoms in muscle system: muscular aching; inflexible movements; muscle twitching; body twitching; loose teeth; voice shaking.

(8) Symptoms in the sensory system: blurred vision; chills and fever; feeling weak; tingling all over.

(9) Symptoms in the cardiovascular system: tachycardia; palpitations; chest pain; vascular beating; fainting; irregular heartbeat.

(10) Respiratory symptoms: chest tightness; suffocation; sigh and dyspnea.

(11) Gastrointestinal symptoms: dysphagia; indigestion (abdominal pain, heartburn; abdominal distension; nausea; stomach satiety); bowel movement; bowel ringing; diarrhea; weight loss; constipation.

(12) Genitourinary symptoms: frequent and urgent urination; menopause; apathy; premature ejaculation; erection; impotence.

(13) Symptoms in the plant nervous system: feeling dry in the mouth; flushing; pale; be easy to sweat; be goose flesh; tension headache; upright hair.

(14) Behaviors during the meeting.

① General behaviors: be anxious; can not relax; be nervous; biting fingers; clenched fist; fiddling with a handkerchief; facial twitching; stamping foot constantly; hands shaking; frowning; stiff expression; high muscle tension; sigh like breathing; pale face.

② Physiological symptoms: swallowing; hiccups; fast heart rate; fast breathing (20 times/min); tendon hyperreflexes; tremor; pupil amplification; eyelid beating; be easy to sweat; eyeball protrusion.

The geriatric depression scale (GDS)

The geriatric depression scale was developed by Brink et al in 1982 as a depression screening form dedicated to elderly elderly.

The whole scale consists of 30 items, representing the core of geriatric depression, and options consisting of low mood, reduced activity, irritability, painful thoughts, negative comments on the past, present and future, etc. Each entry is in question form, asking subjects to answer "yes" or "no". Now, please choose the suitable items according to your feelings in the past week.

Number	Name	Choice
1	Are you basically satisfied with your life?	Yes. Marks: 0 | No. Marks: 1
2	Have you already given up on your many activities and interests?	Yes. Marks: 1 | No. Marks: 0
3	Do you feel that your life is empty?	Yes. Marks: 1 | No. Marks: 0
4	Do you always get bored?	Yes. Marks: 1 | No. Marks: 0
5	Do you think the future is promising?	Yes. Marks: 0 | No. Marks: 1
6	Do you get rid of it because of some ideas in your mind Go away and worry?	Yes. Marks: 1 | No. Marks: 0
7	Do you spend most of your time working with great energy?	Yes. Marks: 0 | No. Marks: 1
8	Are you afraid that something bad will fall on you?	Yes. Marks: 1 | No. Marks: 0
9	Do you feel happy most of the time?	Yes. Marks: 0 | No. Marks: 1
10	Do you often feel isolated and helpless?	Yes. Marks: 1 | No. Marks: 0
11	Are you often fidgeting and upset?	Yes. Marks: 1 | No. Marks: 0
12	Do you want to stay at home without doing something new?	Yes. Marks: 1 | No. Marks: 0
13	Do you often worry about the future?	Yes. Marks: 1 | No. Marks: 0
14	Do you think your mcmory is worsc than before?	Yes. Marks: 1 | No. Marks: 0
15	Do you think your life is very comfortable right now?	Yes. Marks: 0 | No. Marks: 1
16	Do you often feel heavy and depressed?	Yes. Marks: 1 | No. Marks: 0
17	Do you feel that living like this is meaningless?	Yes. Marks: 1 | No. Marks: 0
18	Do you often worry about the past?	Yes. Marks: 1 | No. Marks: 0
19	Do you find life very exciting?	Yes. Marks: 0 | No. Marks: 1
20	Is it difficult for you to start a new job?	Yes. Marks: 1 | No. Marks: 0

(continued)

Numbers	Name	Choice
21	Do you find your life alive and well?	Yes. Marks: 0 | No. Marks: 1
22	Do you feel that your situation is hopeless?	Yes. Marks: 1 | No. Marks: 0
23	Do you think that most people are much better than you are?	Yes. Marks: 1 | No. Marks: 0
24	Do you often feel sad about the little things?	Yes. Marks: 1 | No. Marks: 0
25	Do you often feel like you want to cry out?	Yes. Marks: 1 | No. Marks: 0
26	Do you have trouble concentrating?	Yes. Marks: 1 | No. Marks: 0
27	Did you get up very quickly in the morning?	Yes. Marks: 0 | No. Marks: 1
28	Do you want to avoid the parties?	Yes. Marks: 1 | No. Marks: 0
29	Is it so easy for you to make a decision?	Yes. Marks: 0 | No. Marks: 1
30	Is your mind as clear as usual?	Yes. Marks: 0 | No. Marks: 1
New topic		
Conclusion	Result	Conclusion
1	Marks: 0 ~ 10	After testing, you are judged as [no depressive symptoms]. You are hoped that you will continue to maintain a good attitude. (The above test results are for reference only.)
2	Marks: 11 ~ 20	After testing, you are judged as [mild depression]. For the happiness of you and your family, it is suggested that you contact us for more professional testing. (The above test results are for reference only.)
3	Marks: 21 ~ 30	After testing, you are judged as [moderate to severe depression]. For the happiness of you and your family, it is suggested that you contact us for more professional testing. (The above test results are for reference only).

The Hamilton depression assessment scale (HAMD)

Project	Reference for scoring	Marks
(1) Depression	0 = no; 1 = only when asked; 2 = spontaneously in the interview; 3 = this emotion can be expressed from expression, posture, voice or crying without speech; 4 = the patient's spontaneous verbal and nonverbal expression (expression, action) is almost completely expressed This kind of mood	
(2) The sense of guilt	0 = no; 1 = blame yourself, feel that you have affected others; 2 = to think that you have committed a crime, or to think repeatedly about the past mistakes and mistakes; 3 = thinking that the current illness is a false punishment or evil delusion; 4 = evil delusion accompanied by accusations or threatening hallucinations	
(3) Idioctonia	0 = no; 1 = feel that living is meaningless; 2 = wish to die, or often related to death; 3 = negative thoughts (suicidal thoughts); 4 = having serious suicidal behavior	
(4) Early insomnia	0 = no; 1 = complaint of difficulty falling asleep, still can not fall asleep after going to bed (pay attention to the time the patient falls asleep); 2 = chief complaint of difficulty falling asleep every night	
(5) Poor sleep and middle sleep insomnia	0 = no; 1 = light sleep, and many nightmares; 2 = waking up at midnight (before 12 pm) (excluding going to the bathroom)	
(6) Early wake-up (insomnia at the end)	0 = no; 1 = wake up early, or wake up 1 hour earlier than usual, but fall asleep again, exclude the usual habit; 2 = early wake up after can not fall asleep again	
(7) Work and interest	0 = No 1 = stated only when asked; 2 = spontaneous direct or indirect expression of lost interest in activities, work or study, such as feeling boring, hesitant, not insist or need to force themselves to work; 3 = decreased activity time or effectiveness, and inpatients participate in ward labor or entertainment for less than 3 hours a day; 4 = stop working due to the current disease, inpatients who do not participate in any activities or cannot complete the daily affairs without the help of others—do not score 4 points if they are hospitalized	

(continued)

Project	Reference for scoring	Marks
(8) Block (slow thinking and speech, difficulty in concentrating attention, and decreased initiative)	0 = no; 1 = mild block found in mental examination; 2 = obvious block found in mental examination; 3 = difficulty in mental examination; 4 = can not to answer questions at all (stiff)	
(9) More exciting	0 = no; 1 = some uncertainty during the examination; 2 = obviously distracted or small action more; 3 = can not sit still, have stood up in the examination; 4 = rub hands, bite fingers, hair, and lips	
(10) Mental anxiety	0 = no; 1 = ask timely statement; 2 = spontaneous expression; 3 = expression and speech reveal obvious worry; 4 = obvious panic	
(11) Somatic anxiety (the physiological symptoms of anxiety, including dry mouth, abdominal distension, diarrhea, beating, abdominal cramps, palpitations, headache, excessive ventilation, sigh, and frequent urination and sweating)	0 = no; 1 = mild; 2 = moderate, with the positive symptoms; 3 = severe, the above symptoms are serious, affect life or need to be handled; 4 = serious impact on life and activities	
(12) Gastrointestinal symptoms	0 = no; 1 = loss of appetite, but eating by yourself without encouragement from others; 2 = eating needs to be urged or requested and need to apply laxatives or digestive aids	
(13) Along with the systemic symptoms	0 = no; 1 = limbs, back or neck heaviness, back pain, headache, muscle pain, general fatigue or fatigue; 2 = obvious symptoms	
(14) Sexual symptoms refer to the loss of sexual desire, month through disorder, etc.	0 = no; 1 = mild; 2 = severe; 3 = not certain, or this item is not suitable for the assessed candidate (not included in the total score)	

(continued)

Projects	Reference for scoring	Marks
(15) Suspected illness	0 = No; 1 = Too much attention to the body: 2 = repeated consideration of health problems; 3 = suspected disease delusion; 4 = suspected disease delusion with hallucinations	
(16) Weight loss	① Evaluation according to the medical history 0 = no; 1 = the patient reported possible weight loss; 2 = affirmative weight loss ② According to weight record: 0 = 0. 5kg of weight loss within 1 week 1 = weight loss more than 1 week 0. 5kg 2 = weight loss more than 1kg within 1 week	
(17) Self-knowledge	0 = know oneself sick, the performance is melancholy; 1 = know oneself are sick, but blame poor food, environmental problems, busy work, virus infection or need to rest; 2 = total denial of illness	
(18) Day and night changes (if symptoms worsen in the morning or evening, indicate which one is the first and then score according to the degree of change)	0 = no difference; 1 = mild severity in morning or evening; 2 = severity in morning or evening	
(19) Disintegration of personality or reality (inreality or delusion)	0 = no; 1 = timely inquiry; 2 = spontaneous complaint; 3 = have false delusion; 4 = false delusion with hallucinations	
(20) Symptoms of paranoia	0 = no; 1 = have suspicion; 2 = implicated concept; 3 = related delusion or victim delusion; 4 = a phantom relationship delusion or a murdered delusion	
(21) Compulsive symptoms (compulsive thinking and compulsive behavior)	0 = no; 1 = timely inquiry; 2 = spontaneous complaint	

(continued)

Projects	Reference for scoring	Marks
(22) Loss of ability	0 = no; 1 = subjective experience only during the question; 2 = the patient's initiative to show the ability to decrease; 3 = encouragement, guidance and comfort to complete the daily routine or personal hygiene; 4 = dressing, dressing, eating, bed or personal hygiene	
(23) Despair	0 = no; 1 = sometimes doubt "whether the situation will get better", but can accept after explanation; 2 = continuously feel "no hope", but can accept after explanation; 3 = feel discouraged, pessimistic and despair about the future, which cannot be ruled out after explanation; 4 = automatic repeated complaint "I feel terrible with my disease" or so on	
(24) Inferiority complex	0 = no; 1 = only in the inquiry of the complaint is inferior to others; 2 = automatic complaint has a sense of inferiority; 3 = the patient's initiative to say that he/she is worthless or inferior (only the degree difference from the 2 points rated); 4 = the degree of inferiority, such as "I am waste" or similar	
Total points		

Assessment form of environmental risk factors for elderly falls

Number	The content	Appraisal procedure	Option (Yes/No/Not mentioned)	
			First	Second
Ground and passage				
1	The carpet or floor mat is flat, with no wrinkles or edge curls	Observation		
2	No debris stacking in the corridor	Observation (no items are placed in the indoor corridor, or the items placed do not affect the passage)		
3	Indoor use of anti-skid floor tiles or through anti-skid handle	Observation: non-slip		
4	No cats or dogs	Inquire (no pets like cats, dogs, etc.)		
Saloons				
1	Full indoor lighting	Testing and inquiry (all the elderly indoor according to the ability to see the goods, except those with eye diseases)		
2	No ladder or stool is required when getting items	Inquiry (no elderly people used a ladder or stool to get objects in nearly one year)		

(continued)

Numbers	The content	Appraisal procedure	Option (Yes/No/Not mentioned)	
			First	Second
Saloons				
3	Suitable sofa height and softness	Test and inquiry (all the elderly think the sofas are comfortable, feeling easy to sit down and get up)		
4	Chairs have handrails	Observation		
Bedrooms				
1	With dual-control lighting switches	Observation		
2	Be able to switch on/off the lights without getting out of bed	Observation		
3	No items by the bed affects getting up and down the bed	Observation		
4	The head of the bed is equipped with a telephone	Observe (the elderly people can make phone calls while lying in bed)		
kitchen				
1	The exhaust fans and the windows are well ventilated	Observation and test		
2	Be able to get the tableware without having to climbing or changing the position	Observation		
3	The kitchen is equipped with a telephone	Observation		
Toilet				
1	The ground and drainage is smooth	Observation and inquiry (smooth drainage, there is no water accumulation)		
2	No threshold; the ground inside and outside is at the same level	Observation		
3	There is an armrest next to the toilet	Observation		
4	Bathtub/shower room is equipped with non-slop mat	Observation		
5	Bathtub/shower room is equipped with handrests	Observation		
6	Toilet can be used easily	Observation (without changing body position, use directly)		
Risk grades		☐ Low risk: 3 of thc following items are rated as "no"; ☐ Medium risk: 3 ~ 8 items are rated as "no"; ☐ High risk: more than 9 items are rated as "no".		

Risk factors assessment scale for pressure ulcers (Braden)

Project	1 point	2 points	3 points	4 points
Perception	Completely restricted	Very limited	Mild restriction	Undamaged
Damp	Continuously wet	Wet	Sometimes wet	Rarely wet
Ability to move	Bedridden	Be able to sit in a chair	Occasionally walk	Unlimited
Ability to carry	Completely unable to carry items	Severe restriction	Mild restriction	Unlimited
Nutrition	Very bad	Probably not enough	Enough	Very good
Friction and shear forces	Problematic	Potential problems	No obvious problems	
Total evaluation scores		________ scores		
Grade		□ Low risk: 15 ~ 18 points □ Medium risk: 13 ~ 14 points □ High risk: below 12 points		

The risk assessment form for tube management

	Special care category	Result	
1	Nasogastric tube care	□ not have	□ have
2	Care for central venous catheter	□ not have	□ have
3	Oxygen therapy	□ not have	□ have
4	Breathing apparatus or ventilator	□ not have	□ have
5	Tracheostomy care	□ not have	□ have
6	Urinary catheter care	□ not have	□ have
7	Intestinal care	□ not have	□ have
8	Care for cystostomy/nephrogram/ureterography	□ not have	□ have
9	Care for drainage tube	□ not have	□ have
10	Injury care, medical change (excluding disposal of pressure sores)	□ not have	□ have
11	Others	□ not have	□ have
Risk grades		□ Low risk: none □ Medium risk: no more than 2 items □ High risk: more than 3 items or potential risk of infection	

References

[1] WU YUXIA. Service standard and quality standard management of elderly care institutions [M]. Yinchuan: Sunshine Press, 2015.

[2] WANG DEWEN, XIE LIANGDI. Status quo and development countermeasures of elderly care in the community [M]. Xiamen: Xiamen University Press, 2013.

[3] LIU ZUOYAN, WU LINNA. Geriatric rehabilitation and nursing practice [M]. Chengdu: Sichuan University Press, 2017.

[4] WU SHIYING, XIAO HONGSONG. Comprehensive health assessment of the elderly [M]. Chengdu: Sichuan University Press, 2015.

[5] LI GUOHONG. 60 nursing technology operation processes [M]. Nanjing: Southeast University Press, 2015.

[6] HU YINGDI. Psychology and behavior of the elderly [M]. Beijing: China Ocean Press, 2017.

[7] WANG XIAOJUAN, DAI XIUYING. Elderly chronic disease prevention and home-based elderly care 400 questions [M]. Beijing: China Traditional Chinese Medicine Press, 2017.

[8] ZANG SHAOMIN, WANG YOUSHUN. Nutrition and dietary health care for the elderly [M]. Beijing: Peking University Press, 2013.

[9] YU WEIHUA, DAI FU, PAN AIHONG. Practice guide of combining medical care with elderly care [M]. Hefei: University of the Science and Technology of China Press, 2018.

[10] ZHANG ZHENXIANG, XU MENGYA, CHEN SUYAN, etc. Life reconstruction rehabilitation nursing guidance of the disabled elderly [M]. Zhengzhou: Henan Science and Technology Press, 2022.